Kr

Von Hans-Ulrich Grimm ist außerdem erschienen:

Die Suppe lügt

Über den Autor:

Hans-Ulrich Grimm, Jahrgang 1955, war von 1989 bis 1996 Redakteur des SPIEGEL. Er arbeitet heute als freier Autor.

Hans-Ulrich Grimm

Aus Teufels Topf

Die neuen Risiken beim Essen

Knaur

Besuchen Sie uns im Internet:
www.droemer-weltbild.de

Vollständige Taschenbuchausgabe 2001
Droemersche Verlagsanstalt Th. Knaur Nachf., München

Umschlaggestaltung: ZERO Werbeagentur, München
Umschlagabbildung: Dietrich Ebert
Satz: Ventura Publisher im Verlag
Druck und Bindung: Clausen & Bosse, Leck
Printed in Germany
ISBN 3-426-77541-7

5 4 3 2 1

Inhalt

1. Wohlige Angst
Die Welt der neuen Leiden

Der schnelle Tod des kleinen Mädchens – Den Salat lieber nicht: Wie eine Ärztin die Speisekarte liest – Ein Frühwarnsystem für die Amerikaner – Mikroben und Milliarden: Warum sich kühle Manager plötzlich um die Gesundheit ihrer Kunden sorgen

Lauren Rudolph war ein fröhliches, rothaariges Mädchen mit Sommersprossen. Sie war sechs Jahre alt, als sie starb.

Lauren lebte mit ihrer Mutter und ihrem älteren Bruder in einem besonders geschützten Wohngebiet mit hohen Mauern und einem Tor aus Stahl. Hinein kommt nur, wer den richtigen Code kennt. Besucher müssen sich an der Sprechanlage melden.

Laurens Mutter Roni Rudolph war mit ihren Kindern nach der Scheidung in das bewachte Areal in der Nähe von San Diego gezogen. Die Angst vor Kriminalität ist allgegenwärtig in den Vereinigten Staaten. 30 Millionen Amerikaner leben in besonders gesicherten Wohnanlagen. Auch im Süden Kaliforniens schätzen viele Menschen den Schutz der hohen Mauern. In der Nachbarschaft der Rudolphs entstehen immer mehr solcher Siedlungen. Denn es ist zwar meist sonnig und warm im Süden Kaliforniens, das Meer ist nah, Strände und Golfplätze gibt es mehr als genug, Palmen überall. Doch auch Mexiko ist nicht weit, und damit die Furcht vor unerwünschten Eindringlingen.

Roni Rudolph und ihre beiden Kinder fühlten sich sicher. Sie konnten mit ihrem Wagen gewissermaßen direkt ins Haus fahren. Von der Garage im Erdgeschoß führt eine Treppe ins darüberliegende Wohnzimmer. Die Familie lebt in gewissem Wohlstand, mit Klimaanlage, gemütlicher, heller Sitzgruppe, flauschigen Teppichen und einer Vitrine mit wertvollem Porzellan. Von dem kleinen Balkon ist das eiserne Eingangstor zu sehen und jeder, der in die Siedlung will.

Doch das Leben der kleinen Lauren war nicht von außen bedroht, nicht von Fremden oder Kriminellen. Die Mauern und die patrouillierenden privaten Wächter boten keinen Schutz. Denn es gab niemanden, der ihr oder ihrer Familie nach dem Leben trachtete.

Die Suche nach den Gründen für Laurens Tod führt nicht nach Mexiko oder in die Welt des Verbrechens, sondern mitten hinein in die amerikanische Kultur. Eine Kultur, die zur Weltkultur geworden ist.

Es war kurz vor Weihnachten, als Laurens Vater durch das große Tor fuhr. Er holte sie und ihren Bruder Michael ab, um mit ihnen das Wochenende zu verbringen. Nachdem er die Siedlung mit den beiden Kindern verlassen hatte, fuhr er auf dem Freeway 5 North in Richtung Los Angeles. In einer Videothek wollte er noch einen Film ausleihen, um den Abend dann mit seinen beiden Kindern zu Hause vor dem Fernseher zu verbringen.

Dick Rudolph fuhr nur ein paar Kilometer auf der Autobahn und nahm dann die Ausfahrt zum South Carlsbad State Beach. Gleich neben der Ausfahrt liegt das Einkaufszentrum Poinsetia Village. Dort finden die Bewohner der weit verstreuten Siedlungen alles, was sie so brauchen. Neben der Videothek gibt es einen Ralphs Supermarkt, einen Friseur und ein Bräunungsstudio, den Immobilienmakler, den Zahnarzt, ein Katzenhospital und natürlich einen geräumigen Parkplatz. Dort stellte Dick den Wagen ab und ging erstmal mit Lauren und Michael zu »Jack in the Box«, dem Hamburger-Restaurant gleich links neben der Einfahrt. Papa Dick nahm einen Salat, Michael einen Jumbo Burger und Lauren einen Cheeseburger.

Dann holten sie den Film aus der Videothek, fuhren zum Vater nach Hause und sahen sich abends den Streifen an. Es war Freitag, der 18. Dezember. Noch war alles in Ordnung.

Als Dick die Kinder am Sonntag wieder zur Mutter brachte, ging es Lauren nicht gut. Sie war schwach, ein bißchen lethargisch und klagte über Kopfschmerzen. Auch am nächsten Morgen, die Ferien hatten schon begonnen, war sie noch nicht ganz auf der Höhe. Mutter Roni wollte mit ihren Kindern Weihnachtsvorbereitungen treffen, ein paar Einkäufe machen, die Oma besuchen, die eine Autostunde weiter südlich wohnte. Im Hinblick auf das nahe Fest und die zu erwartenden Geschenke gab sich die kleine Lauren tapfer: »Ich bin okay, Mom«, versicherte sie – nicht ganz glaubhaft. Sie wollte einfach nicht krank werden, verständlicherweise, meint ihre Mutter: »Sie war ja noch ein Kind, sie freute sich so auf den Weihnachtsmann.«

Obwohl das Mädchen immer schwächer wurde, ihren Kopf kaum noch aufrecht halten konnte, fuhren sie also zur Großmutter. Doch der Besuch mußte überstürzt abgebrochen werden. Laurens Zustand verschlechterte sich zusehends. Wieder zu Hause mußte sich Lauren erstmals erbrechen. Zudem bekam sie Durchfall und klagte über Bauchkrämpfe.

Am Mittwoch verschlechterte sich die Lage weiter, auch der Kinderarzt konnte Lauren keine Linderung verschaffen. Als das Kind abends immer noch von Durchfall und Bauchkrämpfen geplagt wurde und nun auch noch Blut im Stuhl hatte, rief Roni nach Mitternacht ihren Ex-Mann Dick an. Er kam sofort, sie brachten ihre Tochter ins Krankenhaus.

Es war der 24. Dezember, 2.30 Uhr. Ein diensthabender Arzt war nicht anwesend. Die Krankenschwestern fragten ein paar Symptome ab und schickten die Eltern mit ihrem Kind wieder nach Hause. »Die dachten wohl, wir hätten überreagiert«, meint Mutter Roni.

Am nächsten Morgen brachten sie Lauren erst zum Kinderarzt und dann in ein Kinderkrankenhaus in San Diego. Dort wurde die Kleine gleich an den Tropf gehängt, um Flüssigkeits- und Nährstoffverluste auszugleichen, und, nach weiteren Untersuchungen, in die Intensivstation gebracht.

Doch selbst dort verschlechterte sich ihr Zustand weiter. Die Durchfälle plagten sie immer noch, die Bauchkrämpfe nahmen zu, selbst starke Schmerzmittel halfen nichts. Am ersten Weihnachtsfeiertag war Lauren sogar zu schwach, um die Geschenke zu öffnen, die ihre Eltern ans Krankenbett gebracht hatten. Als Michael seiner Schwester Weihnachtsgeschichten vorlas, konnte Lauren kaum noch zuhören.

Das Mädchen sollte nie wieder zu Kräften kommen. Sie selbst, obwohl erst sechsjährig, sah ihre Situation offenbar in erstaunlicher Klarheit. Ihrem Vater trieb das die Tränen in die Augen, wie Roni sah, als sie am nächsten Morgen ans Krankenbett kam. Dick war schon da. »Papa, ich muß sterben, ich muß sterben«, hatte die kleine Lauren zu ihm gesagt.

Innerhalb der nächsten Stunde bekam das Mädchen einen schweren Herzanfall. Ihre Lippen liefen blau an, der Atem stockte. Roni schrie um Hilfe, die Ärzte kamen angerannt. Kurz gelang es, das Kind wiederzubeleben.

Doch dann fiel sie ins Koma, bekam zwei weitere Herzanfälle, schließlich versagten ihre Nieren. Die Apparate konnten sie nicht mehr ausreichend versorgen.

Im Laufe des 28. Dezember starb Lauren Beth Rudolph.

Die Todesursache war der Cheeseburger, den sie zehn Tage zuvor gegessen hatte.

Und Lauren war nicht das einzige Opfer der »Hamburger-Krankheit«, wie das Phänomen bald von den Medien genannt wurde. Wenige Tage später berichteten die Zeitungen, daß auch in die Krankenhäuser von Seattle Patienten mit ähnlichen Symptomen kämen. Als die Epidemie abklang, zählten die Statistiker 732 Erkrankungen in fünf amerikanischen Bundesstaaten. 195 Patienten mußten ins Krankenhaus. Außer Lauren starben drei weitere Kinder.

Sie alle wurden Opfer eines neuen Krankheitserregers: E.coli 0157:H7. Die Bakterie wurde in den 80er Jahren erstmals identifiziert, in Hamburgern von McDonald's. Der Keim ist ein aggressiver Verwandter eines von Haus aus harmlosen Darmbakteriums. Irgendwann hat es sich, auf mysteriöse Weise, die Gene angeeignet, die es zur Killerbazille werden ließen. Weil der Keim noch relativ neu ist, kennen ihn viele Ärzte nicht. Sie reagieren häufig hilflos oder falsch – und sind mitunter vollkommen machtlos, denn die meisten Behandlungsmethoden versagen.

E.coli-Epidemien treten seit einigen Jahren überall in der Welt auf. In Deutschland forderte der gefährliche Keim schon mehrere Todesopfer.

Seit Ende 1998 besteht eine Meldepflicht für E.coli-Erkrankungen. Fachleute vergleichen die neuen E.coli-Bakterien schon mit dem BSE-Erreger – sie sind zwar weniger prominent, doch womöglich noch gefährlicher.

Denn an der vermutlich durch BSE verursachten Creutzfeldt-Jakob-Krankheit sind bis Anfang 1999 weltweit 37 Menschen gestorben. Dagegen gibt es mehr als doppelt so viele dokumentierte Todesfälle durch Erkrankungen mit dem neuen Koli-Erreger. Und die Mediziner rechnen mit einer hohen Dunkelziffer, allein in den USA sterben nach Schätzungen jährlich 250 bis 500 Menschen, vor allem Kinder, an E.coli-Infektionen. Und der Erreger wird nicht nur über Hamburger übertragen, auch über Orangensaft, Apfelsaft, Milch, Gemüse – was besonders tückisch ist, weil dadurch die Ursache für eine E.coli-Epidemie nur schwer zu finden ist (siehe Kapitel 5).

Die neuen Erreger sind weltweit auf dem Vormarsch. Die Weltgesundheitsorganisation WHO zählt die neuen E.coli-Bakterien wie auch eine neue Salmonellen-Variante zu der Gruppe gefährlicher Krankheitserreger, die erst in den letzten Jahren aufgetaucht sind. Ebola, AIDS, BSE: Erreger, die sich teilweise explosionsartig vermehren oder aber ganz plötzlich wieder verschwinden.

Zu Beginn des neuen Jahrtausends sehen sich Mediziner gerade in Weltgegenden, die als weitgehend sicher galten, mit Risiken, ja Seuchenherden konfrontiert. Obwohl durch jahrhundertelange Bemühungen hygienische Standards erhöht, die medizinische Versorgung verbessert wurden, breiteten sich binnen weniger Jahre neue Krankheitsquellen aus – vor allem übers Essen. So konstatierten eidgenössische Forscher 1998 im Schweizerischen Ernährungsbericht: »Alte Plagen konnten in unseren Breiten zwar eingedämmt werden, sind aber durch neue Gefahren ersetzt worden.« *

Roni Rudolph wollte sich nicht damit abfinden, daß der Tod ihrer Tochter Lauren einfach ein unabweisbarer Schicksalsschlag gewesen sei. Sie wollte sich den neuen Gefahren entgegenstellen. Sie ließ Postkarten drucken mit den Fotos von ihrer Tochter und den anderen drei Kindern, über deren Tod die Zeitungen berichtet hatten, als Lauren gestorben war: Alex Donley, Chicago, Illinois, 1987–1993. Katie O'Connell, Kearney, New Jersey, 1990–1992, Scott Hinkley, Saranac, Minnesota, 1990–1993. Und daneben blieb ein Feld frei: »Kleben Sie hier das Bild Ihres Kindes ein«, denn: »E.coli 0157:H7 fordert jeden Tag mehr als ein Todesopfer. Wer ist der Nächste?«

Der Tod ihrer Tochter war »furchtbar, furchtbar, furchtbar«, sagt sie. Aber Roni Rudolph ist eine aktive, zupackende Frau, die sich durch die Trauer nicht lähmen ließ. »Wenn etwas nicht in Ordnung ist, dann kann ich das auch ändern.« Sie gründete eine Initiative, die sich mit den Gefahren durch die neuen Krankheitserreger beschäftigt. 10 000 Mitglieder hat die Vereinigung STOP (»Safe Tables Our Priority«) mittlerweile; sie sammelt Informationen über die neuen Krankheiten, knüpft Kontakte zu Medien und Politikern. Mit Erfolg: In Roni Rudolphs Arbeitszimmer hängt ein Foto von ihrem Besuch im Weißen Haus in Washington. Es zeigt Roni Rudolph zusammen mit Präsident Bill Clinton.

Und Roni Rudolphs Initiative trägt Früchte. Der Staat Kalifornien erließ im Jahre 1997 ein Gesetz, das die Verbraucher vor E.coli-Infektionen schützen soll. Es heißt, laut Artikel 1, »Lauren-Beth-Rudolph-Gesetz über Lebensmittelsicherheit«. Die neuen Vorschriften sehen vor, daß Fleisch-, Fisch- und Eiergerichte stets gründlich gekocht oder durchgebraten werden sollen.

---

* Andreas Baumgartner/Hans Schwab: Lebensmittelassoziierte, mikrobiell bedingte Erkrankungen. In: Vierter Schweizerischer Ernährungsbericht. Herausgeber: Bundesamt für Gesundheit Bern 1998.

Angesichts der vielfältigen Ansteckungswege können solche Maßnahmen Infektionen nicht verhindern, allenfalls das Risiko senken.

Die neuen E.coli-Bakterien sind indes nur besonders gefährliche Beispiele für eine Vielzahl neuer Gesundheitsgefahren, auf die Amerika plötzlich aufmerksam wurde. Deshalb kündigte Präsident Bill Clinton im Jahr 1998 ein neues Frühwarnsystem zur Erkennung gefährlicher Ansteckungsherde und die Einstellung zusätzlicher Lebensmittelinspektoren an: ein 100-Millionen-Dollar-Programm zur Verbesserung der Lebensmittelsicherheit. Die neuen Instrumente sollen eingeführt werden, so der Präsident in einer Radioansprache vor der Nation, »um die Verbraucher vor Erkrankungen durch den Verzehr gesundheitsgefährdenden Fleisches und Geflügels zu schützen.«

Nun sind die USA sicher kein Vorbild für die Welt in Sachen Genuß, Geschmack und beim gesunden Essen. Auch waren die amerikanischen Lebensmittelkontrollen bislang im Vergleich zu europäischen Standards eher lasch und industriefreundlich. Doch die neuen Initiativen in Sachen Lebensmittelhygiene und Lebensmittelsicherheit zeigen, daß die US-Behörden willens sind, den Gefahren durch die neuen Erreger entschiedener zu begegnen als bisher. Und wenn Gesundheitsrisiken im libertären Amerika erst identifiziert sind, das zeigt der unerbittliche Kampf Kaliforniens und anderer Bundesstaaten auf dem Felde des Nikotins, dann können die US-Behörden weit rigoroser und schonungsloser vorgehen – und werden dann zum Vorbild auch für europäische Obrigkeiten.

Und Handlungsbedarf besteht. In den USA etwa spielten Salmonellen in der Nachkriegszeit kaum eine Rolle, und noch Anfang der 60er Jahre wurden nur 10 000 Fälle pro Jahr beobachtet, 1989 dann über 40 000 – und bei einem einzigen Ausbruch 1994 plötzlich 224 000 Erkrankungen (siehe Kapitel 4).

Ähnlich verhält es sich in Europa: Darmentzündungen durch Salmonellen, durch Bakterien vom Typ Campylobacter, deren Auswirkungen denen der Salmonellen gleichen, und vergleichbare Erreger waren in der Bundesrepublik Deutschland noch Anfang der 60er Jahre kein größeres Problem, die Erkrankungsrate lag nahe Null. Im Jahre 1972 gab es einen Anstieg auf 20 000 Fälle, 1985 waren es mit 50 000 Erkrankungen mehr als doppelt so viele, 1989, vier Jahre später, schon über 90 000 – und im Jahre 1998 genau 211 841.

Bislang eher harmlose Nebenerscheinungen des Alltagslebens wie etwa eine Durchfallerkrankung gelten vielen Ärzten plötzlich als Alarmsignal. Durchfallstatistiken bekommen daher eine völlig neue Bedeutung. Sie werden gewissermaßen zum Risiko-Indikator für schlimmere Erkrankungen und für die Anwesenheit potentiell tödliche Erreger. Durchfall wird, so der Autor Nicols Fox, zu einer »versteckten Krankheit«, deren Bedeutung bislang, da sie nur im privaten Rahmen und an stillen Örtchen stattfand, vollkommen unterschätzt wurde.* Und die Quoten sind erstaunlich hoch: Allein die 4,4 Millionen Einwohner des US-Staates Minnesota leiden nach amtlichen Schätzungen an 6,1 Millionen Durchfallerkrankungen pro Jahr. Ähnlich die Deutschen: Auf 80 Millionen Bundesrepublikaner kommen jährlich insgesamt 120 Millionen Durchfallerkrankungen.

Die Zahl der Erkrankungen durch Lebensmittel sind statistisch schwerer zu fassen als etwa die – augenfälligen – Folgen von Verkehrsunfällen. Eine Anfang 1999 veröffentlichte britische Regierungsstudie berichtet von 9,5 Millionen Lebensmittelvergiftungen allein in Großbritannien. In den Vereinigten Staaten von Amerika treten nach seriösen Schätzungen jährlich bis zu 360 Millionen Erkrankungen durch Lebensmittelinfektionen auf. Davon müssen 28 Millionen Betroffene zum Arzt oder ins Krankenhaus. Und: Die US-Behörden schätzen, daß mindestens 10 000 Menschen an diesen Infektionen sterben – mit steigender Tendenz.

---

* Nicols Fox: Spoiled. Why Our Food is Making Us Sick and What We Can Do about It. New York: Penguin Books, 1997.

Durchfallerkrankungen, ja Todesfälle durch Lebensmittelinfektionen galten bislang eher als Phänomen der Dritten Welt, wo verseuchtes Wasser, Naturkatastrophen und schlechte Sanitärverhältnisse regelmäßige Ausbrüche von Cholera und ähnlichem zur Folge hatten. Doch die Verhältnisse auf dem Globus scheinen sich verändert zu haben.

Mittlerweile treten Herzinfarkt und Schlaganfall in Entwicklungsländern häufiger auf als in Wohlstandsländern. Auch leiden immer mehr Menschen in der Dritten Welt an Krebs und auch Fettleibigkeit – und deren möglichen Folgen wie etwa Diabetes, ja sogar Erblindung und Amputationen, weswegen nach Ansicht der Weltgesundheitsorganisation WHO die Auswirkungen starken Übergewichts mittlerweile so gravierend seien wie die des Rauchens (siehe Kapitel 3).

Gleichzeitig breiten sich mitten in Wohlstandsregionen Symptome der Mangelernährung aus. Die Lebensmittelangebote in den Läden lassen Vitamine und Mineralstoffe vermissen. In manchen Regionen Europas sind die Bewohner schon nicht mehr mit lebensnotwendigen Nährstoffen versorgt. Die britische Regierung hat deshalb sogar ein Notprogramm initiiert gegen »Nahrungswüsten« inmitten der Städte, wo es in den Supermärkten nur noch Fertigkost gibt, kaum frisches Obst und Gemüse (siehe Kapitel 10).

Die Nahrungsmittelindustrie produziert aufgrund erkannten Mangels zunehmend Tüten, Dosen, Tiefgekühltes mit zusätzlichen Gesundheits-Ingredienzen von Ballaststoffen bis Vitaminen. Dieser Extra-Einbau von Vitaminen wird, obwohl deren Wirkung durchaus zweifelhaft ist, von der US-Regierung und auch von der Europäischen Union zunehmend gefördert – um Mangelschäden vorzubeugen. Denn wenn Vitaminmangel herrscht, leidet auch das Immunsystem – und Krankheitserreger haben leichtes Spiel.

Die Industrialisierung der Nahrungsmittelproduktion ist an einem Punkt angelangt, wo sie nicht nur ständig neue Nahrungsmittel, sondern auch immer neue Gesundheitsrisiken produziert. Bislang galt die möglichst rationelle Erzeugung von Nahrungsmitteln als Königsweg, um möglichst viel Eßbares auf möglichst billigem Wege zu erzeugen. Die Nahrungsmittelindustrie und die industrielle Agrarproduktion haben so dazu beigetragen, in vielen Weltgegenden den Hunger zu besiegen und große Teile der Menschheit von den natürlichen Lebensrisiken zu befreien. Ernteausfälle durch Trockenheit und Dürre, Überschwemmungen und Stürme verloren so ihren existenzbedrohenden Charakter. Die Natur wurde unterjocht, der Gewinner war der Mensch.

Nun aber, so scheint es, drohen bei dieser industriellen Art der Nahrungsmittelproduktion die negativen Nebenwirkungen an Bedeutung zu gewinnen. Und weder Staat noch Verbraucher sind darauf ausreichend vorbereitet.

Die Globalisierung der Lebensmittelproduktion führt zu Transporten über weite Strecken – mit dem Risiko, daß unterwegs die Waren verderben, Erreger sich vermehren (siehe Kapitel 2). Um dem zu begegnen, kommen immer neue Konservierungsmethoden zum Einsatz, die wieder neue Risiken bergen.

Die großflächige Landwirtschaft erfordert massiven Gifteinsatz – mit bedenklichen Folgen auch für die ländlichen Erzeuger selbst (siehe Kapitel 9).

Die artwidrige Haltung von Tieren in gigantischen Ställen schließlich erhöht den Krankheitsdruck und fördert die Bildung neuer Erreger, die binnen kurzem überall auf der Welt verbreitet werden.

Die Verarbeitung der Erzeugnisse in Kantinen und Großküchen gefährdet im Falle einer Verseuchung die Menschen in Massen (siehe Kapitel 4). Die industriellen Rezepturen erfordern zudem eine Fülle von Chemikalien, deren Gesamtwirkung unerforscht, in vielen Fällen aber mit Sicherheit schädlich ist (siehe Kapitel 2).

Dabei wird es immer schwieriger, bei Schadensfällen die Schuldigen zu finden – denn in der arbeitsteiligen Produktion sind Verantwortliche kaum zu identifizieren. So bleiben selbst Todesfälle wie jener von Lauren Rudolph für die Verursacher ohne Folgen.

Überdies verstärken sich die negativen Effekte der industrialisierten Lebensmittel gegenseitig, und es gibt »einige Hinweise für den Verlust der natürlichen Widerstandskraft gegen Krankheiten«, sagt der Lebensmittelwissenschaftler Walter P. Hammes von der Universität Hohenheim. Er vermutet deshalb: »Die durchschnittliche Anfälligkeit der Bevölkerung für Lebensmittelvergiftungen wird wahrscheinlich zunehmen.«

Und nicht nur Infektionen können die Folge sein, auch die Krebsgefahr wächst durch die modernen Produktionsweisen. Das meinen jedenfalls amerikanische Forscher in einer umfangreichen Untersuchung zu verschiedenen Risikofaktoren: »Die gebräuchlichen Methoden der Lebensmittelverarbeitung, einschließlich der Agrarproduktion und der fabrikmäßigen Verarbeitung, Aufbewahrung und Zubereitung, können das Krebsrisiko beeinflussen.« Und zumeist nicht im positiven Sinn, wie die Studie zeigt.*

In einer komplexen Welt, die sich von den natürlichen Grundlagen immer weiter entfernt hat, wird es für die Konsumenten immer unübersichtlicher, die Orientierung fällt schwer, und es fehlt oft an Kenntnissen über Risiken und Nebenwirkungen.

In der vorindustriellen Welt der Nahrungsmittelproduktion waren die Risiken bekannt und regional verschieden. In der Südsee, wo alles wild und schlaraffenhaft wuchs, fegten von Zeit zu Zeit Hurricans über die Insel, keine Kokosnuß blieb übrig. In der Schweiz wuchs winters nichts, im Herbst drohte Hagel die Ernte zu zerstören. In Italien drohte Dürre, in Spanien desgleichen. Und wenn ein Schweinebraten mangels Kühlung verdorben war, dann litten die, die vom Metzger dies bezogen oder sich zu Hause bei Tisch angesteckt hatten. Wenn ein Koch in Konstanz den Felchen zu lange liegen ließ, dann konnte dies einem Fischfreund in Neufundland herzlich gleichgültig sein.

Jetzt ist das anders. Jetzt geht alle alles an.

Die Welt rückt zusammen – und leidet gemeinsam. Die Globa-

---

* Food, Nutrition and the Prevention of Cancer: a Global Perspective. World Cancer Research Fund in Association with American Institute for Cancer Research. Washington: American Institute for Cancer Research, 1997.

lisierung zeigt sich im neuen Jahrtausend in einer Globalisierung der Risiken. Die Unterschiede zwischen den Weltgegenden schwinden. In der Welt der industrialisierten Lebensmittel gibt es immer weniger weiße Flecken. McDonald's ist fast überall. Nestlé produziert rund um den Erdball, von China bis Papua-Neuguinea. Coca-Cola wirbt millionenschwer um die Jugend in Sarajewo und Afghanistan, auch in der Südsee, dem Paradies auf Erden. Dort sorgen sich Mediziner und Behörden schon um das leibliche Wohl, wehren sich gegen die neuen Gefahren aus den Fabriken und Supermärkten, entwickeln Strategien, eine Ernährungspolitik. Denn vor allem in den kleinen Ländern dieser Welt droht ungesundes Essen zum Sprengstoff für die Sozialsysteme zu werden, der Kampf gegen Krankmacher ist dort ein Gebot der existenziellen Vernunft.

In Mitteleuropa sind sich die Medien noch unschlüssig, wie sie den neuen Risiken begegnen sollen.

Die Illustrierte *stern* hat sich offenbar für eine Doppelstrategie entschieden: Abwiegeln und Panikmache zugleich. Einerseits lästert das Blatt über die Sorge vieler Mitmenschen um Salmonellen und Allergien, so etwas sei »Die schöne Lust am schlimmen Leid«. Namentlich die Deutschen, das Volk der »Ökochonder«, seien fast süchtig nach schlimmen Nachrichten und ständig neuem Horror: »Ebola oder El Niño, Amalgam oder Aliens: jeden Tag neue Krankmacher« braucht das Volk offenbar, glaubt man dem *stern*. Weil das Magazin aber andererseits auch solche Leser hat, bei denen »allgemeiner Panikbedarf« herrscht, muß auch dieser befriedigt werden: So kamen 1998 im gleichen Heft, nur wenige Seiten später, auch ein paar ganz schlimme Nachrichten samt schockierender Details. Über das Klimaphänomen El Niño beispielsweise: »El Niño kann krank machen und sogar töten«. So hätten Biologen der University of New Mexico einen bedrohlichen »Anstieg der Population von Hirschmäusen« registriert, Vorboten für ein besonders gefährliches, die Lungen befallendes Virus vom Typ ›sin nombre‹, an dem ein 17jähriger Amerikaner in Colorado schon gestorben sei und ein 23jähriger Navajo in New Mexico.

Im gleichen Heft lieferte der *stern* noch mehr Futter für Paniksüchtige. Unter der Überschrift »Riskantes Schmusen« meldete die Redaktion: »Wer gern seine Katze oder den Hund knuddelt, kann sich in ungeahnte Gefahren bringen«. Denn oft trügen die vierbeinigen Lieblinge einen Erreger in sich, der zu »schweren Magenproblemen oder gar Krebs« führen könne. Sein Name: »Helicobacter heilmannii«.

Es ist aber auch nicht einfach, die Balance zu halten zwischen seriöser Berichterstattung über die Übel dieser Welt und übertriebenem Angstgeschrei.

Das Magazin *natur* beispielsweise, das einst ganz vorn stand in der Front der Bedenkenträger, übte Ende der 90er Jahre späte Reue und erklärte die Horrormeldungen der frühen Jahre zu Jugendsünden. Regelmäßige Schockmeldungen, gewissermaßen als das »Gift des Monats«, so räumte der offenbar geläuterte Chefredakteur ein, seien einst »auch für diese Zeitschrift ein Verkaufsschlager« gewesen. Mit Nitrat im Sprudel oder Cäsium im Pilz »punktete *natur* in den 80er Jahren«. Doch der giftige Niederschlag ist gewissermaßen Schnee von gestern: Schadstoffjournalismus ist für den Chefredakteur out, heute gehörten Berichte über »Pestizide in der Muttermilch eher zu den Auslaufmodellen des journalistischen Repertoires«. Die eifrigsten Naturfreunde, die Müsli-Jünger, Reformhausgruftis und Vollwertapostel haben offenbar die Nase voll vom Gift und suchen nun das Positive.

Die Kehrtwende der Panik-Avantgarde steht indessen in auffälligem Kontrast zu der gewachsenen Sensibilität, ja Besorgnis in Medienkreisen, die sich bislang nicht vordringlich mit Ernährungsfragen beschäftigten.

»Nichts ist mehr sicher«, meldete die *New York Times* am 23. September 1998 auf der Titelseite: Einige Schulen hatten sich zu erdnußfreien Zonen erklärt, einige Fluggesellschaften servierten die Knabbersachen nicht mehr, weil die Allergikerorganisation »Food Allergy Network« eine Kampagne gegen eine amerikanische Leibspeise gestartet hatte: Erdnußbutter. »Ein echtes amerikanisches Produkt«, klagte das Blatt aus Manhattan, war in Verruf geraten, weil zahlreiche allergische Reaktionen und sogar Todesfälle auf Erdnüsse zurückgeführt wurden. »Billig, nahrhaft, populär und traditionell, und dennoch hat Erdnußbutter jetzt einen Platz auf jener Liste von Substanzen wie Asbest oder Blei, die jeder Schulverwaltung kalte Schauer über den Rücken laufen lassen.« Besonders bedenklich sei zudem, daß durch zahlreiche Lebensmittelzusätze auf Erdnußbasis die Allergene versteckt ins Essen kommen, ohne ausreichende Kennzeichnung auf dem Etikett.

Über solche Praktiken, über die riskanten Speisen und deren Hersteller empören sich neuerdings eher jene Medien, die bislang weder als Öko-Blätter noch durch antikapitalistische Umtriebe aufgefallen waren.

Die *Financial Times* beispielsweise druckte am 30. Januar 1999 eine Polemik gegen »Big Food«, die von tiefem Mißtrauen gegen die ehrenwerten Nahrungsmittelproduzenten geprägt war: »Laßt uns unser Gift selbst auswählen«, so lautete die Überschrift. Der Tonfall ließ auf eine tiefsitzende Abneigung gegen die Branche schließen, die Britannien die BSE-Krise beschert und damit jeden Kredit verspielt hat: »Wir trauen dem Lebensmittel-Business nicht. Da steckt zu viel Geld drin. Die Bauern, die Hersteller, die Labortechniker, die unsere eingeschweißten Lebensmittel herstellen, tun das, was sie tun, wie wir anderen auch, um ihren Lebensunterhalt zu verdienen. Sie fragen nicht, was gut ist für ihre Kunden. Sie wollen wissen, was sich verkauft.« Für die Kunden aber, so meint der *Financial-Times*-Autor, sei dies eher zum Schreien: »Hier, inmitten der Farbstoffe und Konservierungsmittel, des herbizidresistenten und genveränderten Soja und dem mit Antibiotika vollgestopften Fleisch, der Mehlverbesserer und künstlichen Süßstoffe, schreien diejenigen, die sich um ihre Ernährung sorgen, ›Hilfe!‹.«

Diejenigen, die etwas davon verstehen, wenden mitunter bei Tisch Vorsichtsmaßnahmen an, die für Laien merkwürdig erscheinen.

Der amerikanische Journalist Nicols Fox etwa traf bei den Recherchen für sein Buch über E.coli-Bakterien und andere neue

Erreger die Ärztin Kathleen Gensheimer, eine Epidemiologin im US-Bundesstaat Maine, und wunderte sich über deren eigenwillige Verhaltensweisen bei Tisch. »Wir hatten uns zum Mittagessen verabredet, um über die verschiedenen Krankheitsfälle zu reden. Sie hatte ein Restaurant herausgesucht, das sie kannte und dem sie traute. Doch das genügte offenbar nicht. Als wir die Speisekarte überflogen und ich ein paar Sachen vorschlug, die gut klangen, schüttelte sie ein ums andere Mal den Kopf: ›Den Caesar-Salat lieber nicht. Da sind rohe Eier drin. Die Meeresfrüchte auch nicht – wer weiß? Und auch den anderen Salat nicht. Rohes Gemüse enthält oft Mikroben. Oder es ist auf andere Weise kontaminiert‹. Ich entschied mich schließlich für einen Linsen-Burger, und sie nahm eine Gemüselasagne. Beides war gut durchgekocht. Mir passierte auch nichts, ich blieb gesund. Bewußtseinsmäßig war ich allerdings nicht mehr derselbe, meine Illusionen waren verflogen, binnen einer Stunde während des Mittagessens.«

Das Leben einer Epidemiologin scheint berufsbedingt nicht ganz unbeschwert. So erklärte Frau Gensheimer auch, wie sie zu Hause auf mutmaßlich allgegenwärtige Mikroben reagiert: »Ich glaube, daß Geflügel grundsätzlich kontaminiert ist, und jede Packung Hamburger, die ich kaufe, sowieso. Wenn ich dennoch eine Pute oder einen Hamburger zubereite, bin ich also besonders vorsichtig. Ich lege alle Küchengeräte schon vor dem Kochen griffbereit in die Nähe, die Pfanne also direkt auf die Arbeitsplatte, nahe beim Fleisch, damit ich nicht noch an den Schrank muß, um sie herauszuholen. Natürlich habe ich auch die Seife in der Nähe, und wenn ich das Fleisch bearbeitet habe, mache ich mit dem Handgelenk den Wasserhahn auf, damit ich ihn nicht mit meinen schmutzigen Händen berühre. Dann wasche ich meine Hände gründlich, mindestens dreißig Sekunden lang.«

Die Vorsichtsmaßnahmen erscheinen vielleicht etwas übertrieben, man mag sie dem Beruf der Dame zuschreiben. Doch die professionelle Sorge scheint nicht ganz abwegig. Denn nach einer Studie der Universität von Arizona wimmelt es in der Küche nur so von Bakterien. Sogar der Toilettensitz sei, bakteriell betrachtet, sauberer. Denn dort fanden die US-Forscher eine Million mal weniger Bakterien als im Abwaschlappen in der Küche. Einen angebissenen Apfel, meinte die *Neue Zürcher Zeitung* in einem Bericht über die universitären Bakterienzähler, legt man beim Telefonieren besser auf die Klobrille als auf den Küchentisch – denn die Toilettenbrille sei, »vom hygienischen Standpunkt aus, eindeutig sicherer«.

Die Lebensmittelindustrie, die sich in einem solchermaßen unappetitlichen, ja ungesunden Milieu bewegt, fühlt sich darin zusehends unwohl. Bei zahlreichen Tagungen, Kongressen, Symposien zeigt sich, daß die Lebensmittelfabrikanten die neuen Risiken durchaus wahrnehmen, teils mit ehrlicher Besorgnis, teils mit einer gewissen, fast spöttischen Abwehr. Bisweilen werden die Ängste der Konsumenten nach Kräften heruntergespielt oder gewissermaßen zu einem seelisch bedingten Konsumentenleiden erklärt – so etwa 1996 bei der Jahrestagung des Bundes für Lebensmittelrecht und Lebensmittelkunde, dem Lobbyverein der deutschen Ernährungsindustrie. Dort erklärte ein Experte, Professor Hans-Christian Röglin vom Institut für Angewandte Sozialpsychologie in Düsseldorf die Angst, ja Ängstlichkeit der Menschen zu einer »Grundstimmung unserer modernen Gesellschaft«. Einen rechten Grund habe sie eigentlich nicht, diese Angst, meint Professor Röglin: »Es ist eine diffuse, objektlose Angst, die sich ihr Objekt sucht, um sich durch Bekämpfung dieses Objekts psychologisch zu entlasten. Inzwischen hat sich diese Angst etabliert als verbindendes Gefühl der Zusammengehörigkeit. Sie wird wohlig erlebt und hilft dem sich schutzlos der modernen Welt ausgelieferten Menschen tatsächlich.« *

---

* Hans-Christian Röglin: Kommunikation in Sachen Lebensmittel – Überwindung der Sprachlosigkeit. In: In Sachen Lebensmittel. Jahrestagung '96. Ansprachen und Vorträge anläßlich der Mitgliederversammlung 31. Mai 1996 in Bonn-Bad Godesberg. Bonn, Bund für Lebensmittelrecht und Lebensmittelkunde, o.J. (Schriftenreihe des Bundes für Lebensmittelrecht und Lebensmittelkunde e.V. Heft 125)

Glücklicherweise mußten die Teilnehmer der Lobbyistentagung, falls auch sie einmal dieses wohlige Gefühl erleben wollten, nur bei der gleichen Veranstaltung dem Vertreter der Weltgesundheitsorganisation, Professor Friedrich Karl Käferstein, lauschen. Dieser berichtete von einigen Epidemien und konstatierte: »Die zunehmende Konzentration der Lebensmittelherstellung und -verarbeitung birgt die Gefahr in sich, daß eine große Anzahl von Konsumenten einer Gefahr ausgesetzt werden, falls ein fehlerhaftes Produkt auf den Markt kommt.«

Daß Gesundheitsschützer wie der WHO-Experte neuerdings oft von Lebensmittelproduzenten eingeladen werden, liegt nicht allein an der neu erwachten Sorge der Manager um die Volksgesundheit. Das »steigende Interesse« an ernährungsbedingten Krankheiten, meint zumindest der kanadische Regierungsexperte Ewen C. D. Todd, werde auch noch befördert durch neuere Erkenntnisse »über die enormen wirtschaftlichen Verluste, die diese Arten von Krankheiten verursachen.«*

In den USA verursachen allein die sieben wichtigsten Erreger in Lebensmitteln nach Berechnungen des US-Landwirtschaftsministeriums Kosten zwischen 5,6 und 9,4 Milliarden Dollar jährlich (bis zu 8,5 Milliarden Euro). Insgesamt, so errechnete ein Kongreßkomitee, beliefen sich die Kosten für lebensmittelbedingte Erkrankungen auf 22 Milliarden Dollar (etwa 20 Milliarden Euro) jährlich.

Zwar kommen für all diese Folgekosten bislang vor allem die Verbraucher auf, als Steuerzahler und über ihre Krankenkassenkosten, und auch die Arbeitgeber, wenn ihre Mitarbeiter durchfallhalber krankgeschrieben sind. Doch über Vorschriften zur Produkthaftung wäre es durchaus möglich, daß die Hamburgerproduzenten, Restaurants und Lebensmittelmultis alsbald für die

---

* Ewen C. D. Todd: Surveillance of Foodborne Disease. In: Foodborne Disease Handbook, Vol. 1: Diseases Caused by Bacteria. New York/Basel/Hongkong: Marcel Dekker, 1994.

Schäden bezahlen müssen, die ihre Erzeugnisse anrichten (siehe Kapitel 7). Und schließlich könnten die Erzeuger riskanter Nahrungsmittel auch für die gesundheitlichen Nebenkosten herangezogen werden (siehe Kapitel 13).

Und die zunehmenden Rückrufaktionen, die Vernichtung verdächtiger Lebensmittel, schlagen als Kostenfaktoren schon ganz direkt zu Buche. Im Juni 1999, als der Skandal um dioxinverseuchte Lebensmittel aus Belgien aufgeflogen war, entstand binnen weniger Tage ein Schaden in Milliardenhöhe, durch Rückruf- und Vernichtungsaktionen für Eier, Fleisch und andere Produkte unter Giftverdacht, durch Importstopp für EU-Waren in Amerika und Asien.

»Die Industrie ist alarmiert«, meldete schon 1998 deshalb die *Wirtschaftswoche* in einem Bericht über hormonell wirksame »Allerweltschemikalien«, die hunderttausendtonnenfach produziert werden – und sich auch in Lebensmitteln finden (siehe Kapitel 8).

Und in den Terminkalendern der Lebensmittelproduzenten und Chemiefabrikanten häufen sich die Daten für internationale Symposien und Tagungen.

Eine Konferenz im März 1998 in London beschäftigte sich mit »Lebensmittelkontamination und Lebensmittelsicherheit«: Salmonellen und Viren, Pestizide, Allergien, BSE. Anschließend fand ein Workshop statt zum Thema: »Ein praktischer Führer zu Krisenmanagement in Lebensmittel-Produktnotfällen«. Denn der »Zusammenbruch des Vertrauens« der Verbraucher zur Lebensmittelindustrie erfordert neue Strategien im Krisenmanagement, meint Colin Doeg, Autor eines Standardwerks zum Thema. Er gibt den Firmen auch praktische Tips im Umgang mit Presse, Funk und Fernsehen im Falle eines Ausbruchs von E.coli, Salmonellen oder bei Dioxinvergiftung durch ihre Erzeugnisse.*

---

* Colin Doeg: Crisis Management in the Food and Drinks Industry. A practical approach. London: Chapman & Hall, 1995.

Eine industrienahe internationale Branchenagentur namens TNO mit Sitz in den Niederlanden bietet gar die Dienste eines »Schadensabschätzungsbüros« an, das, laut Eigenwerbung, »in Notfällen eingesetzt werden kann, um jeden Aspekt des Schadensereignisses zu untersuchen, von den Ursachen bis zu den Konsequenzen.« Gerade die Risiken durch Erreger wie E.coli seien, so verkündete TNO Anfang 1999, von »wachsender Bedeutung«.

Im September 1998 beschäftigte sich ein Workshop im britischen Reading ausschließlich mit Salmonellen. Im gleichen Monat tagte in Peking die »Asiatische Konferenz über Lebensmittelsicherheit und Ernährung«. Gleich sieben Tagungen in London thematisierten von Januar bis Juni 1999 Gesundheitsrisiken durch Rückstände von Agrochemikalien, die Risiken der Gentechnik und die Auswirkungen von Pestiziden auf Lebensmittel, Umwelt und Gewässer.

Diese Konferenzen sind nicht ganz billig: Allein die Teilnahmegebühr kostet üblicherweise, ohne Anreise und Übernachtung, etwa 2000 Mark. Und selbst der Tagungsband mit den Vorträgen wird mit bis zu 750 Mark berechnet. Dafür bekommt der Interessierte die Informationen von Vertretern namhafter Konzerne. Zu den regelmäßigen Teilnehmern gehören Referenten von Firmen wie Nestlé, dem Gen-Pionier AgrEvo, von Dow AgroSciences, außerdem Forscher von staatlichen Umwelt- und Gesundheitsbehörden aus Großbritannien, Deutschland, Dänemark und den Niederlanden.

Denn selbstverständlich sehen auch internationale Behörden wie die Weltgesundheitsorganisation die besorgniserregende Ausbreitung der ernährungsbedingten Krankheiten, die sich, so die WHO in ihrem Jahresbericht 1998, zu einer »globalen Bedrohung« entwickeln. Und auch Mediziner in aller Welt versammeln sich immer häufiger zu internationalen Konferenzen, um die Ursachen zu erforschen und Gegenmaßnahmen zu entwickeln.

So etwa bei einem Weltkongreß im Juni 1998 in Berlin, bei dem laut Tagungsplan der »weltweit fortgesetzte Anstieg von lebensmittelbedingten Erkrankungen« im Mittelpunkt stand, darunter auch die »Gesundheitsrisiken durch Lebensmittel« infolge »moderner Tierproduktion und Lebensmitteltechnologie«. Es ging um E.coli und Salmonellen, um Kantinenkost und weltweite Transporte, um Hormonrückstände und Pestizide. Oder bei einer Tagung der Bundesärztekammer Anfang Mai 1999, die sich mit den Gesundheitsrisiken durch die Massentierhaltung beschäftigte, bakteriellen Erregern, Antibiotikaresistenzen, den Auswirkungen auf das Trinkwasser.

Oft geht es bei diesen Zusammenkünften auch darum, die Behörden für die Bedeutung der Thematik zu interessieren, wie etwa bei einer internationalen Konferenz Anfang 1998 in Atlanta, wo sich 2500 Experten aus den USA und 70 weiteren Ländern mit den neuen Erregern und den Gefahren der Globalisierung befaßten. Die Gesundheitsbehörden sollten sich von der Vorstellung verabschieden, es handle sich nur um kleine Unannehmlichkeiten wie Durchfall oder Erbrechen, forderte auf dieser Konferenz der renommierte Epidemiologe Michael T. Osterholm vom Minnesota Health Department und kritisierte die »ungenügende Überwachung« lebensmittelbedingter Erkrankungen.

Für die Gesundheitsbehörden ist es indessen, selbst wenn sie die neuen Gefahren erkannt haben, schwierig, sie wirksam zu bekämpfen. Die Konsumenten müssen sich, selbst in wohlgeordneten Staaten wie den mitteleuropäischen, mit dem Gedanken vertraut machen, daß staatliche Stellen sie nur unvollkommen schützen können. Denn die Ursachen liegen nicht, wie einst, in kleinen Schlampereien am heimischen Herd oder in Nachlässigkeiten in Metzgers Wurstküche. Die Gesundheitsgefahren können von ganz woanders kommen, aus anderen Ländern, anderen Kontinenten, außer Reichweite des örtlichen Gesundheitsamtes.

Die Krankheiten hingegen kann man sich ganz in der Nähe holen, zum Beispiel bei Aldi.

2. Alarm im Darm
Die unsichtbaren Risiken

Weshalb australische Air-Force-Bomber plötzlich vom Himmel gestürzt sind – Als Aldi einmal ganz schnell den Räucherfisch aus dem Regal räumte – Ein guter Freund ist gut für die Gesundheit – Was richtet Pfanni-Püree im Verdauungstrakt an? – Die Folgen der Faulheit

Ein Ehepaar aus Norddeutschland wollte sich mal etwas Gutes gönnen. Bei Aldi hatten sie ein Päckchen gekauft mit der Aufschrift »Renke warmgeräuchert«, eine Art Lachs. Sie freuten sich auf den feinen Fisch, genossen das Mahl. Das war am 15. Januar 1997, einem Mittwoch.

Am Tag darauf wurde der Ehefrau, sie war 37 Jahre alt, ein bißchen schwindlig, sie sah die Welt nur noch verschwommen, stolperte unsicher durch die Wohnung. Hinzu kamen Schluckbeschwerden, bald auch noch Atemnot.

Am Freitag mußte sie ins Krankenhaus. In der Nacht fiel ihr das Atmen immer schwerer. Immer wenn sie Luft holte, stellte sich ein pfeifendes Geräusch ein. Die Ärzte mußten ihr einen Schlauch in die Lunge einführen und sie 16 Stunden lang künstlich beatmen.

Ihrem 41jährigen Mann erging es nicht viel besser. Ihm wurde übel, ihn überfielen Magenschmerzen. Schließlich überkam ihn »schwallartiges Erbrechen«, wie die Ärzte hernach in ihrem Bericht notierten, außerdem »Dyspnoe«, Atemnot wie seine Frau, und »paralytischer Ileus«, Darmverschluß infolge einer Lähmung.

Das dreijährige Enkelkind, so wurde ebenfalls berichtet, hatte nach dem Fischgericht gewissermaßen Glück: Es hatte eine Gräte verschluckt und darum das Gegessene komplett erbrochen.

Die Leidensgeschichte der norddeutschen Familie wurde von

den Ärzten deshalb so exakt weitergegeben, weil es sich um eine meldepflichtige Krankheit gehandelt hatte: Botulismus.

Botulismus wird durch giftige Erreger vom Typ Clostridium botulinum hervorgerufen. Die Erkrankung kommt normalerweise nicht sehr oft vor, in Deutschland werden üblicherweise höchstens 20 Fälle pro Jahr bekannt. Sie kann aber schlimme Folgen haben: nicht nur, wie im Falle der Familie aus dem Norddeutschen, Erbrechen, Übelkeit, Augenflimmern und andere Sehstörungen, in schweren Fällen können sogar Hirnschäden oder Atemlähmung drohen. Bis zu zehn Prozent der Fälle enden tödlich.

Wegen der drastischen Folgen kümmern sich in Deutschland die Seuchenexperten des Berliner Robert-Koch-Instituts um Botulismus-Erkrankungen wie jene nach dem Verzehr des Aldi-Fisches.

Die Epidemiologen fanden Interessantes über die Herkunft des verseuchten Fisches heraus: Der Fisch war in Kanada gefangen, nach Finnland geschafft, dort geräuchert und dann nach Deutschland geliefert und in 67 norddeutschen Aldi-Filialen verkauft worden. Der Billighändler räumte den riskanten Fisch sofort aus den Regalen. Anfang 1998 verbannte auch Aldi-Süd wegen »Qualitätsproblemen« Räucherlachs aus seinen Läden, von dem laut *Lebensmittelzeitung* immerhin 300 000 Packungen pro Filiale verkauft worden waren.

Die Kunden werden es danken. Denn vakuumverpackter Räucherfisch, so befand das *Epidemiologische Bulletin* des Robert-Koch-Instituts in Ausgabe 25/97, ist als neues »Risikolebensmittel« zu betrachten. So hätten Studien in Finnland ergeben, daß drei bis acht Prozent der vakuumverpackten Fischerzeugnisse in geringer Menge Sporen des Erregers Clostridium botulinum enthielten.

Doch nicht nur Fisch kann das Gift enthalten. Ein Baby aus der Berliner Gegend bekam eine Botulismusvergiftung durch Honig im Tee. In der Gaststätte »Hof Rheinblick« in Geisenheim klagten fünf Gäste nach Genuß von rohem Schinken über die klassischen Botulismus-Symptome, das Mainzer Sozialministerium rief daraufhin alle Gäste auf, die dort Anfang Mai 1998 gegessen hatten, den Arzt aufzusuchen.

Botulismusfälle gab es in Norwegen, den USA und China. In England sind 26 Menschen im Jahre 1989 an Botulismus erkrankt, nachdem sie Joghurt mit zerkleinerten Nüssen gegessen hatten.

Und in Italien war Mascarpone-Frischkäse von der Firma Giglio der Auslöser: 20 Menschen erkrankten 1996, ein 15jähriger starb nach Genuß von Tiramisu. Das war, so ein Lebensmittelchemiker, »das erste Mal, daß diese Bakterien in einem Frischkäse aufgetreten sind.« Der Fall löste international Alarm aus, denn dieser Mascarpone, die wichtigste Zutat im italienischen Trend-Dessert Tiramisu, war auch nach Belgien, Österreich, Schweden und Spanien exportiert worden. Im gleichen Jahr kam botulismusvergifteter Thunfisch von der Elfenbeinküste nach Italien und Deutschland; die Behörden warnten vor dem Verzehr.

Das Robert-Koch-Institut in Berlin, Deutschlands wichtigste Anti-Seuchen-Behörde, stellt angesichts der neueren Botulismus-Erkrankungen ganz nüchtern fest: »Die moderne Lebensmittelproduktion und der Transport von Lebensmittel-Halbfertigprodukten von einem Land in ein anderes, nicht selten auch von einem Kontinent in einen anderen, brachten neue Möglichkeiten des Auslösens von Botulismus mit sich.«

Für den einzelnen ist es nicht leicht, sich vor solchen Gefährdungen zu schützen. Die Gifte sind versteckt, sie sind nicht zu erkennen, nicht zu riechen, nicht zu schmecken. Die Warnmechanismen des menschlichen Körpers versagen. Zumal die Packungen in den Supermärkten hübsch anzusehen sind, mit appetitlichen Abbildungen von feinen Menüs oder frischen Fischen im Meeresmilieu. Wer im Supermarkt kauft, hat keine Kontrolle über das, was auf den Tisch kommt, und kaum eine Vorstellung davon, welche Reisen die Speisen schon hinter sich haben.

Er kann auch nur ahnen, welche Zutaten zur Herstellung verwendet wurden und wie sich diese bei häufigem Genuß im Körper auswirken. Denn niemand hat, bevor Pfanni-Püree oder

Maggi-Suppen in die Produktion gehen, deren Auswirkungen auf die Menschheit im wissenschaftlichen Großversuch getestet. Am Dauertest nimmt jeder teil, der derlei Dinge zu sich nimmt.

Bei einmaligem Verzehr wird das körperliche Wohlbefinden zwar nicht unbedingt beeinträchtigt. Doch es mehren sich die Anzeichen, daß die Körper der Konsumenten die Chemikalienmixturen aus dem Supermarkt auf Dauer nicht störungsfrei verdauen.

Im Zeitalter massenhaften Verzehrs von Fertigkost und Industrielebensmitteln ist eine neue Beurteilung der Gefahrenlage vonnöten. Bislang galt das Augenmerk der Gefährdung durch einzelne Stoffe. Sie wurden auf ihre Unbedenklichkeit getestet, im Tierversuch zumeist. Und auf die einzelnen Stoffe stützten sich auch die Höchstmengen, die die Hersteller einsetzen dürfen.

Mittlerweile nehmen die Menschen mehr industrielle Ingredienzen als manche echten Lebensmittel zu sich: So verspeisen die Deutschen beispielsweise pro Kopf in jedem Jahr 11 Kilo Bananen und 16,6 Kilo Tomaten, aber 18,8 Kilo industrielle Lebensmittelzutaten. Das sind jene Ingredienzen, die auf den Packungen im Kleingedruckten aufgeführt sind: vom Hühnerpulver bis zum Hefeextrakt, von Aroma bis Zitronensäure, von Flüssigrauch bis zu Glutamat, dazu Emulgatoren, Stabilisatoren, Säureregulatoren, auch pulverisiertes Huhn, Vollei, Rinderfett, Farbstoffe. Die Briten bringen es auf 24 Kilo, die Niederländer sogar auf 29,9 Kilogramm.

Gerade der massenhafte Verzehr von Supermarktprodukten bringt, rein mathematisch, auch eine neue Risikolage. Auch wenn nur ein kleiner Teil einer Produktionscharge nicht in Ordnung ist, kann eine große Zahl von Menschen gefährdet werden.

Natürlich gab es auch in früheren Zeiten Risiken, größere vielleicht als heutzutage. Doch die waren für jeden als solche zu erkennen, meint der Soziologe Ulrich Beck in seinem Buch über die »Risikogesellschaft«. Der Gang durch die engen Gassen mittelalterlicher Städte sei einem »Spießrutenlauf der Nase gleichgekommen«: Kot an jeder Ecke, in den Straßen, den Droschken, Häuserfassaden von Urin zersetzt, Berge von Müll. Die Krankheitserreger warnten gleichsam vor sich selber. Es fällt auf, meint Beck, »daß die damaligen Gefährdungen im Unterschied zu den heutigen eben in die Nase bzw. in die Augen stachen, also sinnlich wahrnehmbar waren, während die Zivilisationsrisiken heute sich typischerweise der Wahrnehmung entziehen«.*

Zudem hat sich die Dimension der Gefährdung erheblich erweitert. Während im Mittelalter Erbrechen und Übelkeit nach Genuß vergammelten Schinkens im Wirtshaus sich auf die Anwesenden dort beschränkte und selbst eine Katastrophe wie die Pest, trotz Hunderttausenden von Opfern, auf Europa begrenzt blieb, sind heute die Ansteckungsquellen vielfältiger geworden, das Verbreitungstempo hat sich erhöht. Durch die »Globalität ihrer Bedrohung« (Beck) betreffen die neuen Risiken potentiell die ganze Welt.

Natürlich werden nicht alle Leiden von Joghurt, Schinken, Hamburgern ausgelöst. Selbstverständlich wirken auch andere Faktoren auf unsere Gesundheit und das Wohlbefinden. Zahlreiche Forscher in aller Welt haben ungezählte Lebensaspekte auf ihre gesundheitliche Bedeutung hin untersucht mit teils plausiblen, teils befremdlichen Ergebnissen.

Wer beispielsweise als Kind unter schlechten sozialen Bedingungen gelebt hat, so ergab eine Studie an 5645 Schotten, erkrankt eher an Magenkrebs und bekommt auch leichter einen Schlaganfall als Kinder aus besseren Kreisen. Auch Asthma, Diabetes, Fettsucht und Bandscheibenschäden treffen Arme öfter. Und schließlich sterben sie auch früher als die Wohlhabenden. Wer seinen Reichtum allerdings hartnäckig und womöglich übellaunig hortet, so eine Untersuchung der Universität Oxford, kann den Gesundheitsvorsprung zunichte machen: Geizhälse nämlich sterben demnach, wie auch Bösewichte, früher als großzügige und hilfsbereite Menschen mit guten Manieren.

Auch Ehekrach, so fanden US-Forscher heraus, ist ungesund

---

* Ulrich Beck: Risikogesellschaft. Auf dem Weg in eine andere Moderne, Frankfurt: Suhrkamp, 1986.

und stört das Immunsystem, Kummer ebenso, wie Heidelberger Psychoimmunologen feststellten. Schlecht fürs Befinden ist auch ein böser Chef: Denn die 1998 im *American Journal of Public Health* veröffentlichte »Whitehall-II-Studie« ergab, daß von jenen 10 000 untersuchten Bediensteten der Stadt London jene, die am Arbeitsplatz zu wenig Wertschätzung bekamen, doppelt so oft am Herzen erkrankten als die zufriedenen Werktätigen.

Wohl dem, der wenigstens einem guten Freund sein Leid klagen kann: Einsame Menschen, ohne Freunde und emotionalen Rückhalt haben, so fanden Forscher nach zehnjähriger Beobachtung von 2800 Männern und Frauen heraus, ein dreimal erhöhtes Risiko, an einem Herzanfall zu erkranken oder gar zu sterben gegenüber jenen Zeitgenossen, die wenigstens zu einem Mitmenschen enge Kontakte hielten.

Es gibt kaum eine Lebensregung, die sich nicht auf die Gesundheit auswirkt. Zum Beispiel Sex. Sexuell aktive Männer lebten am längsten: Jene mit mindestens zwei Orgasmen pro Woche hatten lediglich eine halb so hohe Sterberate wie enthaltsame Probanden mit nur einem (geschlechtlichen) Höhepunkt im Monat, so fanden englische Forscher heraus. Rege Geschlechtstätigkeit kann sogar, wie die Forscher ebenfalls herausfanden, Risikofaktoren wie Rauchen, Alter, Blutdruck oder niederen Sozialstatus teilweise ausgleichen.

Wer am Sexuellen weniger Freude hat oder gar von Unvermögen geplagt wird, kann hilfsweise zum Roten Kreuz gehen und Blut spenden. Denn finnische Wissenschaftler fanden heraus, daß in einer Gruppe von Blutspendern nur 0,7 Prozent der Teilnehmer einen Herzschlag erlitten, in der Kontrollgruppe hingegen 12 Prozent. Der Grund, meinten die Mediziner: Wer abzapfen läßt, hat weniger Eisen im Blut, weswegen das Herzschlagrisiko sänke.

Doch kaum etwas ist so gesund wie echte Frömmigkeit. Von 212 Studien, die weltweit die Wirkung der Religion auf die Gesundheit untersuchten, konstatierten 160 positive Effekte. Die Frommen haben weniger Kreislaufleiden, weniger Tuberkulose, sie kriegen seltener Leberzirrhose und sterben insgesamt später.

Tägliches Beten, regelmäßiger Kirchenbesuch und Bibelstudium hilft auch gegen Bluthochdruck, so eine Untersuchung, die im Sommer 1998 im *International Journal of Psychiatry and Medicine* veröffentlicht wurde. Dabei ist Präsenz in Gottes irdischen Filialen vonnöten: Radio- und Fernsehgottesdienste waren laut Studie unwirksam.

Nun ist es sicher schwierig, in diesem komplexen Gefüge gesundheitlicher Effekte und Lebensumstände die individuell richtige Kombination aus Beten und Blutspenden, Geschlechtsverkehr und Großzügigkeit, harmonischem Eheleben und einem wohlwollenden Chef zu finden. Auch wird es nicht jedem gelingen, das gesundheitsförderliche Wohlstandsniveau und das nötige Einkommen zu erreichen. Vielleicht lassen sich dennoch gewisse Risikofaktoren in der Lebensführung minimieren. Essen ist jedoch keine Frage der Willensentscheidung.

Essen muß jeder, jeden Tag und immer wieder. Essen ist unausweichlich. Wer nicht ißt, lebt auch nicht mehr lange. Deshalb ist die Qualität des Essens von grundlegender Bedeutung. Alle Lebensvorgänge werden durch das Essen gespeist. Das ist, in Zeiten allgemeiner Sättigung, ein bißchen in Vergessenheit geraten. Dabei sind vom Essen ausnahmslos alle betroffen. Und so sind, zum ersten Mal in der Geschichte, von den neuen Risiken beim Essen grundsätzlich auch alle betroffen.

Die Industrialisierung hat, gewissermaßen, auch die Gefährdung demokratisiert, die Bedrohung durch ungesunde Inhaltsstoffe und Erreger. Die Modernisierungsrisiken treffen jeden, »auch die Reichen und Mächtigen sind vor ihnen nicht sicher«, schreibt der Risikoexperte Ulrich Beck. Früher konnten die Höhergestellten riskante Quartiere, in denen Erreger lauerten, meiden. Auch Hunger oder verseuchte Gerichte trafen nicht jeden, mancher konnte sich gar einen Vorkoster leisten, der an vergifteten Speisen stellvertretend starb.

Bei den neuen Risiken in Speisen und Getränken sind die Gefährdungspotentiale gleichmäßiger verteilt. Sie können prinzipiell jeden treffen, und manchmal in überraschender Weise.

In Australien beispielsweise waren um das Jahr 1980 herum einige F-111-Bomber der australischen Luftwaffe aus unerklärlichen Gründen abgestürzt. Der britische Lebensmittelwissenschaftler Richard Beyer, der damals bei der australischen Air Force für die Verpflegung der Soldaten zuständig war, untersuchte die Vorkommnisse – und fand Überraschendes heraus. Die Piloten hatten, bevor sie zu ihren kurzen Übungsflügen starteten, Mars-Riegel und Coca-Cola als kleinen Imbiß zu sich genommen. Die zuckrigen Snacks trieben den Insulinspiegel der Bomberbesatzung in die Höhe, als dann der Blutzuckerspiegel alsbald rasch absackte, ließ die Konzentration der Flugzeugführer nach, und das Flugzeug stürzte vom Himmel. Beyer fand einen simplen Weg, um derlei zu verhindern: Er ließ den Piloten Äpfel und Orangensaft reichen. Das Problem war gelöst: »Danach ist das nie wieder passiert«, sagt Beyer.

Das Essen kann zu unerwarteten Effekten führen, zu Kopfschmerz etwa, woran heute schon 90 Prozent aller Kinder zeitweise leiden, ja sogar zu Migräne. Und es kann bei Kindern das sogenannte Zappelphilipp-Syndrom auslösen. Der Münchner Kinderneurologe Joseph Egger behandelte jedenfalls mit einer einfachen Diät ohne Fabriknahrungsmittel und ohne bekannte Allergieauslöser 90 Prozent der kleinen Migränepatienten und zwei Drittel der hibbeligen Hyperaktiven mit Erfolg – binnen weniger Wochen.*

Und sogar jugendliche Kleinkriminelle wurden durch eine schlichte Diät deutlich braver, wie eine 1998 veröffentlichte englische Studie über das sogenannte Shipley Project ergab.**

---

* Udo Pollmer/Cornelia Hoicke/Hans-Ulrich Grimm: Vorsicht Geschmack. Was ist drin in Lebensmitteln. Stuttgart/Leipzig: Hirzel Verlag, 1998.

** Bennet, P. et al: The Shipley Project – treating food allergy to prevent criminal behaviour in community settings. Journal of Nutrition & Environmental Medicine 1998/8/S. 77–83.

Dabei wurden neun hyperaktive Kinder und Jugendliche im Alter von sieben bis 16 Jahren aus dem englischen Städtchen Shipley untersucht, die zusammen schon ein beachtliches Strafregister mit 67 Delikten mit einem Gesamtschaden von 100 000 Pfund (etwa 150 000 Euro) erreicht hatten.

Die kleinen Delinquenten wurden zunächst auf Nahrungsmittelunverträglichkeiten untersucht. Dabei zeigte sich, daß sie nach Verzehr von einigen Lebensmitteln auffällig aggressiv reagierten. Zu den »Top Ten«, nach denen sie besonders ausrasteten, zählten Schokolade, Kartoffelchips, Zucker, Weizen, Milch und Reis.

Dann wurden sie auf eine Diät gesetzt, die die jeweils inkriminierten Lebensmittel vermied. Und schon nach einem halben Jahr zeigten sich bei sieben der neun positive Veränderungen: Verhalten, Schulleistung und Gesundheit hatten sich deutlich gebessert. Zwei der neun hielten den Diätplan nicht ein und entwickelten erneut kriminelle Energie. Zwei weitere Kids wurden innerhalb des folgenden Jahres straffällig, jedoch mit deutlich geringerem Gewaltpotential als zuvor. Nach zwei Jahren aber sind immerhin fünf der neuen Kinder nicht wieder rückfällig geworden. Und in einem Fall wirkte die Diät sogar über die Gruppe hinaus: Eine Mutter hatte den Speiseplan ihres hyperaktiven Kindes der ganzen Familie verordnet – mit dem Ergebnis, daß auch der unter Panikattacken leidende Vater merklich ruhiger wurde.

Essen wirkt also sogar auf psychische Befindlichkeiten, denn die zugeführten Speisen greifen in die körpereigenen Steuerungssysteme ein und können dazu führen, daß diese aus dem Ruder laufen und unerwünschte oder sogar schädliche Aktionen auslösen.

Verseuchtes Essen kann natürlich erst recht die Körpervorgänge stören. Und manchmal wirken die Krankheitserreger auf überraschende Weise. So können selbst Arthritis und Rheuma von unerwarteter Seite ausgelöst werden: von Bakterien wie Campylobacter, Yersinia oder Shigella. Oder auch von Salmonellen, wie bei einem Ausbruch 1985 in Chicago, als sich über 200 000 Menschen durch verseuchte Milch angesteckt hatten und 2,3 Prozent von ihnen hernach auch noch Arthritis, eine Gelenkentzündung, bekamen.

Ein anderer, wenig prominenter Erreger, der sich im Schweinefleisch findet und auch in Lamm oder Ziege, scheint sich weitgehend unbemerkt auszubreiten. 1998 meldete die *New York Times*, daß Wissenschaftler in Massachusetts und New Hampshire bei eigens angestellten Untersuchungen in Krankenhäusern bei 52 Neugeborenen eine sogenannte Toxoplasmose festgestellt hätten. Bei 48 von ihnen seien schon Hirn- und Augenschäden aufgetreten, die ohne die gezielten Tests gar nicht auf den Erreger zurückgeführt worden wären. Das Problem ist auch in Deutschland geläufig: »Infektionen mit Toxoplasmen können Neugeborenen schaden«, warnte die Deutsche Gesellschaft für Ernährung im Herbst 1998. Toxoplasmose sei auch hierzulande »weit verbreitet«. Sie kann zu Frühgeburten führen, Krämpfe, Augenzittern und Bewegungsstörungen hervorrufen, ja sogar zu einem »leichten Hydrozephalus«, dem sogenannten Wasserkopf.

Nicht nur die Nahrungsmittel selbst können unerwartete, unschöne Effekte haben, auch die Verpackungen, in denen immer mehr Erzeugnisse in die Supermärkte gelangen. 3000 Verpackungsmaschinen verschweißen täglich allein in Deutschland 15 Millionen Vakuumverpackungen mit Fleisch, Wurst, Maultaschen, Käse oder Rollmöpsen. Dabei gelangen häufig giftige Mineralöldämpfe aus den Verpackungsmaschinen als unerwünschte Zutat in die Packung hinein. Bei Lackieranlagen oder in den Klimaanlagen bei Automobilen verhindern Aktivkohlefilter solche Verunreinigungen. »Für die deutsche Wurst galten solche Reinheitsgebote aber offenbar nicht«, wunderte sich *Der Spiegel*, der 1997 über das Phänomen berichtete.

Vakuumverpackungen können auch das Wachstum von Botulismus-Erregern begünstigen, wie das *Epidemiologische Bulletin* des Robert-Koch-Instituts in Ausgabe 4/1998 berichtete.

Auch verpackte Mischsalate aus dem Plastikbeutel sind ein »hygienisches Risiko«, wie die deutsche Bundesforschungsanstalt für Ernährung 1997 monierte. Nur vier von 20 untersuchten Proben blieben bis zum angegebenen Haltbarkeitsdatum unter den zulässigen Richtwerten an Bakterienbefall.

Und selbst die Verpackung mit einem besonderen Gas, mit Kohlendioxid oder vermindertem Sauerstoff, das die Lebensmittel schützen soll (»modifizierte Atmosphäre«), hat bisweilen ungesunde Effekte, meldete das US-Fachblatt *Food Technology*: »Bei fast allen Lebensmitteln, die in modifizierter Atmosphäre abgepackt werden, drohen bakterielle Erreger zu wachsen und Gift abzusondern«. Ein »echtes Problem«, so das Blatt, das vor allem Backwaren, Sandwiches und andere vorgefertigte Speisen betreffe.

So hat offenbar die Bequemlichkeit ihren Preis, und jeder, der selbst die Bereitung eines belegten Brötchens für Zeitverschwendung hält, sollte in seine Zellophansemmel mit erhöhter Risikobereitschaft beißen.

Mehr noch gilt dies bei Büchsen, in denen sich Fische befinden. In der Schweiz wurde 1996 ein Drittel aller Fischkonserven in Supermärkten und Tankstellen aus dem Regal genommen: Sie waren mit »Badge« belastet (»Bisphenol-A-Diglycidylether«), einer Chemikalie, die das Aufreißen der Dosendeckel erleichtert. Badge gilt als krebserregend und erbgutschädigend. Es ist auch in besten Büchsen in erhöhten Dosen zu finden, etwa bei Lacroix-Gourmet-Filets vom Hering. Nachdem die Stiftung Warentest 1997 die Belastung gemessen hatte, nahm die Edeldosenfirma diese Büchsen freilich flugs vom Markt. Jede vierte untersuchte Büchse enthielt bedenkliche Konzentrationen, und auch andere Fabrikanten waren betroffen: Sardellen von der Konservenfabrik Appel, Sardinen von Rio Star. In zwei Dosen Sardellenfilets von United Oceanus wurde der EU-Grenzwert von 1 Milligramm pro Kilogramm gar um das 28- bzw. 33fache überschritten.

Der stellvertretende Leiter des Kantonalen Labors Zürich meinte nach den Badge-Funden in eidgenössischen Supermärkten, die Hersteller sollten doch bitte verstärkt Selbstkontrollen durchführen, weil schließlich immer mehr Menschen die »Nahrung aus Büchsen« bevorzugten.

Der Appell an Moral und Verantwortungsbewußtsein der Nahrungsfabrikanten zeugt von einer gewissen Hilflosigkeit der Überwachungsbehörden. Denn eigentlich ist die Verwendung hochbelasteter Dosenbeschichtungen in der Schweiz verboten, weswegen sie folglich in einem ordentlichen und gesetzestreuen Land wie der Eidgenossenschaft gar nicht vorkommen dürften. Doch die beispielsweise beim zweitgrößten schweizerischen Lebensmittelfilialisten Coop gefundenen Dosen stammten nicht aus der Schweiz, sie kamen aus dem Ausland: Importware.

Interessanterweise fallen Importwaren häufig als Träger von Verunreinigungen oder Krankheitserregern auf. So wurden 1998 bei Kontrollen in Japan Bakterien aus der Familie der Enterokokken in Hähnchen gefunden, die aus Thailand und Frankreich importiert worden waren. Deutsche Kontrolleure fanden 1998 Listeria-Bakterien in französischem Münsterkäse und im Frühjahr 1999 in Weichkäse – weswegen in Frankreich zwei Menschen gestorben waren. Als 151 amerikanische Schüler und Lehrer 1997 an Leberentzündung erkrankten, stellte sich heraus, daß sie Erdbeeren aus Mexiko gegessen hatten, die mit Hepatitis A-Viren verseucht waren (der Importeur allerdings hatte die Ware, 1200 Tonnen insgesamt, als US-Erzeugnis umdeklariert und in sechs Bundesstaaten geliefert). Und die Europäische Union hat Anfang 1998 die Einfuhr von frischem Fisch, vor allem Victoriabarsch, aus den vier afrikanischen Ländern Kenia, Mosambik, Tansania und Uganda gestoppt. Der Grund: die Cholera konnte beispielsweise über den Frankfurter Flughafen, der nach Fischumsatz als größter deutscher Fischereihafen gilt, nach Europa eingeschleppt werden.

Verseuchter Fisch ist auch die Ursache der meisten »Alarmmeldungen«, die in der Europäischen Union von den Behörden verbreitet werden, wenn durch verseuchte Importlebensmittel akute Gesundheitsgefahren drohen. 1993 gab es nur eine solche Meldung, 1997 schon 14. Neben Bakterienbefall wurden vor allem überhöhte Pestizidwerte bei Obst und Gemüse beanstandet – ein Gesundheitsrisiko, das schon allein wegen der Menge der

Importe erheblich sein kann. Rund sechs Millionen Tonnen Obst und Gemüse gelangen jährlich aus Drittländern in die Europäische Union, zumeist unzureichend geprüft, wie der für Verbraucherschutz zuständige Generaldirektor der EU-Kommission, Horst Reichenbach, bemängelt: »Bisher haben wir nur für Fleischimporte ausreichende Kontrollen. In anderen Bereichen gibt es zum Teil erhebliche Defizite.«

Nicht nur Europa stoppt gesundheitsgefährdende Importe, auch in Amerika halten die Grenzer manche Fracht an. Die Statistik der amerikanischen Lebensmittelbehörde Food and Drug Administration (FDA) weist, allein in der Zeit vom Juli bis September 1996, genau 5701 Beanstandungen bei Lebensmitteleinfuhren auf. Zurückgewiesen wurden Suppen und Süßigkeiten, Fisch und Fruchtsäfte, Tee, Kaffee, Trockenfrüchte, Backwaren, Pilze, Käse – ein bunter Querschnitt aus dem Supermarkt-Angebot. Die meisten Beanstandungen gab es wegen überhöhter Giftwerte: 25 Prozent aller zurückgewiesenen Lebensmittel aus aller Welt wiesen nicht akzeptable Pestizidgehalte auf. Bei den Einfuhren aus Europa wurden in diesen drei Monaten 602 Importwaren beanstandet, 16 Prozent der Beanstandungen erfolgten, weil die Nahrungsmittel mit Bakterien verseucht waren, etwa Salmonellen. Weitere Mängel: unerlaubte Zusätze, überhöhte Schwermetallwerte.

Der Importstop an den US-Grenzen wegen Giftgehalten oder bakterieller Verseuchung kommt neuerdings häufiger vor: »Nahrungsmittelsicherheit und -qualität spielen im internationalen Handel eine immer größere Rolle«, sagt John Lupien, der Direktor der zuständigen Abteilung der Welternährungsorganisation FAO. Solche Einfuhrverbote kommen den Lebensmittelproduzenten freilich ungelegen, denn die betreffenden Lieferungen sind unverkäuflich. Zudem schaden Beanstandungen auch dem Image bei den Abnehmern.

Denn die Verbraucher fragen sich, ob die Lebensmittel, die anderswo Anstoß erregen, zu Hause unbeanstandet verkauft und ohne Murren verschluckt werden. Außerdem werden durch die zunehmende Sensibilität der Behörden und die strengeren Kontrollen auch inländische Lebensmittel vermehrt beanstandet oder gar aus dem Verkehr gezogen.

So mußte Milupa 1997 sein Babymilchpulver Milumil in Frankreich, Irland und Großbritannien zurückrufen, weil das britische Gesundheitsministerium vor dem Erzeugnis gewarnt hatte. Zwölf Babies, alle unter einem Jahr, hatten sich eine Salmonelleninfektion zugezogen. Milupa bestritt zwar den Zusammenhang mit Milumil, nahm das Erzeugnis aber dennoch vom Markt (in Deutschland und Österreich, versicherte die Firma, sei Milumil auf jeden Fall ungefährlich, da es dort nach anderen Rezepturen hergestellt werde).

1996 ließen italienische Behörden 100 000 Packungen Mascarpone der Marken Giglio, Parmalat und Sol di Valle aus dem Verkehr ziehen, nach dem bedauerlichen Botulismus-Tod eines 15jährigen nach Tiramisu-Genuß. Im Februar 1999 rief die britische Nestlé-Filiale Toffee-Eiskrem zurück, weil sie Haselnüsse enthielt, die auf dem Etikett nicht ausgewiesen waren. Wenige Wochen zuvor hatte die deutsche Rewe aus 1100 Penny-Märkten Billig-Baguettes zurückgerufen, weil sie möglicherweise Glassplitter enthielten.

In den Vereinigten Staaten häufen sich die Rückrufaktionen, seit die Behörden, durch Verbraucherdruck sensibilisiert, verstärkte Kontrollen anstellen. Die Rückrufliste der amerikanischen Lebensmittelbehörde ist im Internet zu besichtigen: www.foodsafety.org/hot3.htm. Sie führt in schöner Deutlichkeit und sehr detailgenau vor Augen, zu welchen Konsequenzen die perfekt industrialisierte Nahrungsmittelproduktion führt. Die Liste im Internet enthält allein für das Jahr 1998 genau 118 Rückrufe. Es geht um falsche Deklaration auf dem Etikett, um Bakterien im Fleisch, in Milchprodukten, in Gemüse, um E.coli, Salmonellen, Botulismuserreger. Es geht um Schadstoffe wie Zinn in Spaghettisoßendosen und Asbest in Snacks. Auch namhafte europäische Unternehmen waren dabei: Die Schokoladenfirma Lindt mußte unter anderem ihre Amaretto-Trüffel zurückrufen, weil sie undeklarierte Nüsse enthielten. Und Nestlé USA mußte »Magic candies« zurückrufen wegen »fremder Objekte«, kleinen Spielzeugen, die die Kids gefährden könnten.

Dabei muß ein Rückruf nicht immer bedeuten, daß alle zurückgerufenen Erzeugnisse tatsächlich akute Gesundheitsschäden zur Folge haben. So rief im Februar 1999 der größte amerikanische Frischfleischproduzent IBP knapp fünf Tonnen Hackfleisch zurück, weil einige Konsumenten Glassplitter in IBP-Packungen gefunden hatten. Obwohl nicht anzunehmen ist, daß sich die scharfen Partikel in jedem Beutel befanden, sich also nicht jeder Hackfleischfreund die Speiseröhre aufreißen muß, sollten doch nur Menschen mit einem besonderen Bedürfnis nach Nervenkitzel nach der Bekanntgabe noch zu diesen Erzeugnissen greifen.

Der Fall illustriert den Unterschied zwischen dem bisher in Deutschland maßgeblichen Begriff der akuten Gesundheitsgefährdung und den im Zeitalter der industriellen Produktion angemesseneren gesundheitlichen Risiken. Auch wenn eine Gefahr akut nicht besteht, gibt es doch ein Risiko, das die meisten gern meiden. Und das Risikopotential kann durch industrielle Produktion in besorgniserregender Weise ansteigen. Mitunter müssen riesige Mengen von Lebensmitteln vernichtet werden, weil durch kleinste Mengen an verseuchten Produkten Menschenleben gefährdet sind.

Von Ende 1998 bis Anfang 1999 starben 20 Menschen in den USA an einer Vergiftung mit Listeria-Bakterien. Diese Erreger werden, so lautet eine ältere medizinische Lehrmeinung, vor allem durch direkten Kontakt zwischen Mensch und Tier übertragen. Die Bakterien können Übelkeit und Durchfall auslösen, Kopfschmerzen, aber auch Hirnhautentzündung. Empfindliche Menschen, Immunschwache, Kinder und Senioren können sogar daran sterben. Die Sterbequote ist recht hoch: Von 1850 Menschen, die in den USA durchschnittlich jedes Jahr erkranken, sterben 425.

Die Quellen der Erreger konnten nicht gefunden werden; die ersten Fälle wurden mit einer Fleischfabrik in Michigan in Verbindung gebracht, die 300 verschiedene Fleischerzeugnisse herstellt. In der Folge wurden die Bakterien in zahlreichen anderen Erzeugnissen gefunden und eine beispiellose Rückrufwelle hob an. Sie gipfelte im März 1999 mit dem Rückruf von 16 000 Tonnen Hot Dogs und anderen Fleischerzeugnissen.

Die Supermarktkette Winn-Dixie Stores Inc. rief im November 1998 750 Tonnen Hot Dogs zurück und schloß eine Fabrik in Florida, die möglicherweise für die Listeria-Verseuchung verantwortlich war. Im Februar 1999 rief die Firma Kohler Mix Specialties alle kartonverpackten Milcherzeugnisse zurück, die in ihrer Fabrik in White Bear Lake/Michigan (Fabrikcode: PLT 27–416) hergestellt worden waren. Betroffen waren insgesamt 65 verschiedene Milchprodukte wie etwa Becker's Quart Ultra-Pasteurized Heavy Whipping Cream, Kemps Quart Dairy Good Lactose Reduced Lowfat Milk, oder Land Lakes Quart Ultra Pasteurized Fat Free Skim Milk. Diese Erzeugnisse enthielten zwar kein Fett mehr, manche sogar extra noch Vitamine – aber vielleicht auch gefährliche Bakterien.

Oscar Mayer, der überall in Amerika mit hübschen gelben Plastikwürsten vertretene Fleischgigant, mußte ebenfalls einige von seinen Erzeugnissen zurückrufen: Das 9 oz. OSCAR MAYER Club Sandwich Pack und das 10 oz. OSCAR MAYER All American Variety-Pack.

Für die Verbraucher ist es nicht ganz einfach, sich zu schützen und die Erzeugnisse der betroffenen Firmen zu meiden. Denn die großen Fabriken vertreiben die Produkte in vielen US-Bundesstaaten oft unter verschiedenen Namen.

Die Thorn Apple Valley's aus Forrest City, Arkansas, die ebenfalls einen Rückruf startete, produziert fast 200 Tonnen Hot Dogs täglich, und zwar unter 22 Namen, etwa Borman Franks, Spartan Franks, Always Save Franks oder Piggly Wiggly Franks. Hinzu kommen ebenfalls Listeria-verdächtige Lunch-Kombinationen, die unter 25 Namen vertrieben werden: Schnucks Bologna with American Cheese beispielsweise, Safeway Turkey Breast with Cheddar oder Save A Lot Cooked Ham with Swiss Cheese. Auch

B.B. Meat & Sausage Co. rief Hot Dogs zurück, sie wurden unter anderem als Hempler's Old Fashioned Wieners oder Hempler's Cooked Bockwurst verkauft.

Wer in Amerika keine Listeria-Infektionen bekommen möchte und seinen Kühlschrank schon mit den supergünstigen Fertigfleischpackungen gefüllt hat, sollte sich täglich im Internet über die neuesten verdächtigen Packungsbezeichnungen informieren. Dabei sollte man nicht nur Fleischprodukte im heimischen Kühlschrank im Blick haben: Auch Schokoladeneis wurde zurückgerufen, von Velvet Ice Cream Co., ferner Käse verschiedener Firmen und Eier. Und auch die Fluggäste von American Airlines waren vor dem Bazillus nicht sicher: ein Lieferant der Flugmenüs stand ebenfalls auf der Rückrufliste.

Nicht alle Beanstandungen betrafen solche unerwünschten Zugaben wie jene Bakterien. Bei einigen Rückrufen spielten auch serienmäßige Zugaben eine Rolle, die auf dem Etikett nicht vermerkt waren: Sulfite beispielsweise.

Sulfite sind Schwefelverbindungen, die zu Konservierungszwecken dienen. Sulfit ist in fast allen Weinen enthalten, in Deutschland ohne Deklaration auf dem Etikett. Die verschiedenen Schwefelverbindungen können auch in Kartoffelgerichten enthalten sein, sie verhindern, daß Pommes Frites oder Chips braun werden. Ein ganzes Sortiment dieser schwefligen Chemikalien kann unter den E-Nummern E 220, E221, E 222, E 223, E 224, E 226, E 227 oder E 228 auf dem Etikett aufgeführt sein. Bei den »Soft-Aprikosen« im Plastikbeutel von der Firma Seeberger findet beispielsweise Schwefeldioxid Verwendung, bei Pfannis Kartoffelpüree Natriumdisulfit, das bei Maggis Kartoffelpüree unter seinem Kürzel E 223 aufgeführt ist.

Die Sulfite können allerlei Unwohlsein von Bauch- bis Kopfweh, aber auch Übelkeit und sogar Asthmaanfälle hervorrufen. Ratten, die zu Testzwecken mit E 222 (Natriumdisulfit, Natriumhydrogensulfit) gefüttert wurden, erkrankten an Geschwüren im Vormagen.

Schwefelchemikalien dienen vornehmlich dazu, die Lebensmittel supermarkttauglich zu machen. Lebensmittel sind vom lieben Gott eigentlich nicht dazu geschaffen, daß sie monatelang, ja jahrelang im Regal liegen und hinterher sogar noch gegessen werden können. Auch für die Globalisierung sind Lebensmittel ungeeignet, denn wenn man sie einmal um den halben Globus gekarrt hat, sind sie verdorben. Deshalb muß man, um Lebensmittel globalisierungstauglich und supermarktfähig zu machen, einige Künste und Tricks aufwenden.

Um eine Kartoffel, die aufgeschnitten binnen Minuten braun wird, in ein Püree Marke Maggi oder Pfanni zu verwandeln, das zur Freude der Supermarktbesitzer über ein Jahr im Regal liegen kann, nimmt der Technologe oder Chemiker also E 223. Bei vielen Menschen, die solches Püree und auch massenhaft andere Fabriknahrung, sogenanntes »junk food« (»Müll-Nahrung«) verzehren, die mit diesen Schwefelverbindungen haltbarer gemacht werden, als die Natur erlaubt, sieht es im Magen-Darm-Trakt dann mitunter aus wie in einer Flußmündung: ein bißchen schlammig.

»Was ist der Unterschied zwischen unserem Darminhalt und dem schadstoffhaltigen schwarzen Schlamm auf dem Grund einer Flußmündung?« fragte im August 1998 das Wissenschaftsmagazin *New Scientist* – und gab auch gleich die Antwort: »Nicht viel womöglich – vor allem, wenn Sie gerne junk food essen.«

Eine Gruppe britischer Wissenschaftler hatte vor Jahren den Schlamm in der Mündung des Flusses Tay ganz in der Nähe des Hafens von Dundee an der Ostküste Schottlands untersucht und eine bestimmte Sorte Bakterien gefunden, die sich dem Abbau von Schwefel widmen und daraus ihre Lebensenergie gewinnen.

Einige dieser Wissenschaftler führte ihre Karriere später in ein Team, das sich mit der Erforschung des menschlichen Verdauungskanals beschäftigte – und überraschenderweise stießen sie hierbei wieder auf jene Bakterien, die liebend gern Schwefel verzehren. Diese bewohnten den Verdauungstrakt vor allem jener Menschen, deren Darmwand angegriffen war: 96 Prozent aller Patienten mit Darmentzündung (»Colitis ulcerosa«) und immerhin jeder Zweite der (noch) Gesunden hatte auch die schwefelfressenden Bakterien im Leib. Daß diese Bakterien ein aggressives Milieu schaffen, war seit längerem bekannt: So hatten große Ölfirmen schon in den 80er Jahren festgestellt, daß Bakterien dieses Typs ihre Pipelines angriffen und erheblichen Schaden anrichteten. Daß sie den Darmkanal ebenfalls besiedeln und beschädigen, das war bis dahin nicht bekannt.

»Das ist eine potentielle Bombe«, meinte John Cummings, einer der beteiligten Wissenschaftler. Denn schließlich enthielten viele Fabriklebensmittel, die massenhaft verzehrt werden, jene Schwefelverbindungen: »Wenn diese Lebensmittel das Wachstum von krankheitserregenden Mikroben begünstigen, könnte die Ernährungsindustrie mit einer Krise konfrontiert werden, die vergleichbar ist mit jener um BSE oder Salmonellen.«

Die Lage im Darm scheint tatsächlich dramatisch. Die gesundheitlichen Folgen eines massenhaften Befalls mit aggressiven Bakterien könnten tatsächlich dramatischer sein und mehr Menschen betreffen als die der BSE-Erreger aus vorwiegend britischen Rindern.

In der Mediengesellschaft aber entscheidet sich das Urteil über die Bedeutung von Gesundheitsrisiken oft nicht an der tatsächlichen Gefährdungslage, sondern eher an der Fernsehtauglichkeit der Krankheitserreger.

Und da hat der Darm deutlich schlechtere Voraussetzungen. Die Bakterien im Dunkel des Verdauungstrakts, auch wenn sie noch so aggressiv sein mögen, sind entschieden im Nachteil gegenüber bedrohlich wankenden, verrückten Kühen. Denn torkelnde Rindviecher sind leicht zugänglich, leicht filmbar, und die Bilder sind allgemein verständlich. Zudem ist die Thematik auch etwas unappetitlich, als Gesprächsthema in TV-Talkrunden, auf Parties und in Kantinen eher ungeeignet.

Dabei könnte gerade das Geschehen im Dunkel des Darmes die Bedeutung der unsichtbaren Risiken deutlich machen. Denn viele der aggressiven Bakterien wie die Listerien, Campylobacter oder die neuen E.coli-Varianten greifen wie auch die Salmonellen den Darm an, und zwar in zunehmendem Maß: So haben sich die Fälle von infektiösen Darmentzündungen (»Enteritis infectiosa«) in Deutschland von 1985 bis 1998 vervierfacht – auf insgesamt 211 841 Fälle im Jahr 1998.

Es wäre dem Darm also wirklich zu wünschen, daß er die angemessene öffentliche Bedeutung bekäme. Schließlich spielt er im Leben der Menschen eine ganz zentrale Rolle. Denn fast alles, was der Mensch sich einverleibt, geht am Ende den Weg durch den Darm. Alles, was der Mensch zum Leben braucht, nimmt er über den Darm auf. Und bisweilen auch einiges, was er lieber nicht zu sich nähme. So können, wenn die Darmwand beschädigt ist, Fremdstoffe aller Art in den Körper gelangen, die besser draußen blieben. Denn der Darm hat auch die Aufgabe, Gutes vom Unguten zu trennen, Wertvolles aufzunehmen, aber Unerwünschtes fernzuhalten: »Wird die Darmschleimhaut geschädigt, so kann sie ihre Wächter- und Barrierefunktion nicht mehr wahrnehmen«, schreiben die Medizinautoren Inge Hofmann und Arnold Hilgers.*

Durch eine lädierte Darmwand können gefährliche Krankheitskeime und auch Allergieauslöser in den Körper gelangen, die ein intakter Darm fernhalten würde.

Nun enthalten, so Hilgers und Hofmann, viele Lebensmittel Inhaltsstoffe, die geeignet sind, die natürliche Barriere zu durchlöchern: Sogenannte Verdickungsmittel und Emulgatoren, wie beispielsweise ein Stoff namens Carrageen. »Im Interesse der Darmgesundheit sind Produkte mit Verdickungsmitteln und Emulgatoren weitgehend zu meiden«, raten die Autoren. Denn durch diese Stoffe sei eine »direkte Schädigung der Darmschleimhaut« nachgewiesen.

Wer allerdings damit »belastete« Lebensmittel meiden möchte, bei dem könnte sich der Kühlschrank rapide leeren: Verdik-

---

* Inge Hofmann/Arnold Hilgers: Food Intolerance. Die neu entdeckte Krankheit. München: Mosaik-Verlag, 1997.

kungsmittel oder Emulgatoren sind in ungezählten Supermarktwaren enthalten, beispielsweise in Müllers Milchreis Geschmacksrichtung »Himbeer«, in Maggi Fix für Lauch-Champignon-Gratin, der »Kräutersauce« und der 5-Minuten-Terrine, so wie in »Spaghetti in Tomatensoße« von Maggi und den Rindfleischbällchen von »Du darfst«. Auch in »Nestlé Mousse au Chocolat«, im tiefgekühlten »Kirsch-Kuchen« der »Conditorei« Coppenrath & Wiese. Carrageen ist in vielen Sahnebechern enthalten, etwa von Südmilch oder Hansano, oder der Vega-Schlagcreme von Dr. Oetker, dem »Ehrmann«-Dessert plus Sahne.

Solche Erzeugnisse zeigen, daß eine Bewertung des Sicherheitsrisikos schwierig ist. Denn bei einmaligem Genuß sind sie für die meisten Menschen unschädlich. Sie sind nicht giftig und enthalten auch keine gefährlichen Bakterien. Wer auf Geschmack und Genuß nicht allzuviel Wert legt und keine Allergien hat, kann sie sicher ohne schädliche Gesundheitsfolgen essen. Viele tun das ja sogar.

Wenn aber immer mehr Menschen immer mehr von diesen Erzeugnissen zu sich nehmen, und auch von anderen Supermarkt-Lebensmitteln, können bei vielen dieser Menschen ganz unerwartete Folgen auftreten, nicht sofort, mitunter erst nach Jahren.

Asthma beispielsweise, woran statistisch in Deutschland alle 90 Minuten jemand stirbt, galt bislang als Folge von Luftverschmutzung, naheliegenderweise, denn die Luft wird eingeatmet, und Asthma ist eine Atemwegserkrankung. Überraschenderweise aber zeigte eine 1998 im medizinischen Fachblatt *The Lancet* vorgestellte globale Studie an einer halben Million Kindern, daß etwa in Australien und Neuseeland, Weltgegenden mit weitgehend klarer Luft, weit mehr Kinder an Asthma litten als in Osteuropa, wo zahlreiche Uralt-Schlote die Luft verpesten. In Schottland, wo die Luft ebenfalls weitgehend sauber ist, hatten 37 Prozent der Kinder Asthmaprobleme, im ebenfalls eher sauberen Äthiopien hingegen nur zwei Prozent.

Mehr und mehr wächst daher die Einsicht, daß es mit dem

Essen, der sogenannten Zivilisationskost, und bisweilen auch mit den industriellen Zutaten zu tun haben könnte.

Nun kann jedermann frei entscheiden, ob er Kartoffelpüree oder andere Päckchen aus dem Supermarkt mit solchen Zutaten haben möchte oder nicht.

Wenn er allerdings mittags in die Kantine geht und sich in die Schlange für das Stammessen II einreiht, dann muß er sich schon auf den Koch verlassen.

Doch selbst der weiß nicht immer, was er den Leuten aufs Tablett häuft.

3. Schnelle Nudel
Wie kommt der Keim in die Kantine?

Plötzlich kam Unruhe auf in dem reizenden Ort am See – Gasthof Größenwahn: Die Rezepte der Giganten – Magengrimmen im Altersheim – Billigessen für Beamte, Feinkost für den Bundestag – Wie ein Pfarrer versucht, Kindern Gesundes zu geben

Das Leben ist schön, im Sommer am See. Wenn die Sonne scheint, beginnt ein fröhliches Treiben. Im Strandbad hüpfen Kinder ins Wasser, die Größeren springen kopfüber vom Sprungbrett. Eine dicke Dame sonnt sich im roten Bikini, Ruderer tragen Holzboote ins Wasser, kleine Segelyachten kreuzen über den See. Dazu zwitschern die Vögel, Bäume rascheln leise im Wind, fröhliches Kindergeschrei verbreitet unbeschwerte Stimmung, und aus dem Radio klingen Schlager. Aus dem Schilf starten, unter freudigem Flügelklatschen, Enten zum Kurzflug und landen bald wieder ermattet im Wasser. Vor dem Bootshaus, dem ehemaligen Sportlerheim Wilhelm Winkler, flattern die Fahnen im Wind und werben für Maisel's Weisse, ein Weizenbier, gebraut nach dem bayerischen Reinheitsgebot. Ein postsozialistisches Idyll. Das Städtchen Storkow ist ein hübscher Ort mit 6000 Einwohnern, es liegt 60 Kilometer von Berlin in einer reizvollen Seenlandschaft: Der Storkower See liegt gleich neben dem Ort, der Scharmützelsee ist nicht weit.

Im Januar 1998 war die Stimmung in Storkow nicht so unbeschwert, weder bei den Kindern noch bei ihren Eltern. Der fünfjährige Thomas beispielsweise ist eines Morgens aufgestanden und rannte gleich »aufs Klo«, wie seine Mutter erzählt. Auch das Frühstück behielt er nicht lange bei sich: »Der hat alles rausgebrochen.«

Sie ging mit dem Kleinen gleich zu Frau Dr. Barbara Kowalsky, der Kinderärztin, die ihre Praxis in einem schmucken kleinen Neubau-Häuschen am Ortsrand hat.

Die Diagnose kam nicht überraschend, sagt die Mutter: »Da wußte doch schon jeder, daß das Salmonellen sind.« Denn Thomas war an diesem Dienstag nicht der Erste, der mit den typischen Beschwerden zu Frau Dr. Kowalsky kam. Schon seit Sonntag war die Ärztin im Dauereinsatz. Ihre beiden Sprechstundenhilfen mußten kranke Kinder in Empfang nehmen und aufgeregte Mütter, Stuhlproben ins Labor schicken und Krankenhäuser anrufen.

Als Thomas dann am Dienstag kam, waren die Kliniken in der Umgebung alle schon belegt. Er mußte ins 70 Kilometer entfernte Frankfurt/Oder gebracht werden. Dort wurde er gleich stationär aufgenommen und an den Tropf gehängt, weil er schon so viel Flüssigkeit verloren hatte. Eine Woche mußte der Kleine im Krankenhaus bleiben.

Thomas hatte die Vanillesauce zur Roten Grütze in der Kindertagesstätte Spatzen-Nest gegessen. Das Spatzen-Nest ist, wiewohl inmitten einer waldnahen Plattenbausiedlung gelegen, ansprechend gestaltet, mit hölzernen Klettergeräten im kleinen Wäldchen, einem Garten mit Sandkasten und Sonnenschirmen. Nicht alle Kinder hat es dort so schlimm erwischt wie Thomas. Sandra, ein munteres Mädchen mit neongelbem Ranzen und einem T-Shirt mit lustigen Cartoons drauf und Bildern vom tasmanischen Teufel, mußte zwar, wie ihre Freundin Mandy, »auch brechen«, aber sonst war es »nicht so doll«.

327 Kinder wurden zu jener Zeit untersucht, der amtliche Untersuchungsbericht zählte 281 Erkrankte. Ursache: Vergiftung mit Salmonella Enteritidis (LT 8/7). Die Symptomatik, laut Untersuchungsbericht des Landesgesundheitsamtes Brandenburg: »Durchfall (breiig, wässrig, schleimig, z. T. blutig), Übelkeit, Erbrechen, Fieber, Kreislaufbeschwerden, Kopfschmerzen, Bauchkrämpfe. Der Verlauf der Erkrankungen war vorwiegend mittelschwer.« Auch die Quelle der Vergiftung wurde gefunden und

amtlich identifiziert: »Vanillesoße, Nachspeise zum Mittagessen vom 15.01.98«.

Überall in der Stadt erkrankten die Kleinen, in vier Kindergärten, drei Schulen, auch einige Stadtbedienstete waren betroffen. Alle bezogen ihr Essen aus der Kindertagesstätte Zwergenland, die zur Arbeiterwohlfahrt gehört. Dort hängen lustige Bilder vom Pumuckl in den Fenstern, Eulen, Pinguine und Drachen. Daneben liegt ein Wasserwerk, kleine Häuser, reihenweise Garagen.

Gekocht wird hier allerdings nicht: Neben der Küche gibt es eine Anlieferungsrampe, hier wird angeliefert und weiterverteilt. Und die beleibte Küchenchefin in ihrem weißen Kittel ist nicht bei der Arbeiterwohlfahrt angestellt, sondern bei der Firma Dussmann. Die Firma Dussmann (Markenname: Pedus) zählt zu den ganz großen in der deutschen Catering-Industrie, jenen Großverpflegern, die Kantinen, Restaurants, Krankenhäuser und eben auch Kindergärten versorgen.

Die Beschäftigten in den Firmen schlucken die Kantinenkost nicht immer klaglos, doch meist ohne größere Proteste. Wenn aber schon im Kindergarten Fertigkost verabreicht wird, sogar an die Kleinsten, kaum dem Säuglingsalter entwachsenen Sprößlinge, dann kommt mitunter doch Kritik auf.

»Die Flasche ist gerade weg, da kommt die erste feste Nahrung aus der Aluschale«, empörte sich Andrea Gambel-Müller, die Vorsitzende des Gemeinsamen Elternbeirats der Städtischen Krippen Münchens, gegenüber einem Reporter der *Süddeutschen Zeitung* im März 1998. Denn in Münchens Kinderkrippen gibt es »Kinder erster und zweiter Klasse«, wie Eltern monieren. In den Einrichtungen des städtischen Sozialreferats wird frisch gekocht, in denen des Schulreferats kommt überwiegend aufgewärmte Tiefkühlkost auf den Tisch. Nun befürchten die Eltern der Tiefkühl-Fraktion, daß ihr Nachwuchs nicht mehr mit den auch für die Stärkung des Immunsystems notwendigen Vitaminen und Mineralstoffen in ausreichender Menge versorgt wird, daß die Kinder zudem viel zu früh auf minderwertige Industriekost programmiert werden. Wenn alles aus der Tiefkühltruhe kommt, dann »wissen die Kinder gar nicht mehr, wie ein Blumenkohl aussieht«, fürchtet Andrea Gambel-Müller.

Die zuständigen Ernährungsexperten sind sich auch hier nicht ganz einig. Die Frische-Befürworterin aus dem Sozialreferat, Ernährungsfachbereichsleiterin Petra Finsterwalder, argumentiert: »Fertig-Tiefkühlkost ist entwicklungspsychologisch nicht in Ordnung«, es werde der »Einheitsgeschmack« gefördert: »Den Kindern schmeckt auch später nichts anderes mehr«. Ihre Kollegin aus der Fertigkostfraktion des Schulreferats meint hingegen, bei den Gegnern würden »undifferenziert Emotionen hochgekocht«. Schließlich gebe es zuwenig qualifizierte Köche, bei Tiefgekühltem könne man wenigstens nichts falsch machen, außerdem sei ein Frost-Menü billiger: 6,90 pro Portion, gegenüber 10 bis 13 Mark bei Frischem.

Der Preisunterschied ist es auch, der dem Pfarrer in Storkow zu denken gibt, nachdem 1998 die Salmonellenepidemie ausbrach. Im evangelischen Kindergarten von Storkow wird noch selbst gekocht. Aber unklar ist, wie lange noch, sagt Pfarrer Erhard Heichen: »Wir wissen nicht, wie lange wir uns das noch leisten können.«

Die eigene Küche im Kindergarten ist Pfarrer Heichen wichtig. Eine Küche sei ja nicht nur eine Abfütterungsstätte: »Eine Küche ist ja mehr. Die Kinder können sich was wünschen, sie können zugucken beim Kochen, sie können sehen, was da eingekauft wird.«

Während der Erkrankungswelle im Januar hatte der Kindergarten noch einen weiteren Vorzug: Er blieb als einziger am ganzen Ort von Salmonellen verschont.

Warum es dazu kommen konnte, das haben die Behörden untersucht – mit nicht ganz befriedigendem Erfolg.

Denn Salmonellen in diesem Ausmaß, das war in Storkow neu. »Salmonellen gab es in der DDR auch vereinzelt, aber nicht in diesem Umfang«, sagt Karl-Heinz Alert, der Leiter des Hauptamts.

Den DDR-Zeiten trauert einer wie er nicht nach. Herr Alert war früher, zu DDR-Zeiten, Lehrer für Mathematik und Physik. 1988 hat er den Schuldienst gekündigt, aus politischen Gründen. Er mußte dann in die Landwirtschaft, hart arbeiten, »mit der Mistgabel in der Hand«. Nach der Wende konnte er in der Verwaltung arbeiten, erst als Schulamtsleiter, dann im Hauptamt.

Herr Alert hat ein helles, freundliches Büro. Er trägt einen graumelierten Kinnbart und ein beiges Safarihemd. Am Wochenende stellt sich der Hobbykoch selbst an den Herd, zur Entspannung. Er schwärmt von seinen Cannelloni mit Tomatensauce und Schichtkäse und probiert auch schon mal Österreichische Krautfleckerln, mit Weißkohl und Nudeln.

Das Essen von der Firma Dussmann hat er auch genossen, in der kleinen städtischen Kantine gegenüber der Post. Ihm ist nichts passiert. Überhaupt läßt er auf die Firma Dussmann nichts kommen: »Keine Kritik an dieser Küche und an dieser Firma. Die kochen wirklich ausgezeichnetes Essen.«

Dennoch muß er einräumen, daß die Salmonellenepidemie irgendwie mit dem Dussmann-Essen zusammenhängt. Vor allem das Ausmaß, die vielen Erkrankten, das lag sicher daran, daß alle Schulen und Kindergärten mit Ausnahme des evangelischen von Dussmann beliefert wurden. »In DDR-Zeiten hatte jede Kindereinrichtung ihre eigene Küche. Das war nicht schlecht. Da ist durch die Wende alles kaputtgegangen. Wir konnten das nicht halten, aus Geldmangel.« Das Großküchenwesen hat die DDR, das Land der riesigen Kombinate und volkseigenen Betriebe, zumindest auf dem Land nicht gekannt.

Die Frage der Betroffenen war: Wer haftet für die Folgen? Dies geht jedenfalls aus einer Telefonaktion der *Märkischen Oderzeitung* Ende Januar 1998 hervor. »Ich bin zur Pflege meiner erkrankten Tochter zu Hause geblieben. Wer zahlt die Differenz zwischen Kinderkrankengeld und meinem Verdienst?« – »Bekommen wir Schmerzensgeld?« – »Welche Schadensersatzansprüche haben wir?«

Manche Storkower waren auch mit ganz unerwarteten Folgekosten konfrontiert: »Unsere 95jährige Großmutter war über die plötzliche schlimme Erkrankung des Urenkels und die Sorge um dessen Leben so bestürzt, daß sie einen Zusammenbruch erlitt und in ein Krankenhaus eingewiesen wurde, was erhebliche Kosten verursachte. Kann ich Ersatz für diese Kosten verlangen?«

Die Experten der *Märkischen Oderzeitung*, darunter eine Rechtsanwältin, bejahten die Fragen zumeist. Offen blieb allerdings, wer dafür aufkommen müßte. Der Schulträger? Die Kindergartenträger? Die Firma Dussmann?

Die Massenproduktion hatte leider zur Folge, daß die genaue Ursache nie ganz geklärt werden konnte. »Es muß mit dem Herstellungsprozeß zusammenhängen«, so viel sei sicher, sagt der Hauptamtsleiter. Aber wer war schuld? »Man hat das nicht so feststellen können.«

Die Staatsanwaltschaft Frankfurt/Oder stellte ihre Ermittlungen ebenfalls ein: Es konnte kein Verantwortlicher gefunden werden, den man hätte belangen können.

Doch irgendwann mußten die kleinen Erreger schließlich ins Essen gelangt sein. »Wie konnte aus einem sauberen Grundstoff eine salmonellenverseuchte Soße entstehen?« fragte die *Märkische Oderzeitung*.

Die Firma Dussmann wies alle Schuld von sich: »Bislang können wir nicht erkennen, inwieweit unserer Vertretung vor Ort ein Vorwurf zu machen wäre«. Trotz aller Bemühungen um Hygiene und Qualität sei »offenbar ein unbeeinflußbares Restrisiko nicht gänzlich auszuschließen«, konstatierte die Firma Dussmann nach der Epidemie.

Die Firma Dussmann war ursprünglich eine kleine Putzfirma. Mittlerweile macht sie einen Umsatz von 1,7 Milliarden Mark, hat ein schickes Hauptquartier an der Berliner Friedrichstraße, mit gläsernem Aufzug, schicken Büros, Kunst an den Wänden und Angestellten, die Designerbrillen tragen. Dussmann hat auch den Zuschlag für die Verköstigung der Mitarbeiter in den neuen Berliner Regierungsbehörden bekommen (die Abgeordneten selbst und die Kabinettsmitglieder müssen allerdings nicht mit Dussmann-Kost vorliebnehmen: Sie bekommen ihre Menüs vom Münchner Feinkostlieferanten Käfer).

Firmengründer Peter Dussmann hat sich 1963 mit 2000 Mark Kredit und einer kleinen Putzkolonne selbständig gemacht, jetzt besitzt er eine Villa im kalifornischen Malibu direkt neben der von Thomas Gottschalk. Sein Erfolgsrezept hat er 1998 in einem Gespräch mit dem Nachrichtenmagazin *Der Spiegel* verraten: »Wir arbeiten viel rationeller, als das ein normaler Industriebetrieb kann. Wir haben zum Beispiel eine spezielle Abteilung Gebäudereinigung, die nichts anderes macht, als zu gucken, was es an neuen Geräten, an neuer Chemie auf dem Markt gibt, um die Arbeit noch schneller, noch effektiver zu machen. Das gilt genauso fürs Catering. Da arbeiten wir heute mit vorgekochten Gerichten, so daß man die Küchen verkleinern und als Folge im Preis runtergehen kann.«

Die Billigkost begeistert vor allem die Buchhalter, und Dussmann expandiert: Die Firma hat 37 744 Mitarbeiter in 23 Ländern (Stand 1997). Sie ist in Italien vertreten, in Luxemburg und Österreich. Dussmann betreibt eine Großkantine in Polen, Seniorenheime in Estland und Litauen, eine Stadtreinigungsfirma in Bulgarien und verköstigt das größte staatliche Krankenhaus in Ho Chi Minh Stadt, Vietnam.

Die Experten sind sich indes nicht ganz einig, ob der Trend zum industrialisierten Essen, der wachsende Anteil aushäusigen Essens das Erkrankungsrisiko erhöht.

Immerhin können die Profis in ihren stahlblitzenden Großküchen eher auf peinliche Sauberkeit und Hygiene achten, Fachleute mit der Kontrolle der Gesundheitsgefahren betrauen. Ein Hobbykoch am heimischen Herd wird vielleicht eher geneigt sein, den Salat oder das Hackfleisch ein bißchen zu lang im Kühlschrank zu lagern oder mit schmutzigen Fingern die Zwiebeln zu schneiden.

Andererseits kann der heimische Herd schlimmstenfalls zum Gefahrenherd für die eigene Familie und deren Gäste werden.

Die Weltgesundheitsorganisation sorgt sich schon um wachsende Risiken, weil »immer mehr Menschen ihr Essen von Restaurants, Kantinen, Schnellimbissen und Straßenhändlern zubereiten lassen.« Auch der Schweizerische Ernährungsbericht 1998 konstatiert: »Die Massenverpflegung hat in epidemiologisch neue Dimensionen geführt«. So wiesen von 863 Proben vorgekochter Lebensmittel, die das Kantonale Labor Zürich im Jahr 1997 untersuchen ließ, genau 297 überhöhte Keimbelastung auf – mithin mehr als jedes dritte untersuchte Essen aus Restaurants oder Kantinen.

Und eine Studie im Auftrag des britischen Parlaments ergab, wie *FT Food Business,* der Branchendienst der *Financial Times*, im Oktober 1997 berichtete, daß sich bei denjenigen, die in Restaurants oder Kantinen essen, die Wahrscheinlichkeit, »an einer Lebensmittelvergiftung zu erkranken, um ein Vielfaches erhöht« gegenüber jenen, die zu Hause speisen. Die Untersuchung unter Leitung von Mike Norton, dem Direktor des Parlamentsbüros für Wissenschaft und Technologie, zeigte, daß 44 Prozent aller Lebensmittelvergiftungen von Restaurants, Kantinen und ähnlichen Stätten ausgingen (sogenannten »catering outlets«), während nur 25 Prozent aller Mahlzeiten dort eingenommen wurden. Die Zahl der Vergiftungen habe sich überdies in den letzten zehn Jahren verdoppelt. »Auswärts essen geht nicht nur ins Geld, es kann auch Ihrer Gesundheit schaden«, folgerten die Eß-Experten der *Financial Times,* und forderten die »Catering-Industrie« auf, sich verstärkt um diese Risiken zu kümmern. Schließlich sei die expandierende Branche in hohem Maße »auf das Vertrauen ihrer Kundschaft angewiesen.«

Die Branche selbst ist daran offenbar nicht so brennend interessiert. Bei einer Umfrage des Fachmagazins *Küche* Anfang 1998 zu den »Top-Themen« der Branche kamen Themen wie Gesundheit oder auch Geschmack überhaupt nicht vor. An erster Stelle stand bei allen Fachleuten das gleiche Thema, bei den Hotelrestaurants, den Kantinenwirten, auch bei den Küchenchefs von Krankenhäusern, Altenheimen und Sanatorien. Das Top-Thema Nummer 1 hieß überall: »Kostendruck«.

Wahrscheinlich ist dies auch das Hauptthema bei Roberto, einem Italiener in Berlin. In seinem Ristorante hängt eine Wurstgirlande im Raum, Knoblauch und Zwiebeln dienen als Zierde; sogar der Chiantiwein steht herum, in der schönen alten Flasche mit dem Bastgeflecht am Bauch. Auch einen Herd hat Roberto und Töpfe und einen Backofen, das sehen die Gäste schon vom Eingang aus.

All dies braucht Roberto allerdings gar nicht, denn die dekorative Ecke ist eher Kulisse, eine sogenannte »Showküche«, wie das in der Fachsprache heißt. Denn Roberto kocht hier eigentlich nicht.

Roberto ist ein Koch neuen Typs, ein virtueller Koch gewissermaßen. Er verfügt über die nötigen Accessoires, die Töpfe, den Knoblauch und einen italienischen Namen. Roberto hat auch das Gespür für die Wünsche seiner Kunden und die zeitgemäße Inszenierung. Für die Speisekarte hat Roberto sogar persönlich zur Feder gegriffen, »Benvenuti« grüßt er herzlich als »Padrone« und verkündet: »Italienische Speisen aus allen Regionen meines schönen Heimatlandes möchte ich Ihnen im Ristorante Portobello servieren.«

Das hat Roberto schön formuliert, es paßt ja auch zur Inszenierung. Zur Wirklichkeit allerdings nicht ganz: Denn die Speisen kommen nicht unbedingt aus dem Land, in dem die Zitronen blühen, sondern zumeist aus Mecklenburg-Vorpommern. Der Padrone hat zwar einen italienischen Namen, doch Roberto heißt er nicht. Und sein Ristorante heißt auch nicht Portobello.

Roberto möchte seinen Namen ebensowenig gedruckt sehen wie den seines Restaurants, was zu respektieren ist, denn Roberto war so freundlich, eine ganz persönliche Führung hinter den Kulissen zu veranstalten, »backstage«, wie das im Showbusiness heißt.

Roberto läßt bei der Firma Block Menü kochen. Die sitzt in Mecklenburg-Vorpommern und beliefert insgesamt 1000 Hotels und Restaurants in Deutschland. Roberto muß nur noch aufwärmen. Dafür hat er hinter der Showküche einen Raum mit drei kühlschrankgroßen Edelstahl-Objekten, in denen die Block-Beutel erhitzt werden, außerdem einen mittelgroßen Herd mit sechs Flammen, wie ihn neuerdings ambitionierte Hobbyköche auch zu Hause haben.

In dem gastronomischen Komplex, in dem Roberto wirkt, befinden sich noch mehrere andere Restaurants, ein asiatisches beispielsweise und ein deutsches. Binnen kurzem können Roberto und seine Kollegen hier Essen für 1000 Menschen zaubern.

Was auf die Speisekarte kommt, läßt sich drunten im Keller erahnen. Dort stehen in verschiedenen Kammern Kartons und Kübel, Eimer und Beutel. Fruchtsalat beispielsweise, Salat mit Italian Dressing, Gratinkartoffeln, Champignoncremesuppe. In manchen Kellerräumen weht ein kühler Wind, dort wird Verderbliches mit einem Ventilator umfächelt bei Temperaturen knapp über Null. Es gibt Eimer mit Kartoffelsuppe, Gulaschsuppe. In einem anderen Raum, weiter hinten im Keller, ist es wärmer. Da sitzen zwei junge Menschen und zählen die neu eingetroffenen Kartons. Es mutet ein bißchen wie bei Gulliver im Reich der Riesen an, denn viele der Kartons sehen aus wie vergrößerte Versionen der Fertigsachen aus dem Supermarkt. Es gibt Püree von Pfanni, Desserts von Nestlé, Götterspeise mit Waldmeistergeschmack, Rote Grütze, Fruchtsuppe.

Das muß alles nicht ungesund sein. Vermutlich ist es sogar klüger, man überläßt die Zubereitung der Speisen den Technikern und Ingenieuren bei Nestlé und Knorr statt einem vom Leben gebeutelten Laien, der sich irgendwann als Wirt versucht. Nur: Weder der Wirt noch gar der Kunde hat die Kontrolle über das, was aus den Kartons im Keller oder den Plastikbeuteln auf den Teller gekippt wird, die die Firma Block vorgekocht hat.

In manchen Fällen ist das vielleicht sogar besser so, denn immerhin ermöglicht Robertos Verfahren, gewisse Mängel in der eigenen Kunstfertigkeit auszugleichen. Doch nicht nur kulturpessimistische Kritiker klagen über einen Verlust an Kochkunst. Auch Gesundheitsexperten monieren das Verfahren, machen auf zunehmende Risiken aufmerksam. Schließlich haben manche

Fleischklöpse aus der Großküche eine Reise um den halben Globus hinter sich, bevor sie auf dem Teller landen. Salmonellen oder andere winzige Übeltäter haben unterwegs mancherlei Gelegenheit, sich einzunisten. Nährstoffe können sich verflüchtigen, auch der Geschmack kann leiden oder die Konsistenz der Speise – weswegen die Technologen in den Essensfabriken oder Großküchen zu ihren bewährten chemischen Hilfsmitteln greifen, um die Speisen zu stabilisieren oder zu aromatisieren – mit den bekannten Gefahren bis hin zum allergischen Schock.

Und schließlich hat die Konzentration in der Großküchenbranche zur Folge, daß bei einem kleinen Fehlgriff oder einem hygienischen Mißgeschick gleich Hunderte, ja Tausende darunter leiden müssen. Denn die modernen Massenköche haben, vom Publikum weitgehend unbemerkt, internationale Imperien aufgebaut, über die Gaststättenbesucher, Kantinenesser und Flugreisende verpflegt werden. Das sogenannte »Catering«, wie die Massenverpflegung genannt wird, ist zu einem globalen Geschäft geworden, das weltweit schon 1997 einen Umsatz von 940 Milliarden Dollar (870 Milliarden Euro) erzielt. Die modernsten unter ihnen machen das Stammessen zum mittäglichen Erlebnis.

Die Firma Eurest beispielsweise, die zum weltgrößten Catering-Konzern, der britischen Compass-Gruppe gehört (Umsatz bei der Betriebsverpflegung: 6 Milliarden Mark) füttert UNO-Mitarbeiter in Wien ab, Werktätige bei Opel in Rüsselsheim und Geldmenschen im Frankfurter »Commerzbank Plaza«, dem höchsten Bürogebäude Europas. Dort können sich an sogenannten »Erlebnisinseln« gestreßte Gäste stärken, unter Berieselung von sanfter Musik, wie der Lokalreporter der *Frankfurter Rundschau* berichtete.

Auch der Dussmann-Konzern (»Pedus«) liefert schöne Erlebnisse, denn »Pedus steht für innovative Lösungen«, schwärmt das Großverpfleger-Magazin *gv-praxis* 1998 in einem Bericht über Dussmanns System »wandelBAR«, die Kantine für das neue Jahrtausend.

Den Kantinenbesucher erwarten »sieben Erlebnisbereiche«, von der löffelBAR« mit Suppen über die »wunderBAR« mit gutbürgerlichen Gerichten bis zur »trinkBAR« mit – logisch – Getränken.

Für den Betrieb ist der Vorteil klar: »Kostenersparnis pur«. Doch auch der Gast hat es schön, laut Reklameprospekt: »Die wandelBAR ist ein völlig neues Erlebniskonzept für die Betriebsgastronomie. Der Gast kann dem versierten Koch über die Schulter schauen. Das Essen wird für ihn zum Erlebnis, frisch und individuell zubereitet.«

100 solcher »wandelBAR-Restaurants« will Dussmann einrichten, bei der Telefongesellschaft o.tel.o in Düsseldorf verteilte die Pedus-Kantine schon gleich nach der Eröffnung 700 Essen täglich.

Von der Pilot-Kantine in der Stadtsparkasse Ludwigshafen war das Fachjournal *gv-praxis* ganz angetan: Vor allem von dem kostensparenden Einsatz von Fertigkost, den sogenannten »Convenience«-Gerichten aus Tüten, Kartons und Beuteln. »Der hohe Einsatz von Convenience auf ganzer Linie« habe den Vorteil, daß teure Profi-Köche weitgehend entbehrlich sind. Statt dessen obliegt die Essensverteilung »freundlichen, servicebereiten Non-Professionals«. Vorteil: »Eine Produktionsküche entfällt.«

Eine leise Kritik hat das Magazin gleichwohl, und zwar an den Kühlschränken mit der Fertigkost. »Die Kühlschranktüren bieten freien Blick auf die Convenienceprodukte, die der Gast eigentlich nur in der Ausgabe appetitlich dampfen sehen sollte.« Monierte die branchenkundige Journalistin von *gv-praxis*: »Längst sollte eine Folie vorgeklebt sein – für das nächste Objekt hat man daraus gelernt, da werden die Kühlschränke andere Türen bekommen.«

Das Kantinen-Erlebnis erweist sich als Illusion, der Koch ist kein Koch, die Küche wie bei Roberto eine Showbühne, der industrielle Charakter der Speisen bleibt gewissermaßen unsichtBAR.

Der Koch muß eigentlich gar nichts wissen, sagt auch der Geschäftsführer von Block Menü (Umsatz 1997: 140 Millionen Mark): »Ich würde es mir mit unseren Produkten ohne weiteres zutrauen, eine Küche ohne Köche zu betreiben.« So kann jeder Laie ein Lokal oder eine Kantine betreiben und dort, dank Block, allerlei Leckereien feilbieten. Eine Sauce Bolognese gibt es bei Block schon für 1,50 Mark pro Portion, die »Sauce Alfredo« für 1,75 Mark. Eine Broccolicremesuppe ist für 2,40 pro Portion zu haben, die Zwiebelsuppe (»klassisch französisch«) sogar für 1,40 Mark. Noch billiger kommt die Suppe aus dem Eimer: Eine Essenz von Steinpilzen kostet im 10-Liter-Eimer nur 11,20 Mark pro Liter, die Essenz von Ochsenschwänzen sogar bloß 10,50. Nach der Suppe kann es dann Edelfische in Safransauce geben, Rahmgeschnetzeltes vom Schwein, Tafelspitz, Putenmedaillons, Sauerbraten – Block deckt das ganze Spektrum ab.

Schade nur, daß der Gast fast nie erfährt, welche Zutaten dabei zum Einsatz kommen. Die Wirte haben Hemmungen, sich als Block-Kunden zu bekennen, und auch Block bleibt diskret.

»Es gibt einfach die Angst der Branche, geoutet zu werden«, sagt der Block-Chef. »Ich würde dem Gast die Convenience-Wahrheit nicht zumuten«, sagte auch Martin Smura vom Holiday-Inn »Crown Plaza« zu einem Reporter der *Woche*. Denn die Wirte wissen ja, daß der Gast eigentlich etwas anderes will: »Der Gast will Frische und Regionales«, sagte Hamburgs Mövenpick-Küchenchef Manfred Schmitt. Mövenpick wirbt deshalb ja auch nachdrücklich mit Frische. »Daß das unter Umständen auch Convenience bedeutet, will keiner so gerne aussprechen«, meint Schmitt. Nur einige der großen Hotel-Konzerne bekennen sich zur Beutel-Cuisine: Interconti beispielsweise, die Holiday-Inn-Kette, Dorint und Mariott.

Nur in seltenen Ausnahmefällen schöpft ein Gast mal Verdacht, daß der Koch seine Kunst den sogenannten »Convenience«-Produkten verdankt, den bequemen Beuteln.

Solches ereignete sich, der Zeitung *Die Woche* zufolge, im Hotel Scandic Crown zu Offenbach. »Ein nudelhungriger Gast« bekam dort, so das Blatt, »seine eben bestellte Pasta aus der Convenience-Küche so schnell, daß er mit ebenso rasanter Geschwindigkeit das Restaurant wieder verließ.«

Derartiger Gästeschwund schmerzt natürlich den Convenience-Koch. Bei Scandic Crown war daher Selbstkritik angesagt: Das war »sicher eine Fehlleistung von uns«, räumte Direktor Klaus Brenner ein, der oberste Einkäufer der Hotelkette: »Wenn man dem Gast die Nudel zu schnell serviert, raubt man ihm die Illusion.«

Wer gern illusionslos essen möchte, der besuche eine Fachmesse für Gastronomen, die »Intergastra« in Stuttgart beispielsweise, einen beliebten Branchentreff. Einen besonders imposanten Stand hat da regelmäßig die Knorr-Tochter Caterplan. Die Plätze an den Tischen sind stets sehr begehrt, denn hier können Knorrs Mustermenüs verkostet werden – zum Beispiel mit Kaiserschotensuppe (Art Nr. 497) als Entrée, sodann Gulasch, zubereitet mit Knorr Fleischküche Fix für Gulasch (Art Nr. 985 im 5-Kilo-Eimer), dazu als Beilage Pfanni Kartoffel-Gratin »Crème fraîche« (Art.Nr. 2061) und schließlich als Dessert Majala Obstküche Fix für Quarkauflauf (Art.Nr. 844) mit Majala Dessert-Soße Vanille-Geschmack (Art.Nr. 821). Wer beim Essen ein bißchen Wert auf guten Geschmack legt, läßt davon das meiste liegen. Die anwesenden Gastronomen genossen das Dargebotene indes ohne sichtbares Grausen.

Knorr Caterplan beliefert nach eigenen Angaben auch anerkannte Adressen: Lufthansa, Mövenpick, Wienerwald. Welche der Knorr-Artikel dort zum Einsatz kommen, kann der Gast allerdings leider nicht erkennen: Die schöne Speisekarte mit allen Artikelnummern bis hin zum Pfanni-Gratin gibt es im gastronomischen Alltag selbstverständlich nicht.

Schwierig wäre es allerdings auch, alles, was nicht hausgemacht ist, auf der Karte auszuweisen. Wäre schon der Senf von Hengstenberg kennzeichnungspflichtig? Oder erst die komplette Poulardenbrust in Champignonsauce aus dem Hause Block? Lauter ernste Fragen, zumal die wachsende Zahl der Allergiker ja auch ein verständliches Interesse an Informationen über die Speisen hat.

Siegfried Schaber, der Präsident des Verbands der Köche

Deutschlands, hat sich über Forderungen nach einem Convenience-Aufkleber für Speisekarten allerdings »halbtot gelacht«. Solches Ansinnen kam aus der Sphäre des Genießer-Fachblattes *Der Feinschmecker*, denn für deren Chefredakteurin Madeleine Jakits bewegen sich die Beutel-Köche »an der Grenze zur arglistigen Täuschung«. Köche-Chef Schaber hingegen hält Herkunftsangaben auf Speisekarten im industriellen Zeitalter offenbar für vorgestrig: »Mercedes gibt doch auch nicht zu, welche Schrauben aus Korea stammen.«

So kann der Gast kaum ahnen, was er in der Kantine oder im Convenience-Restaurant so zu sich nimmt. Die Firma ETO Gastronomie-Service führt in ihrem 290-Seiten-Katalog eine beeindruckende Vielfalt, vom Leberkäse nach Münchner Art über das Gefüllte Hirschklößchen »Baden-Baden« und einen Hirse-Broccoli-Bratling bis hin zu einer ominösen »Dänischen Schlemmerschnitte ›Andalusien‹«.

Selbstverständlich sind die Gerichte professionell durchkonstruiert. Die Firma ETO beispielsweise nimmt für ihre »Royal Zubereitung für eine Käsesoße« neben Aroma und Zitronensäure allein drei verschiedene Geschmacksverstärker (Natriumglutamat, Inosinat, Guanylat). Diese drei und noch einen vierten Verstärker, L-Cystein, verwendet die Firma für ihr »Reines Geflügelklößchen«. Auch bei Leberknödeln, Fleischklößchen, Lachsklößchen, Salatsaucen und vielen anderen Erzeugnissen spart das Unternehmen nicht an Aroma und anderen modernen Zutaten.

Auch die Firma Danish Prime füllt die üblichen industriellen Ingredienzen in ihre »Pasta-Schlemmereien«. Bei der »Lasagne Florentin« kommt laut Prospekt »feiner Blattspinat« zum Einsatz, eine »Bechamel-Soße« und »eine pikante Rindfleisch-Tomatenfüllung«. Im einzelnen bedeutet das unter anderem, laut Zutatenliste im Prospekt:

Bechamel-Soße: Wasser, Sahne, vegetabilische Margarine, modifizierte Stärke, Magermilchpulver, Gelatine, Lactose, Weizenmehl, hydrolisiertes Pflanzenprotein, Stabilisator (E472e, E450a), Kochsalz, Gemüse, Antioxidant (E330). Gewürze.

Fleisch-Soße: Gehacktes Rindfleisch, Wasser, geschälte Tomaten, Tomatenmark, Zwiebelwürfel, modifizierte Stärke, Rotwein, vegetabilische Margarine, Weizenmehl, Kochsalz, Gelatine, hydrolisiertes Pflanzenprotein, Gemüse, Lactose, Gewürze, Dextrose, Rindfleischextrakt, Antioxidant (E330). **Spinat-Soße:** Spinat, Wasser, Sahne, vegetabilische Margarine, modifizierte Stärke, Gelatine, Kochsalz, Magermilchpulver, Lactose, Weizenmehl, hydrolisiertes Pflanzenprotein, Stabilisator (E472e, E450a), Gewürze, Gemüse, Antioxidant (E330).

Solche Leckereien sind für anspruchsvolle Genießer vielleicht nicht unbedingt das Höchste der Gefühle. Doch auch aus gesundheitlicher Sicht gibt es gewisse Bedenken. Empfindliche Mitmenschen können auf manche der neuzeitlichen Zutaten mit einem gewissen Unwohlsein reagieren, allergischen Ausschlägen, Kopfschmerzen, den Glutamat-Symptomen, die früher als »China-Restaurant-Syndrom« galten, jetzt aber auch in jeder Convenience-Kantine auftreten können. Auch der Darm kann leiden, etwa durch die Emulgatoren, Verdickungsmittel oder die schwefligen Konservierungsstoffe, die beispielsweise der Kantinenlieferant ETO gern verwendet, vom Kartoffelknödel bis zum Cremedessert.

Doch nicht nur das mittägliche Kantinenmahl kann ein gewisses Risiko enthalten, auch die zunehmende Zahl von Tiefkühlkost-Heimlieferdiensten kann eine zunehmende Zahl von Menschen gefährden. Denn je rationeller und industrieller diese produzieren, desto größer kann die Zahl der Betroffenen sein.

Wenn es der Eissalon »Venezia« in irgendeiner Kleinstadt beispielsweise mit der Hygiene nicht so genau nimmt und ein paar Salmonellen ins Eis rührt, dann können jene bedauernswerten Menschen von Unwohlsein oder Schlimmerem befallen werden, die aus dem Eissalon »Venezia« eines Sommersonntags Bananensplit mit nach Hause nehmen. Das können ein, zwei Dutzend Leute sein, wenn das Geschäft gut geht, vielleicht hundert.

Anders bei industrialisierter Eisbereitung. So häuften sich im Spätsommer 1994 im Südosten des US-Bundesstaats Minnesota

Vergiftungen mit Salmonellen. Die Behörden dachten an ein regionales Problem. Bald aber trafen auch Meldungen aus anderen US-Bundesstaaten ein. Tag um Tag, Woche um Woche vermehrten sich die Fälle. Überall in den Vereinigten Staaten traten Vergiftungen mit Salmonella enteritidis auf. Insgesamt waren es schließlich 224 000 Fälle – die größte Epidemie, die weltweit jemals bekannt geworden war. Und es stellte sich heraus, daß die Ursache für die Erkrankungen »Schwan's« Eiskrem war. Schwan's ist ein Lieferdienst, der von einer Fabrik in Marshall, Minnesota, Eis an Haushalte in fast allen US-Bundesstaaten liefert. Unerklärlich war zunächst nur, wie die Salmonellen ins Eis gekommen waren. Denn Schwan's Eis enthielt kein Ei, die übliche Verdachtssubstanz in solchen Fällen. Verantwortlich für die Verseuchung war, wie sich zeigte, eine besonders rationelle und kostengünstige Firmenregel bei der Beschaffung der Rohstoffe: Die Lastwagen, große Tankfahrzeuge, die von den Zulieferern die Zutaten fürs Eis herankarrten, mußten nach dem Prinzip »Keine Leerfahrten« auf dem Rückweg ihre Tanks wieder füllen – und transportierten für andere Auftraggeber Flüssig-Ei, unpasteurisiert.

Salmonellen, die Erreger, die im ostdeutschen Städtchen Storkow die Kindergartenkinder befielen, sind aus industriellen Fertigungsbetrieben nur schwer zu eliminieren.

Dänische Schweinefleischproduzenten haben, immerhin, ein aufwendiges Programm gestartet. Denn dort sind jene neuen Salmonellen vom Typ DT 104 aufgetreten, die gegen mehrere Antibiotika resistent sind und auch schon ein erstes Todesopfer gefordert haben (siehe Kapitel 6). Die Dänen reagierten mit strengen Hygienemaßnahmen inklusive prophylaktischer Tötungsaktionen im Rahmen eines mehrstufigen Aktionsplanes, der Anfang 1998 eingeführt haben. Die dänischen Fleischerzeuger schalteten gleichzeitig vertrauensbildende Werbeanzeigen in der Fachpresse, was diese allerdings nicht hundertprozentig überzeugte: »Ob die radikalen Maßnahmen ausreichen, um die Verbreitung der gefährlichen Salmonellen zu stoppen, ist derzeit noch offen«, konstatierte die *Lebensmittelzeitung* im Februar 1998.

In Deutschland hat die Aufregung zwar ein bißchen nachgelassen, denn die Schreckensmeldungen sind seit einem Salmonellen-Höchststand im Jahre 1992 deutlich seltener geworden. Doch in jüngerer Zeit beschäftigen sich die Fachleute aus Behörden und Lebensmittelindustrie wieder vermehrt mit den kleinen Krankheitserregern. Denn nationale Erfolge im Kampf gegen die Erreger können die Volksgesundheit nicht nachhaltig schützen.

So erkrankten 1994 und 1995 Kinder in Großbritannien und den USA an einem seltenen Typ des Erregers, der Salmonella agona Phage Typ 15. Ursache war, wie Nachforschungen der Behörden ergaben, ein Erdnußsnack aus Israel, der in seinem Herkunftsland eine Welle von Vergiftungen ausgelöst hatte.

Auch die Lage in holländischen Ställen ist von internationaler Bedeutung. Eine Studie der Tierärztlichen Hochschule Hannover ergab 1997, daß ein Drittel aller Import-Schweine aus Holland mit Salmonellen kontaminiert waren.

Salmonellen allüberall: 1997 warnten schwedische Lebensmittelbehörden mehrfach vor dem Verzehr von französischem Fleisch. Stichproben ergaben im Herbst 1997, daß fast alle Lieferungen aus Frankreich, vor allem Hühnerfleisch, von Salmonellen befallen war. Die Franzosen ihrerseits wiesen alle Schuld von sich: Die Hühner seien aufgrund von Nachlässigkeiten während des Transports infiziert worden, weit hinter den französischen Landesgrenzen.

Die winzigen Erreger zählen zu den wichtigsten Krankheitsauslösern überhaupt. Sie sind für 60 bis 80 Prozent aller Lebensmittelinfektionen weltweit verantwortlich. In Großbritannien steigen die Erkrankungen an, in England und Wales haben sich die gemeldeten Fälle von 1983 bis 1996 verdoppelt. Und trotz starker Bemühungen um Verringerung des Salmonellenbefalls waren Anfang 1999 immer noch elf Prozent der 70 Millionen Hähnchen, die die britische Supermarktkette Safeway im Jahr verkauft, salmonellenbelastet.

Salmonellen werden vor allem deshalb zum Massenphänomen, weil die Küken nicht mehr von echten Hühnermüttern ausgebrütet werden, sondern zu Tausenden in großen Brutschränken. Weil also kein Küken je seine Mutter zu Gesicht bekommt, kommen die Kleinen auch nicht mehr in den Genuß des natürlichen Salmonellenschutzes durch die Darmflora der Hennen, deren ausgeschiedene Spuren sie in natürlicher Umgebung gern aufpicken. Überdies werden die krankmachenden Keime, wie eine Studie des US-Landwirtschaftsministeriums ergab, durch den Staub in den Geflügelfabriken noch großflächig verteilt.

Und wenn dann eine Hähnchenbrust – Lieblingsgericht der Kantinengänger – schon belastet ist, dann können viele erkranken: Überall sind Teilnehmer an der sogenannten Gemeinschaftsverpflegung auch in Gefahr, gemeinschaftlich krank zu werden.

»Durchfall legt Panzerjägerkompanie lahm«, meldete die *Neue Zürcher Zeitung* im August 1997: 13 Armeeangehörige »mußten zur Behandlung des Flüssigkeitsverlustes ins Spital eingewiesen werden.« Salmonellenverseuchte Semmelknödel lösten 1996 in einer Gemeinde am Rande der Schwäbischen Alb, so der amtliche Bericht, »beim halben eingeladenen Dorf Magen-Darm-Erkrankungen aus«. Ein Quarkauflauf war die Ursache für eine kleine Epidemie in acht Kindertagesstätten in Tübingen: Bei 60 Kindern und 26 Erzieherinnen wurde der Erreger nachgewiesen. Und bei einer Durchfallepidemie im Juni 1998 erkrankten im US-Staat Illinois 4000 Menschen: Ein Partyservice hatte verseuchten Kartoffelsalat an mehrere Feste und Feiern geliefert.

Vor allem Kinder, aber auch Ältere sind gefährdet: Ende 1997 starb eine 83jährige Bewohnerin im Kleeblatt-Pflegeheim in Erdmannshausen bei Ludwigsburg an einer Salmonelleninfektion, im Juli 1997 starben vier Betagte in einem Pflegeheim im schweizerischen St. Gallen an salmonellenverseuchtem Tiramisu. Im Juni 1997 mußten in Leverkusen eine 86jährige Frau und ein 97jähriger Mann nach Genuß einer Leberknödelsuppe ihr Leben lassen; die übrigen 37 Heimbewohner und Betreuer im dortigen Seniorenzentrum der Arbeiterwohlfahrt überlebten das Mahl, wenngleich mit Magengrimmen und Durchfall. Bei den Senioren ist es freilich problematisch, als Todesursache ausschließlich die verseuchten Gerichte zu identifizieren. Oft sind die Betagten ohnehin nicht mehr ganz auf der Höhe, in den Abwehrkräften erlahmt. »Die waren eh' im Sterbeprozeß«, sagte beispielsweise eine Betreuerin, nachdem in ihrem Heim Todesfälle zu beklagen waren: »Gut, vielleicht war das noch der letzte Punkt, aber die hätten eh' nur noch sechs Wochen gelebt.«

Der schlechte Gesundheitszustand rührt allerdings ebenfalls oft von unzureichender Verköstigung in Heimen und Hospitälern her. Der *Ernährungsbericht 1996* der deutschen Bundesregierung bemängelte den schlechten Ernährungszustand der Senioren. Das Speiseangebot zeige unverkennbar »Defizite«, sowohl »hinsichtlich des Geruchs, Geschmacks und Aussehens als auch im Hinblick auf den Nährstoffgehalt«, was »zur unzureichenden Nahrungs- und Nährstoffaufnahme beitragen« könne. Nach der »Bethanien-Ernährungsstudie« waren von 300 untersuchten Patienten, die alle älter als 75 Jahre waren, mehr als die Hälfte untergewichtig, fast ein Viertel unterernährt. Eine Analyse der Nährstoffversorgung in den USA hat ebenfalls ergeben, daß 39 Prozent der über 65jährigen »Zeichen einer klinisch relevanten Protein-Energie-Mangelernährung aufwiesen«.

Was für Altersheime gilt, gilt auch für Krankenhäuser: Nach Untersuchungen in den USA und Skandinavien werden 50 bis 60 Prozent der Patienten unzureichend ernährt. »Das Essen im Krankenhaus ist zu fett und enthält zu wenig frisches Obst und Gemüse«, bemängelt Günther Wolfram vom Institut für Ernährungswissenschaft in München. »Manchen Patienten rate ich, sich zusätzliches Essen von außen kommen zu lassen.«

Doch auch draußen können die Senioren sich was einfangen, wenn sie beispielsweise eine kleine Kreuzfahrt machen. Die ist nicht immer lustig: So mußte der Kapitän des Kreuzfahrtschiffes Costa Riviera im Sommer 1996 schon vor dem Einlaufen im Hafen von Heraklion auf Kreta alle dortigen Krankenhäuser in Alarmbereitschaft versetzen: 850 der 1322 Passagiere waren nach dem Mittagessen an einer Salmonellenvergiftung erkrankt. An

Brechdurchfall, ja sogar akuten Herzbeschwerden litten Italiener und Deutsche, Briten, Russen und Österreicher, darunter auch 30 Kinder. Das Schiff mußte gleich unter Quarantäne gestellt werden, um nicht auch noch Inselbewohner zu gefährden.

Es scheint überhaupt nicht zum Besten bestellt mit den Angeboten beim Captain's Dinner. So ging einmal der Reiseberichterstatter der *Frankfurter Allgemeinen Zeitung* bei diversen Kreuzfahrten an Bord und inspizierte den Proviant unterwegs. Das Ergebnis: Er war nicht sehr zufrieden. Denn vor allem die Standardisierung des Speisenangebots auf den modernen Ozeandampfern hatte unschöne Folgen. So lief einmal »ein vollbesetztes Schiff mit nahezu einhundert Prozent deutschen Passagieren von Bremerhaven zur Weihnachts- und Silvesterkreuzfahrt aus.« Als dann allerdings der Christbaum aufgestellt war und die Kerzen strahlten, verdüsterten sich die Mienen der Schiffsgemeinde: Zum Menü gab es, wie bei den Amis, Truthahn – wo die Deutschen doch »zu Weihnachten überwiegend Gänsebraten zu essen pflegten«, wie der *FAZ*-Kritiker den unkundigen Schiffsköchen und Einkäufern gewissermaßen ins Bordbuch schrieb.

Nicht nur die Lieblingsspeisen der Gäste straften die Food-Manager mit Mißachtung, sondern auch die kulinarischen Spezialitäten der Urlaubsziele: »Bei Reisen durch tropische Regionen vermißte der Gast mitunter jegliche tropischen Früchte«. Und bei einer Nordlandreise nach Spitzbergen gab es stets »nur Fisch aus dem Tiefkühler, der für empfindliche Zungen alt und fischig« schmeckte. Der Manager rechtfertigte sich mit dem Argument, die erforderlichen Mengen Fisch seien unterwegs nirgends zu bekommen, immerhin würde Tag für Tag mittags und abends »jeweils rund dreihundertmal« Fisch bestellt. Empörte sich der *FAZ*-Mann: »Das sagt er einen Tag nach Verlassen von Heimaey auf den Westmännerinseln, wo der Schwerpunkt der isländischen Fischereiflotte stationiert ist.« Von dort sei im übrigen auch der Fisch fürs Schiff gekommen – der allerdings in Bremerhaven erworben worden ist, um dann erneut, tiefgekühlt, die Reise in die isländische Heimat anzutreten und dort verzehrt zu werden. Das allerdings »stört niemanden außer den Passagieren«, bemerkte die *FAZ*, um schließlich zu konstatieren, daß sich »durch den Einsatz internationaler Cater-Firmen die Qualität des Essens an Bord verschlechtert hat«.

Was der kluge Kopf an Bord beobachtete, könnte er auch bei einem Landgang feststellen: Überall auf der Welt kommt das Essen von woanders – sogar in der Südsee, dem Paradies auf Erden, einem Schlaraffenland, in dem eigentlich alles wächst, was das Herz begehrt. Doch mehr und mehr kommt auch dort das Essen aus dem Supermarkt, und das Angebot gleicht jenem in Brooklyn oder Buxtehude. Die Krankheiten der Menschen übrigens auch.

4. Insel ohne Palmen
Die Invasion der Dicken

Glückliche Südsee: Wo der König beim Abspecken vorangeht – Die Kinder lieben Nestlé-Snacks aus Papua-Neuguinea – Weshalb Schnarcher öfter Unfälle bauen – Blind im Paradies – Riskantes Schlemmen: Ist Fettleibigkeit so gefährlich wie Rauchen?

Efitoni strahlt, Efitoni lacht. Efitoni ist ein fröhlicher Mensch. Auch wer ihn nicht kennt, wird ihn kaum übersehen: Efitoni ist der einzige Mann auf der ganzen Insel mit blondierten Haaren. Wer ihn treffen will, muß abends gegen fünf Uhr ins Fitness-Studio. Da stemmt er Gewichte, turnt gymnastisch, hüpft herum zu Disco-Klängen. Jeden Tag. Denn Efitoni zeigt eiserne Disziplin, was ihm Erfolg und eine gewisse Berühmtheit eingebracht hat, schon mit seinen 19 Jahren: Efitoni Ikahihifo ist der Sieger des Abspeckwettbewerbs 1998 im Königreich Tonga. Mit 131,4 Kilo hat er sich angemeldet, 107 Kilo brachte er zum Abschluß des Wettbewerbs noch auf die Waage.

Die Ursachen seiner Leibesfülle hat er nüchtern analysiert: »Ich hab' zu viel gegessen«. So wog er mit zehn Jahren schon 80 Kilogramm – und legte jährlich weiter zu. »Mit 15 war ich schon richtig fett«, sagt Efitoni und strahlt: 101 Kilo wog er damals. Mit 19 Jahren hat er sich dann fürs Abnehmen entschieden.

Im Fitness-Studio ist er nicht allein: Zehn, zwölf Leute strampeln sich gemeinsam ab, schön im Takt und immer rhythmisch. Moana, die Aerobiclehrerin, gibt das Tempo vor, sie streckt die Knie, reckt die Arme, klatscht in die Hände und springt empor. Zum Schluß legt sie sanfte Sphärenmusik auf, schön ruhig, zum Ausatmen und Entspannen.

Draußen an der Tür hängen die »Diätrichtlinien für Tonga«,

Tabellen über den Vitamingehalt von Kokosnüssen und die Eisenwerte von Mangos, Verzehrempfehlungen zugunsten der heimischen Gewächse (»Eat Island Food«). Und, vermutlich für die Zuwiderhandelnden, Informationen über Arthritis und Osteoporose.

Jeden Tag ist was geboten im Studio, mal Aerobic mit Moana, mal Zirkeltraining mit Yoshi. Nur montags, mittwochs und freitags von 14.30 Uhr bis 16.30 Uhr ist die Öffentlichkeit ausgeschlossen. Diese Stunden sind laut Aushang reserviert für »HIS MAJESTY«. Der König von Tonga turnt da regelmäßig in Gesellschaft der Honorarkonsuln von Schweden und Deutschland und des Botschafters von Taiwan.

Bei Fitness und vernünftiger Ernährung geht der König mit gutem Beispiel voran.

Früher stand er im Guiness-Buch der Rekorde, als dickster König der Welt. Bei Staatsbesuchen im Ausland stellte er die Protokollbeamten der Gastgeberländer oft vor schwierige Aufgaben: Als er beispielsweise 1981 und 1985 auf Staatsbesuchen in Deutschland weilte, konnte er nur auf einem eigens angefertigten Spezialthron von 65 Zentimetern Breite Platz nehmen, der Majestät auf der ganzen Reise durch die Republik begleitete.

Das war dem König dann doch irgendwann zu viel, er leitete die Wende ein und wurde zum Vorbild seiner Untertanen beim Abspecken. Im Mai 1997 erhielt König Taufa'ahau Tupou IV deshalb eine Auszeichnung als »Mann des Jahres« in Sachen Gesundheitsförderung. Majestät dankte und gab bei der kleinen Feier auch seinen persönlichen Königsweg zum Abspecken preis: »Einfach weniger essen, und auch weniger Fett«. Er selbst, der noch in Deutschland gern Gänseleber genossen hatte, esse jetzt vor allem Fisch und Meeresfrüchte, kaum Schwein, niemals fetten Hammel. Der Erfolg spricht für sein Rezept: In 20 Jahren hat er 70 Kilo abgenommen, von 201 Kilo auf fast schon dürre 130 Kilogramm.

Wo der König so vorbildlich voranschreitet, kann der Kampf gegen die Pfunde zur Massenbewegung werden: Seit 1991 nehmen jährlich etwa 1000 Insulaner am Wettbewerb teil. 36 Waagen sind aufgestellt, bei der Post steht eine, beim Krankenhaus, beim Finanzministerium, mehreren Banken und selbstverständlich auch auf einigen der entlegeneren unter den 172 Inseln des Königreichs.

Daß sich der Wettbewerb alljährlich großer Beliebtheit erfreut, ist sicher auch den attraktiven Preisen zu verdanken. Denn zu den Sponsoren zählen auch die regionalen Fluggesellschaften, die, so der offizielle Abschlußbericht 1996, sehr »daran interessiert sind, den Wettbewerb zu unterstützen, weil es für sie wichtig ist, das Durchschnittsgewicht ihrer Passagiere zu senken«.

Die Air Polynesia gibt den Teilnehmern zehn Tongadollar (knapp 6 Euro) Rabatt für jedes verlorene Kilo. Die Royal Tongan Airlines spendierte den Gewinnern anfangs sogar Gratisflüge nach Neuseeland und Australien – was sich indessen als leicht kontraproduktiv erwies. Fern von Heimat und Fitness-Studio futterten sich die gerade Erschlankten wieder neue Pfunde an – weswegen auf Barpreise umgestellt wurde, »damit das nicht wieder passiert«, wie Frau Vizo Halavatau sagt, eine der Organisatorinnen des Wettbewerbs. Der findet nicht nur im örtlichen *Tonga Chronicle* Beachtung, auch das australische Fernsehen kommt regelmäßig, die britische BBC war schon da, TV-Reporter des US-Senders CNN, japanische Journalisten, das Frauenmagazin *Marie Claire*, Ausgabe Australien, die französische Zeitung *Le Monde*, der *Reader's Digest*.

Überall auf der Welt gibt es ein großes Interesse an überflüssigen Pfunden. Überall werden Milliarden für Diäten und Schönheitsfibeln ausgegeben, rund um den Globus grämen sich Männer um die Verformung ihrer Körpermitte, streben Mädchen nach einer Modelsilhouette. Schlank ist schön, Speck ein Makel.

Doch gilt die Wampe nicht bloß als unansehnlich. Mehr und mehr mahnen Mediziner auch vor den gesundheitlichen Folgen der Körperfülle. Ein Mensch mit Bauch gilt zunehmend als Risikofaktor, als Kostentreiber für die Krankenkassen. Zwar gab es

Fülligere schon immer und überall, doch jetzt droht die Menschheit offenbar als ganze zu verfetten.

Die Weltgesundheitsorganisation WHO hat Fettleibigkeit inzwischen zur globalen Epidemie erklärt – eine Menschheitsgeißel wie einst die Pest, wie Typhus und Cholera, mindestens so schlimm wie das Rauchen. Denn Übergewicht ist teuer, so die WHO: »Die medizinische Last der Fettleibigkeit droht schon die Gesundheitsdienste vieler Länder zu überfordern.« Nach einer Anfang 1998 veröffentlichten Schätzung verschlangen die Folgekosten in den USA sechs Prozent der gesamten Gesundheitsausgaben – 100 Milliarden Dollar (etwa 93 Milliarden Euro). In Deutschland sollen es bis zu 30 Milliarden Mark sein. Eine weiter wachsende Zahl von Dicken könnte, so fürchten die Gesundheitswächter, zu einer kaum beherrschbaren Kostenexplosion führen und die Sozialsysteme kleinerer Länder völlig sprengen.

Für Tonga wäre dies eine Katastrophe. Denn sehr groß ist das Land nicht: Es hat genau 97 784 Einwohner, wie das Statistik-Ministerium für das Jahr 1996 ermittelt hat.

Tonga ist ein ordentliches Land mit einem wohlgeordneten Staatswesen, es gibt ein flächendeckendes und kostenfreies Gesundheitswesen, eine Alphabetisierungsquote von 99,6 Prozent, sauberes Wasser allüberall. Und die niedrigste Sterberate auf der ganzen Welt.

Die 172 Inseln des Reiches verteilen sich auf 360 000 Quadratkilometern Wasser. Die 748 Quadratkilometer Landfläche gehören natürlich dem König. Der aber verleiht das Land an seine Untertanen, und ein jeder von ihnen hat das Recht auf ein Stück Land, das er bebauen, aber nicht an Fremde verkaufen kann, was segensreich wirkt gegen Grundstücksspekulation und ausländische Invasoren.

Auf Besucher aus abendländischen Demokratien wirkt so ein Königreich bisweilen ein bißchen exotisch, ja antiquiert.

So dringen vor allem Nachrichten von den beschaulichen Seiten des kleinen Königreichs ins ferne Europa. Das Frauenmagazin *Marie Claire* beispielsweise, die deutsche Ausgabe, rückte den

Königssohn und Kronprinzen Tupout'a von Tonga in eine Reihe mit den begehrenswerten Junggesellen dieser Welt und notierte als Vorzüge: »sehr musikalisch (eigene Band), kocht gern, tanzt gern, segelt gern«.

Kandidatinnen von Reiz oder auch nur Rang scheinen sich nicht gefunden zu haben, denn im Sommer 1998 verkündete die *Süddeutsche Zeitung* (*SZ*) ihren Lesern, der Kronprinz habe sein Amt als Außen- und Verteidigungsminister niedergelegt, um sich fortan seinen »persönlichen Angelegenheiten« zu widmen, worunter indessen nicht die Suche nach einer Gemahlin zu verstehen sei: »Es ist ein bißchen spät dafür«, sagt er laut *SZ*. Er habe auch so genug zu tun, er koche ja gern, und außerdem sammle er Miniatursoldaten.

Das Blatt aus der Weltstadt zollte hohen Respekt. Wie anders sei doch der männliche Teutone: »Der 50jährige Deutsche, zumal wenn er Kronprinz in Politik oder Firma ist, kollabiert lieber, bevor er an Rücktritt denkt«. Seine karge Freizeit verbringe dieser lieber damit, »jüngeren Frauen nachzuhecheln«. Nie käme ihm in den Sinn, klagt die SZ, daß irgend etwas für ihn »ein bißchen spät« sein könne, weswegen das Blatt vor allem an jüngere Frauen den Rat richtete: »Wenn wieder einmal einer mit grauen Schläfen kommt, ist er nach seinem Verhältnis zu Miniatursoldaten zu befragen. Lacht er dann nur blöde, kehre man ihm sofort den Rücken. Es lohnt sich nicht.«

Glückliches Tonga, beschauliche Welt.

Nun ist die Insel im Pazifik indessen nicht bloß ein Zinnsoldatenreich. Der Kronprinz nutzt die ihm gegebene Weisheit auch für neuzeitliche, ja visionäre Ziele. Weil nicht jedes Landeskind wie er selber in Oxford studieren kann, hat er eine Hochschule ins Leben gerufen, in der die Studenten via Internet Fernstudien betreiben können, an renommierten US-Universitäten wie Harvard sowie neuseeländischen und australischen Bildungsstätten. Der Raum mit Dutzenden von Computern und atemberaubendem Blick auf Pazifik und Palmen liegt im einzigen Hochhaus der Hauptstadt, direkt über der Firma Tongasat, einem Unternehmen der Prinzessin, die zusammen mit Partnern aus Hongkong Satelliten ins All schießen läßt, um sie an internationale Nutzer zu vermieten.

Die Welt rückt zusammen, und auch die Insulaner bekommen Anschluß. Im Internet-Café der Hauptstadt ist frühmorgens schon Hochbetrieb, Scharen von Computerfreunden surfen durch die virtuelle Welt. Und wer nicht selbst nach Tonga reisen möchte, kann auch »Das Königreich Tonga im Cyberspace« besuchen, auf Tonga Online (www.tonga2000. net).

Die Annäherung findet freilich nicht nur virtuell statt. Am Hafen in Nuku'alofa landen die Segnungen der Zivilisation ganz real und in Containern an. Die Firma PDL Pacific Distributers Limited packt die Container aus und liefert die Ware dann an Lebensmittelläden auf den Inseln: Milchpulver, Schokolade, Knusperriegel. »Ausschließlich Nestlé-Produkte«, sagt die nette junge Managerin. In einer kleinen Halle stapeln sich die Kisten bis zur Decke. Was ist denn der Umsatzrenner? »Am besten verkaufen wir die 2-Minuten-Nudeln«, sagt die Managerin, »das läuft immer besser«.

Die Maggi-Nudelsuppe, eine Pazifik-Version der 5-Minuten-Terrine, wird in den Nestlé-Fabriken in Fidschi, Neukaledonien und Papua-Neuguinea hergestellt und ist überall in der Südsee erhältlich, wahlweise im gelben oder roten Plastikpack zu 85 Gramm, in Geschmacksrichtung Krabben oder Huhn. Die Krabbenvariante enthält sogar ein bißchen Krabbenpulver, wer die Hühnerversion vorzieht, muß sich mit dem appetitlich goldbraun gegrillten Huhn auf der Packung zufriedengeben: Laut Zutatenliste enthält das Erzeugnis nicht die Spur eines Huhns, lediglich einen »Geschmacks-Mix« aus Salz, Geschmacksverstärkern und industriellen Aromen.

Und für die Kinder gibt es sogar eine Variante, die ganz ohne Wasser und Kochprozedur auskommt: den Maggi-Nudel-Snack zum Knabbern. Den gibt es überall, vor allem an den Bushaltestellen, wo die Kinder in ihren hübschen Schuluniformen lachend herumtollen. Auch Coca-Cola lieben die Kinder, dafür werben flächendeckend knallrote Plakate, überall in der Stadt, an den Läden, an der Eisdiele, in den Cafés.

Die Kinder von Tonga sind Kinder der Globalisierung. Sie verkörpern gewissermaßen den Übergang vom traditionellen zum modernen Lebensstil.

Wie Efitoni, der Abspecksieger 1998. Er hatte gegenüber seinen Altersgenossen schon einen gewissen Vorsprung bei der Beschaffung der modernen Naschsachen: Seine Eltern haben einen kleinen Lebensmittelladen am Stadtrand von Nuku'alofa, der Hauptstadt. Und diese Umgebung, so Efitonis Diagnose, trug merklich zu seiner Leibesfülle bei. Als Kind der Globalisierung verschlang er genüßlich die Erzeugnisse der Weltkonzerne. Er verzehrte riesige Tafeln »Nestlé Classic« Schokolade, zudem Nestlés Kitkat-Riegel, dazu Limonade, vorzugsweise Fanta. »Fanta war mein Lieblingsgetränk, eine Flasche hab' ich am Tag getrunken, manchmal eineinhalb«, sagt Efitoni, der gleich zu den großen Flaschen griff und also oft mehr als zwei Liter trank am Tag.

Noch gibt es natürlich auch die einheimischen Naturprodukte, Obst und Gemüse in Hülle und Fülle, doch die gibt es nicht in den schicken grellen Plastikpacks, und für die wird auch nicht an jeder Ecke geworben. Die lokalen Lebensmittel werden zusehends verdrängt.

Lebensmittel bilden den größten Posten auf der Importstatistik. Zu den beliebtesten Leckereien aus Übersee zählt neben den Maggi-Nudeln ein unglaublich fettes Hammelfleisch, genannt Mutton Flaps. Die speckigen Stücke, die plastikverpackt in den Supermärkten feilgeboten werden, werden nach Angaben der tonganischen Regierung in den Erzeugerländern nicht verkauft, tierische Reste also, die von den Agro-Konzernen gewinnbringend in kleinen Inselstaaten entsorgt werden.

Die Insulaner werden, so sie die neuen Angebote genießen, dadurch nicht unbedingt gesünder, sondern zunächst fetter. »Die Zahl der Übergewichtigen steigt parallel zu den Lebensmittelimporten«, sagt Dr. Malakai Ake.

Dr. Ake ist einer von jenen, die gewisse Einflüsse der industrialisierten Welt eher kritisch sehen. Der kleine, energische Mann arbeitet als Arzt im Krankenhaus von Nuku'alofa, er leitet dort das Diabetes-Zentrum. Der Doktor trägt eine Rolex-Uhr, ein weißes Hemd, vor ihm stehen Computer und Telefon, auf den Regalen stapeln sich Studien der Weltgesundheitsorganisation, mit der er regelmäßig zusammenarbeitet. Durchs offene Fenster weht eine leichte Brise herein, draußen wiegen sich Palmen im Wind.

Dr. Ake sorgt sich um die Globalisierung der Gebrechen, um neue Krankheiten, die die Insulaner bedrohen. »Früher starben die Leute an Tuberkulose, Typhus und Unterernährung«, sagt Ake. »Heute haben wir uns neue Probleme geschaffen«. Die vier »Top-Killers«, die wichtigsten Todesursachen in Tonga seien: erstens Herzkrankheiten, zweitens Bluthochdruck, drittens Diabetes, viertens Krebs. Die Ursachen für die neuen Gesundheitsrisiken sieht er vorwiegend in der Ernährung. Und er befürchtet eine dramatische Entwicklung. Besonders verhängnisvoll sei die Neigung der Inselbewohner zu einer gewissen Körperfülle, das Resultat einer einstmals vernünftigen Haltung.

Denn der Südpazifik ist eine paradiesische Welt, ein Schlaraffenland, in dem alles im Überfluß wächst, in dem ohne große Anstrengung geerntet werden kann, was niemand gesät hat. Mangos, Ananas, Kokosnüsse gedeihen in Hülle und Fülle, auf dem Markt werden sie zu hübschen kleinen Gebirgen getürmt. Es gibt Hühnchen und Schweine, Fische und Meeresfrüchte: Gaben des Himmels, die nach Meinung der Bevölkerung möglichst in großen Mengen zu verzehren sind – denn ein Hurrican könnte schon morgen alles von der Insel fegen. »Früher«, sagt Dr. Ake, »war es ein Vorteil, dick zu sein. Früher gab es einerseits Überfluß, andererseits Hunger. Erst gab es zuviel, dann wieder zuwenig. Dann lebten sie von ihrem Fett. Damals war es ein Makel, dünn zu sein. Denn die Dünnen starben in den Zeiten des Mangels.«

Das Schönheitsideal der Südsee-Insulaner, schön rund, kräftig, glücklich, entsprach also einem Überlebenskonzept. »Damals war es ein gesundes Übergewicht«, sagt Ake. »Sie hatten keinen Bluthochdruck, sie hatten keinen Herzinfarkt. Früher aßen die Leute nur Obst und Gemüse, allenfalls Fisch; und Fleisch gab es nur sonntags. Aber jetzt essen sie jeden Tag Fettiges. Sie essen das Falsche und trinken das Falsche. Heute gibt es kein gesundes Übergewicht mehr.«

Dennoch hält sich hartnäckig das alte Schönheitsideal, und schon die Kleinsten werden nach diesem gemästet: »Dünne Babies, das verbinden die Leute noch heute mit Tuberkulose, Schwindsucht. Deshalb will jeder ein dickes Kind.«

Indessen: Nicht nur in Tonga werden die Kinder immer dicker. Auch in Deutschland setzen die Kleinen immer mehr Speck an. In den Industrieländern sind nach Angaben der Weltgesundheitsorganisation (WHO) 10 Prozent aller Kinder übergewichtig. In den Vereinigten Staaten sind es nach einer 1997 veröffentlichten Regierungsstudie etwa 14 Prozent der Sechs- bis Elfjährigen – doppelt so viele wie noch vor 25 Jahren. In Deutschland sind es auch schon 13 Prozent, und selbst in den Städten Chinas ist jeder achte Junge zu dick, in Shanghai gar jeder dritte. Und selbst von den Kleinsten, deren Gewicht sich bislang relativ naturwüchsig regulierte, laufen viele schon als Mini-Sumo durch die Lande: 22 Millionen übergewichtige Kinder unter fünf Jahren registrierte die WHO weltwelt. »Das kindliche Übergewicht und dessen Konsequenzen entwickeln sich zu einem globalen Problem«, konstatiert die Organisation. Denn aus kleinen Dicken werden große Dicke: Jedes dritte Kind mit zuviel Speck auf den Rippen wird auch als Erwachsener übergewichtig.

Der Befund ist eindeutig. Unser Planet wird von einer Invasion der Dicken heimgesucht.

Ein heftiger Streit tobt allerdings weltweit über die Frage, ab wie vielen Kilos ein Dicker auch gleichzeitig ein Kranker ist.

Die amerikanische Herzgesellschaft AHA hat im Juni 1998 festgelegt, daß ein Mensch, der bei einer Größe von 1,75 Meter mehr als 77 Kilogramm wiegt, fortan als krank zu betrachten sei. Denn damit liegt dieser oberhalb eines Limits, das gerade noch als tolerabel gilt. Als Meßgröße gilt dabei eine Kombination aus Körpergröße und Gewicht, der sogenannte Body Mass Index (BMI). Der BMI errechnet sich aus dem Gewicht in Kilo geteilt durch das Quadrat der Körpergröße. Wenn sich 77 Kilo auf einer Körpergröße von 1,75 Meter verteilen, liegt der BMI bei 25. Darüber fängt die neue Krankheit namens Übergewicht an, von der mehr als die Hälfte der Amerikaner und immerhin jeder dritte Schweizer betroffen ist.

Diese Grenze ist jedoch ein bißchen willkürlich, bemängeln die Experten. Und Bürgerrechtler kritisieren den Tugendterror, der von Firmen und Diätaposteln auf die Molligen hereinbricht. Die American Civil Liberties Union (ACLU) kritisierte die Auswüchse dickenfeindlicher Politik, wie die *Deutsche Presse Agentur (dpa)* im Sommer 1998 berichtete. So wurde die Sekretärin Rita Del Rey von ihren Chefs in einer Anwaltskanzlei in Portland/Oregon vor die Wahl gestellt, entweder zehn Kilo abzunehmen oder 56 Dollar mehr für ihre Krankenversicherung zu bezahlen. Nachdem sie schließlich um drei Kleidergrößen abgespeckt hatte und immer noch abnehmen sollte, muckte sie auf: »Immer nur Getreide und Körner – ich bin doch kein Papagei!«

Bei Siemens Business Communication Systems im Silicon Valley treffen die Tugendpredigten jeden. Die Firma schickt ihre Gesundheitsbotschaften gleich auf den Bildschirm – und belohnt die Gefügigen: Wer täglich zehn Minuten über gesundes Kochen, Körperhaltung am Schreibtisch und die gesunde Balance zwischen Familien- und Arbeitsleben liest und zudem einen Abfragetest absolviert, wird mit geringeren Prämien bei der Kranken- und Lebensversicherung belohnt. Denn: »Schlanke Bürokräfte, die weder trinken noch rauchen und angeschnallt Auto fahren, sind nach der Statistik billiger«, so *dpa.*

Manche Angestellte haben sich durch mehr oder weniger subtilen Druck schon zu paramilitärischem Diät-Drill bewegen lassen. Vor einem Parkplatz von McDonald's etwa treibt ein Trainer namens Ahmad Coston seine Zöglinge zu Liegestützen an: »Schneller, ihr Fettsäcke, verdammt nochmal«. Beim sogenannten »Sergeants Program« treiben andere Trainer, mit kurzgeschorenem Haar und olivgrünen Kampfanzügen, die Dicken durch den Wald und lassen sie Baumstämme heben, frühmorgens zwischen sechs und sieben Uhr, fünfmal die Woche. »Die meisten sind um so zufriedener, je mehr wir sie anbrüllen«, sagt Patrick Avon, Ex-Soldat und Gründer des Drilldiät-Unternehmens. Was zählt, ist der Erfolg, meint Teilnehmer Tim O'Lone, ein Immobilienmakler: »Manchmal ist es die Hölle, aber man nimmt ab.«

Derlei Auswüchse rufen selbstverständlich Kritiker auf den Plan. Denn die Statistiken, die die Gesundheitsrisiken auch nur geringen Übergewichts beschwören, haben auch ihre Tücken, monieren Experten. So zeigen viele andere Untersuchungen, daß einer, der ein paar Kilo mehr mit sich herumträgt, deshalb nicht gleich morgen von einem Herzinfarkt ereilt werden muß. Auch körperliche Bewegung mindert beispielsweise das Erkrankungsrisiko von Übergewichtigen, wie eine Studie an Ulmer Bauarbeitern ergab.

Sicher aber ist: mit jedem Kilo mehr auf den Rippen wächst die Wahrscheinlichkeit, daß diverse Gebrechen auftreten. »Übergewicht steht unfraglich statistisch in Beziehung mit erhöhten Blutfettwerten, Bluthochdruck und Störungen des Zuckerstoffwechsels«, sagt der Ernährungswissenschaftler Nicolai Worm, eigentlich ein ausgewiesener Gegner des übertriebenen Diätwahns.*

Wenn der Wanst wachst, erhöht sich auch das Risiko für Gicht, Gallensteine, Bandscheibenschäden, Krampfadern, einige Krebsleiden, Asthma.

Außerdem droht ein Todesrisiko von unerwarteter Seite: Weil Dicke öfter schnarchen, viele an der sogenannten Schlaf-Apnoe leiden und nachts kaum zur Ruhe kommen, nicken sie am Steuer häufig ein – und verursachen ungezählte, oft tödliche Verkehrsunfälle.

Ob nun der Mustermensch mit seinen 1,75 Meter 76 Kilo wie-

---

* Nicolai Worm: Diätlos glücklich. Abnehmen macht dick und krank, Genießen ist gesund. Stuttgart: Hallwag, 1998

gen darf, 77 Kilo oder gar 79 Kilo, das mag den akademischen Streitern überlassen bleiben.

Die Mediziner aber sind sich einig, daß oberhalb eines Body Mass Index von 30 das Leben so langsam riskant wird, für den Bauarbeiter und für den Volkswirt, für Taxifahrer und für Sekretärinnen. Da hört das bloße Übergewicht auf, hier beginnt die sogenannte Fettleibigkeit.

Ein Body Mass Index von 30 bedeutet, daß der Mustermensch von 1,75 Meter Größe 93 Kilo schwer ist. Daß solch ein Gewicht bei jedem Schritt auf die Gelenke geht, leuchtet auch dem Laien ein, ebenso, daß dieser Dicke beim Treppensteigen rotgesichtig heftig schnauft. Daß Kurzatmigkeit und Arthritis ihn begleiten, ist verständlich, auch daß der Blutdruck steigt, Schlaganfall droht, das Herz nicht mehr mitmacht.

In Mitteleuropa sind etwa zehn Prozent der Bevölkerung in dieser Schwergewichtsklasse vertreten, in England hat sich die Zahl der solchermaßen Fetten seit 1980 verdoppelt, in anderen Teilen der Welt verdoppeln sich die Raten schon alle fünf Jahre. In Nord- und Südamerika liegt die Quote bereits bei 20 bis 25 Prozent, bei bis zu 40 Prozent in Osteuropa und über 50 Prozent in vielen Ländern der Westpazifikregion von China bis Australien, so die Daten der Weltgesundheitsorganisation.

»Die Epidemie der Fettleibigkeit«, meint die WHO, sei »eines der schwerwiegendsten Gesundheitsprobleme unserer Zeit«, die Auswirkungen seien so vielfältig und weitreichend, daß sie sich bald als »ebenso gravierend wie das Rauchen erweisen« könnten. Weil sich die »Epidemie«, so die Organisation, »weltweit in alarmierendem Ausmaß« ausbreite, seien »sofortige Maßnahmen des öffentlichen Gesundheitswesens dringend erforderlich«.

Als eine der wichtigsten, weitreichendsten und also teuersten Folgen gilt Diabetes. In Deutschland leiden schon fünf Prozent der Bevölkerung daran, also etwa vier Millionen Menschen.*

---

* Diabetes mellitus. Herausgegeben von Michael Berger. München: Urban und Schwarzenberg, 1995.

Die Zuckerkrankheit gilt gemeinhin als Leiden, das unvorhersehbar den Großvater befällt, meist erst in fortgeschrittenem Alter oder, seltener, ein paar bemitleidenswerte Kinder, genetisch bedingt, in jungen Jahren: Ein Schicksalsschlag, unheilbar zwar, aber durch Verzicht auf ein paar Pralinen und das Marmeladenbrot und in schweren Fällen durch Insulingaben durchaus erträglich zu gestalten.

Doch die Auswirkungen können weit gravierender sein: Bei Diabeteskranken kann das Augenlicht leiden, bei vielen droht vollkommene Erblindung. Bei einer großen Zahl von Zuckerkranken sind auch die Beine derart in Mitleidenschaft gezogen, daß sie amputiert werden müssen. In Australien wurden deshalb in zwei Krankenhäusern schon spezielle Abteilungen für diabetesbedingte Fußkrankheiten eingerichtet (»High Risk Foot Service«), um die erschreckend hohe Zahl der Beinamputationen zu verringern. »Diabetes hat etwa 3000 Beinamputationen zur Folge«, sagte bei der Eröffnung Australiens Gesundheitsminister Michael Wooldridge und erklärte Diabetes zu einer der vordringlichsten Krankheiten in seinem Land.

In Deutschland ist Diabetes die Ursache dafür, daß 7000 Menschen jedes Jahr erblinden, bei 9000 die Nieren versagen. Es werden 21 000 diabetesbedingte Beinamputationen jährlich vorgenommen, insgesamt kostet die Krankheit 13 Milliarden Mark. In den USA kostet jeder Diabetespatient 8500 Dollar jährlich. Insgesamt müssen in den Industrieländern nach Schätzungen der Weltgesundheitsorganisation acht Prozent aller Gesundheitsausgaben für die Behandlung von Diabetikern aufgewendet werden.

Weltweit sind nach dem Weltgesundheitsbericht 1998 schon 143 Millionen Menschen an Diabetes erkrankt. Bis zum Jahr 2025 werden es nach WHO-Schätzungen 300 Millionen sein. Besonders betroffen sind, so die WHO, die Entwicklungsländer. Dort bekommen die Menschen oft schon ab 45 Jahren Diabetes – mit der Folge, so die WHO, daß diese Patienten auch länger mit der Krankheit zu leben haben und häufiger von den »gefürchteten

Komplikationen« wie Erblindung, Amputationen oder Nierenversagen bedroht sind.

Die höchste Diabetikerquote unter allen Staaten dieser Erde hat überraschenderweise eine kleine Insel in der Südsee. Nauru heißt das Eiland, das eigentlich fernab aller Fährnisse der Zivilisation liegt. 4500 Kilometer südwestlich von Hawaii, 3000 Kilometer nordöstlich von Australien. Die kleine Koralleninsel ist 21 Quadratkilometer groß, etwa 8000 Einwohner leben dort.

Ursprünglich soll Nauru sehr idyllisch gewesen sein. Die Menschen lebten vorwiegend von dem, was ihnen die Kokospalmen lieferten: Milch gegen den Durst, das weiße Fleisch als feste Nahrung. Das Holz der Stämme diente als Baumaterial für ihre Hütten. Fische gab es reichlich im Meer und auch in einer kleinen Lagune. Auf dem Plateau im Inselinnern jagten die Bewohner zur Kurzweil Vögel. Die Insulaner lebten »jahrhundertelang ein gemütliches Leben«, schreibt Christopher Weeramantry in seinem Standardwerk »Nauru«.*

Heute bietet das Eiland ein Bild des Jammers: Überall ragen kahle Höcker aus der Erde wie meterhohe Stalaktiten, felsenhart. Das Eiland wirkt wie eine Mondlandschaft, auf der nichts mehr wächst, nichts mehr angebaut werden kann mangels fruchtbarer Erde. Das Ufer säumen gigantische Krananlagen, überall auf der Insel schürfen riesige Bagger die Insel ab. Schiffe transportieren den staubigen Reichtum fort: Phosphat – ein Mineralstoff, der als Dünger in der australischen Landwirtschaft Verwendung findet. Bis zu zwei Millionen Tonnen werden alljährlich abgegraben.

Die Insulaner hatten von ihrem Reichtum jahrhundertelang nichts gewußt. Erst als die Deutschen Nauru 1888 unter ihr »Protektorat« nahmen, kam der verborgene Wert ans Licht. Plötzlich galt Nauru als »die Schatzinsel im Pazifik«, schreibt Weeramantry.

---

* Christopher Weeramantry: Nauru – environmental damage under international trusteeship. Melbourne: Oxford University Press, 1992

Die Deutschen nahmen das Land ordentlich in Besitz, führten ein Grundbuch ein, gründeten ein Bergbauunternehmen, das später im Zuge kolonialer Neuordnung an Briten und schließlich Australier überging. Das Phosphat aus Nauru galt als Spitzenprodukt, weit reiner und also wertvoller als vergleichbare Mineralien aus anderen Weltgegenden. Und es kam gerade zur rechten Zeit ans Licht: Der deutsche Chemiker Justus von Liebig hatte die Segnungen des Kunstdüngers für die Landwirtschaft entdeckt, und die Industrialisierung des australischen Agrarwesens verschlang große Mengen des Stoffes.

Die Nauruaner hatten damals nicht sehr viel von ihrem Schatz: Sie bekamen nur einen halben Penny pro Tonne – ein Siebenhundertstel des wahren Wertes.

Der Reichtum kam für die Insulaner erst mit Verspätung: Von 1968 an erhielten sie, nach jahrzehntelangen Protesten, 100 bis 120 Millionen Australische Dollar jährlich (etwa 50 Millionen Euro) und zusätzlich eine Ausgleichssumme von 72 Millionen US-Dollar, die ihnen nach jahrelangem Rechtsstreit 1993 vom Internationalen Gerichtshof in Den Haag zugesprochen wurde, als Ausgleich für die Ausbeutung ihrer Insel. Fortan zählte Nauru zu den reichsten Ländern der Erde, mit einem Pro-Kopf-Einkommen von zeitweise bis zu 22 400 US-Dollar.

Doch der Reichtum erwies sich als Fluch für die Insulaner: Weil für die harte Minenarbeit Gastarbeiter von anderen Inseln herangezogen wurden, blieb vielen Ureinwohnern zwar ihr Anteil an den Erträgen der nauruanischen millionenschweren Investments – aber ein Leben in Untätigkeit, das viele mit Alkohol betäubten.

Die Zukunft der Insel ist ungewiß. Nach dem Abschluß des Phosphatabbaus gegen Ende des 20. Jahrhunderts ist die Insel in weiten Teilen unbewohnbar. Sie ragt zwar an ihrem höchsten Punkt 65 Meter hoch aus dem Meer, doch nur an der Küste liegen Siedlungen. Das Eiland ist ständig vom Ansteigen des Meeresspiegels als Folge des Treibhauseffekts bedroht. Und eine Flucht ins Landesinnere verbietet sich: Zwischen den nackten, meterhohen Felskegeln ist schlecht wohnen.

Die Auffüllung mit neuem Humus würde schätzungsweise 200 Millionen Australische Dollar kosten (etwa 120 Millionen Euro) und 30 Jahre dauern. »Sie könnten eine neue Heimat kaufen«, meint das *Micronesia Handbook* sarkastisch, »oder sie könnten versuchen, die Aluminiumbierdosen abzubauen, die die Insel bedecken.«

Ein trostloses Eiland, mit trostloser Perspektive.

Just dieses Eiland gilt als weltweit einzigartiges Studienobjekt für Diabetes-Forscher. Denn die Zuckerkrankheit war auf Nauru bis zum Jahr 1954 nahezu unbekannt, mittlerweile erreicht die Diabetesrate mit 41 Prozent der Bevölkerung Weltrekordniveau. Und auch die Zahl der Folgekrankheiten ist Spitze: Bei 8 von 1000 Diabetikern muß eine Beinamputation vorgenommen werden. Nirgendwo sonst auf der Welt ist die Amputationsquote so hoch.

Warum gerade Nauru? Für Paul Zimmet, einen renommierten Diabetesforscher aus Sydney und Autor zahlreicher Studien im Auftrag der Weltgesundheitsorganisation, ist die Ausbreitung von Diabetes, wie auch von Bluthochdruck und Herzkrankheiten ein Ausdruck der »Coca-Kolonisierung« der Welt.

In einer Studie, die Zimmet zusammen mit Kollegen schon 1991 im *American Journal of Epidemiology* veröffentlicht hat, wies er auf die Risiken hin, die in Nauru aus dem »hohen Verbrauch an importierten Industrie-Nahrungsmitteln« im Verbund mit »vorwiegend sitzender Lebensweise« und »Fettleibigkeit« zu erhöhter Diabetes-Rate führte.

Dabei liegt Nauru an der Spitze, doch überall in der Südsee mehren sich die Krankheiten, die durch den »modernen Lebensstil« und die industrielle Ernährung entstehen. Gerade in jener paradiesischen Gegend, in der fast alle Früchte dieser Erde prächtig gedeihen, wo Ananas, Kokosnüsse und Papayas, aber auch Kartoffeln, Tomaten und Paprika sprießen, eröffnen immer neue Supermärkte, verkaufen Essen in Dosen, oft zu Kampfpreisen, mit denen die kleinen, einheimischen Bauern kaum konkurrieren können.

In Nauru hingegen gibt es kaum noch frisches Obst und

Gemüse, im Supermarkt stapeln sich fast ausschließlich Dosen, Tüten, Fertignahrung und fettiges Fleisch. Obst und Gemüse sei »kaum zu finden«, klagt Gauden Galea, der bei der Weltgesundheitsorganisation in der Fidschi-Hauptstadt Suva für derartige Krankheiten im Südpazifik zuständig ist. »Es hat bei den Lebensmitteln dramatische Veränderungen gegeben in den letzten Jahren.« Selbstverständlich, meint Dr. Galea, spiele es auch eine Rolle, daß die Menschen generell älter werden, auch in der Südsee. Denn damit erhöht sich auch das Risiko, das eine oder andere altersbedingte Leiden zu bekommen. Auch anderswo steigt schließlich mit zunehmendem Alter das Risiko, an Krebs, Kreislaufleiden oder Diabetes zu erkranken. Aber, so meint Galea, durch die Früchte ihrer Inseln waren die Menschen im Südpazifik gegen manche Krankheit gefeit. »Wenn sie sich traditionell ernähren würden, würden diese Krankheiten nicht so häufig auftreten.«

Und der Übergang zu modernen Lebensmitteln aus dem Supermarkt vollzieht sich mit unbarmherzigem Tempo: »Es ändert sich hier in dramatischem Ausmaß«, sagt WHO-Experte Galea, der aus dem Mittelmeerstaat Malta in die Südsee gekommen ist und sein WHO-Büro gleich hinter der örtlichen McDonald's-Filiale hat.

Auch in West-Samoa, den Gilbert-Inseln und Papua-Neuguinea sind »importierte Supermarktlebensmittel« für einen Anstieg der Fettleibigkeit verantwortlich und in der Folge für eine erhöhte Diabetes-Rate, so eine Studie, die 1994 in der Zeitschrift *Diabetes Care* veröffentlicht wurde.

Als »zusätzlicher Risikofaktor«, so die Autoren, gilt übrigens die Tendenz zum dicken Bauch: Während das gutverteilte Fettpolster der Insulaner nicht unbedingt ungesund sein muß, gilt jene Wölbung in der Körpermitte, die in Deutschland als Bierbauch bekannt ist, als gesundheitlich bedenklich – eine Erkenntnis, die durch eine Untersuchung an 45 000 amerikanischen Krankenschwestern bestätigt wurde.

Die moderne Verformung der Körpersilhouette trifft in besonderem Maße jene Pazifikbewohner, die unter starkem Einfluß der amerikanischen Alltagskultur zu leben haben: die Menschen auf Hawaii, dem 50. Staat der USA. Auch hier leiden die Menschen in erhöhtem Maße an Diabetes. Im Jahre 1994, so eine offizielle Statistik, waren 33 652 Hawaiianer Diabetiker, bei 239 von ihnen führte die Krankheit zur Erblindung, bei 336 mußten Gliedmaßen amputiert werden.

Um die gefährdeten potentiellen Patienten frühzeitig auf ihre Risiken aufmerksam zu machen, gibt es in einigen Orten seit 1998 Reihenuntersuchungen, bei denen die Teilnehmer auf die Waage gestellt und Blutproben genommen werden, beispielsweise in einem kleinen Küstenort etwa 20 Kilometer westlich von Honolulu. Die Gegend dort »ist überfüttert mit junk food«, sagt Dr. Joe Humphry, Initiator der Diabetes-Vorsorgeaktion und Chef des Gesundheitszentrums, das passenderweise gleich hinter einer McDonald's-Filiale liegt.

Dabei gäbe es dort durchaus eine Alternative: Neben McDonald's gibt es da auch einen riesigen Supermarkt mit üppigem Obst- und Gemüseangebot. Doch die Menschen seien, so sagen die Krankenschwestern, die bei der Diabetesuntersuchung das Blut abnehmen, auch ein bißchen faul geworden und zögen das schnelle Essen aus dem Pappkarton dem aufwendigeren, selbstgekochten vor. Und sie trinken dazu, beklagt die Ernährungsberaterin Barbara Ekno, bis zu zwei Liter Soft Drinks am Tag: Cola, Fanta, Seven-up.

Die amerikanischen Ernährungssitten sind, so scheint es, stilbildend: Der Hang zur Bequemlichkeit nimmt überall auf der Welt zu, die Neigung, das Essen selbst zu kochen, schwindet. Das ergab eine Studie der britischen Unternehmensberatungsgesellschaft Deloitte & Touche, die im Auftrag von Coca-Cola und verschiedenen europäischen Supermarktketten erarbeitet und Anfang 1999 veröffentlicht wurde. Die »Traditionalisten«, die sich aus verschiedenen Zutaten selbst eine Mahlzeit zubereiten, würden zunehmend von den sogenannten »befreiten Käufern« verdrängt, die sich auf den Erwerb von Fertiggerichten beschränkten – sehr zur Freude der industriellen Produzenten, die sich europaweit auf einen Markt von 16 Milliarden Pfund (24 Milliarden Euro) einstellen können.

Die »befreiten Käufer« müssen sich allerdings ihrerseits darauf einstellen, daß sie möglicherweise mit den schnellen Menüs auch ganz flott ein paar Pfunde mehr anlagern. Denn viele dieser vorgekochten Gerichte enthalten heimliche Dickmacher: Aromastoffe, die eigentlich eingesetzt werden, um Maggi-Terrinen, Knorr-Suppen und Müllers Milchreis genießbar zu machen, können nebenbei auch zu stetigem Anstieg des Körpergewichts führen. In Deutschland enthält schon die Hälfte all dessen, was die Menschen verzehren, Aromastoffe.

Just jene Aromen dienen bei Schweinen als Mastmittel, damit sie schneller ihr Schlachtgewicht bekommen. Außerdem werden sie dem Futter für Hunde und Katzen beigesetzt, damit diese mehr davon verzehren. Bei einem Fütterungsversuch einer dänischen Firma nahmen Ferkel, die normales Futter bekamen, pro Tag 301 Gramm zu. Die aber, deren Futter mit Erdbeeraroma verfeinert wurde, legten 322 Gramm zu. Und die, die Erdbeeraroma mit Süßstoff ins Futter bekamen, also gewissermaßen das »Dudarfst«-Menü, nahmen am meisten zu: 326 Gramm pro Tag.

Die Aromafabrik Haarmann & Reimer, eine Bayer-Tochter, hat Hunden und Katzen aromatisiertes Futter und, als Vergleich, ein normales in den Napf gefüllt. Das Ergebnis der Tests: Vom Aroma-Futter fraßen die kleinen Lieblinge ungleich mehr. Die Hunde, die fressen durften, so viel sie wollten, und üppig gefüllte Näpfe vorfanden, verspeisten im Durchschnitt vom nicht aromatisierten Futter 38 Prozent, vom aromatisierten hingegen 61 Prozent. Auch die Katzen fraßen deutlich mehr Aromafutter: 70 Prozent gegenüber 43 Prozent vom nicht aromatisierten.

Die Firma Haarmann & Reimer stellt auch Aromen für Menschen her, und der Effekt ist ein ähnlicher, wie sogar die Organisation der Aromaproduzenten, der Verband der deutschen Essenzenindustrie, freimütig zugibt. In einem Informationsblatt (»Aromen – Fragen und Antworten«) von 1996 schreibt der Industrieverband, »daß Gesundheitsschäden, die auf dem Verzehr aromatisierter Lebensmittel beruhen, bislang nicht bekannt geworden sind, sieht man vom Übergewicht ab.«

Die industriellen Aromen kommen in der globalisierten Welt überall zum Einsatz, auch in den Nestlé-Fabriken in Papua-Neuguinea oder Fidschi. Und selbstverständlich können auch dort die Menschen all die anderen Sachen kaufen, die das Abendessen bequem und den Fernsehabend nahrhaft machen. Die »Pringles«-Kartoffelchips vom US-Hersteller Procter & Gamble gibt es beispielsweise in einem neuen Supermarkt auf Fidschi, nahe der Stadt Nadi: CostULess, die Filiale eines US-Konzerns, mit einem weitläufigen Parkplatz davor und ein paar vertrockneten Palmen. Drinnen sieht es aus wie in einem Großmarkt: Riesige Regale, Gabelstapler, neben den Pringles gibt es palettenweise Cola, bergeweise Corned Beef, Mayonnaise, Kraft Fertiggerichte, Nutella und die unvermeidliche Maggi-2-Minuten-Suppe. Von Südsee ist hier nichts zu spüren. Im Labyrinth der Regale irren die Kunden wie in einem ganz normalen Metro-Großmarkt irgendwo in Deutschland oder der Schweiz herum. Der neue Supermarkt liegt an einer Kreuzung nahe beim Flughafen von Nadi, dem wichtigsten Airport der Südsee, wo die Flieger von Australien oder Hawaii ankommen, nach Neuseeland oder Hongkong, Japan oder Kalifornien weiterfliegen. Beim Flughafen, bei der Feuerwehr dort, hat Jiutasa Waqa gearbeitet. So kam er schon früh mit der Moderne in Berührung. Und so ist Waqa auch einer von jenen, die früh schon beide Seiten der Zivilisation erleben konnten, die schönen und auch die weniger erhebenden.

Jiutasa Waqa, genannt John, war einmal ein gefeierter Rugbystar. Ein Artikel aus der *New Zealand Times* hängt noch heute an der Wand in seinem Wohnzimmer. Das Bild in der Zeitung zeigt ihn, wie er mit vollem Körpereinsatz den ovalen Rugbyball unter den Arm klemmt und davonstürmt. Er galt damals, wie die Zeitung schrieb, als der »kleine, aber spektakuläre John Waqa«, war muskulös und schnell. Mit seiner Mannschaft, einer Fidschi-Auswahl, gewann er gegen Samoa 18:11.

Das war 1955. Heute kann John sich nur noch mit Mühe bewegen. Er hockt meist auf dem Boden in seinem kleinen Haus, steht kaum auf und geht nur selten aus. Seine Beine machen nicht mehr richtig mit. Er zieht seine Jogginghose hoch und zeigt seine vernarbten Wunden: »Dieser Teil war angeschwollen.« Kürzlich wurde er am Unterschenkel operiert, die Ärzte haben ihm Hautstücke von der Innenseite des Oberschenkels unterm Knie eingepflanzt. Die Wunde ist gut verheilt, eine Amputation blieb ihm, einstweilen, erspart.

John Waqa hat Diabetes, seit 20 Jahren schon. Regelmäßig muß er ins Krankenhaus, seine Blutwerte messen lassen. Natürlich muß er Diät halten: »Ich soll keinen Zucker essen und keine Süßigkeiten.« Die Coca-Cola, die auf dem Regal steht, darf er nicht mehr trinken, »die ist für die Kinder«, die Nachbarskinder. Am Magen hat er es mittlerweile auch, und Probleme mit den Augen: »Ich sehe nicht mehr so gut«, sagt Waqa, »ich kann schon seit zehn Jahren nicht mehr richtig lesen.« Immerhin kann ihm seine Frau Litania, die zehn Jahre jünger ist, noch vorlesen. Auch für einen bescheidenen Broterwerb reicht die Sehkraft noch. Gemeinsam faltet das Ehepaar kleine Tüten und füllt Kava-Wurzeln ein. Das verkaufen sie dann an Nachbarn in ihrem kleinen Dorf, als Rohstoff für das traditionelle Südsee-Getränk aus den Wurzeln der Pfefferpflanze. Ein paar Fidschi-Dollar bekommen sie von ihren Nachbarn dafür jeden Tag, was ein paar Mark entspricht. So kommen sie einigermaßen über die Runden. Denn Kinder haben sie nicht, und eine Rente, sagte Waqa, bekäme er auch nicht.

Woher er seine Krankheit hat, das weiß John Waqa nicht. Er hält seine Diät, ißt vorwiegend die traditionellen Lebensmittel, Brotfrucht, Taro, Kassava. Vieles wächst gerade nebenan, zwischen den Hütten in Nakavu Village, dem kleinen Dorf mit 300 Einwohnern, in dem er lebt.

Die Menschen im Dorf üben gewissermaßen den Spagat zwischen Tradition und Moderne. Es gibt keine Straße, nur holprige Wege zwischen den kleinen blechgedeckten Häusern, Wäsche hängt an Leinen oder Bäumen, Vögel zwitschern, Hunde bellen.

Die Kinder, die auf den Schaukeln und zwischen den Hütten spielen, ziehen statt Mangos vom heimischen Baum die Hamburger von McDonald's vor, die es ein paar hundert Meter weiter gibt, vor dem Dorf, an der Hauptstraße Richtung Flughafen.

Und wie fast überall auf der Welt heben die Erwachsenen auch auf Fidschi mahnend die Finger und warnen vor den drohenden Gefahren durch die Fleischbuletten. In der *Fiji Times* beispielsweise meldete sich eine Ärztin aus der Hauptstadt zu Wort, warnte vor neuen Bakterien, der Hamburger-Krankheit. Die war zwar auf Fidschi noch niemals aufgetreten, wohl aber in Amerika, und sogar in Japan.

Dort erkrankten eines Sommers Tausende von Kindern, und die Epidemie kam völlig überraschend, aus heiterem Himmel.

5. Große Flut
Die neuen Bakterien

Ein trauriger Sommer – Leberkäse als Seuchenherd? – Ein Besuch im Büro für Gegenmaßnahmen – Die dunkle Ahnung von Häuptling Großer Elch – Monsanto und der Umbau der Natur – Gefährliche E.coli-Bakterien: Warum dürfen Kühe eigentlich kein Gras fressen?

Fast wäre es in diesem Jahr ausgefallen, das Oktoberfest in Osaka, der Metropole im japanischen Süden. Das wäre schade gewesen, denn das Bierfest erfreut sich stets großer Beliebtheit. Die örtliche Bevölkerung labt sich gern an den Erzeugnissen zahlreicher Brauereien, und auch die exotische Folklore im Begleitprogramm, die blecherne Blasmusik und die Tänze teutonischer Karnevalsvereine, kommt gut an.

Doch in diesem Jahr war die Nervosität groß im Lande Nippon, viele Feiern wurden abgesagt, und auch das Oktoberfest galt plötzlich als Risiko. Die Stadtverwaltung sträubte sich, dem deutschen Konsulat als Veranstalter das Freigelände beim Asia Trade Center zur Verfügung zu stellen. Die überraschende Begründung: »Seuchengefahr«.

Im Zentrum der Sorge um die Volksgesundheit stand eine Speise, die gemeinhin als unbedenklich gilt: Leberkäse, auch Fleischkäse genannt, eine Rarität in Osaka und Umgebung, für deren Qualität sich der Lieferant verbürgte, Rolf Kutschmann vom örtlichen Restaurant »Loreley«. Doch die Stadtverwaltung blieb hart. Die Beamten meinten, »das sei zu gefährlich«, erinnert sich Klaus Vietze, Diplomat im deutschen Generalkonsulat. (Das Fest konnte dann im Hof des Konsulats dennoch stattfinden; am Leberkäs' nahm, gottlob, kein Japaner Schaden.)

Daß ein vielleicht etwas fettiges, aber ansonsten völlig harmloses Volksnahrungsmittel aus Germanien in Nippon plötzlich zum Sicherheitsrisiko werden kann, das erscheint seltsam. Doch zu jener Zeit ging eine große Verunsicherung um, viele Lebensmittel galten als gefährlich, und auch größere Menschenansammlungen wurden möglichst gemieden, »wegen der Angst vor den Kolibazillen«, sagt Klaus Vietze.

Japan war in jenem Jahr, 1996, von einer Epidemie heimgesucht worden, die die Seuchenexperten der Weltgesundheitsorganisation als »beispiellos« einstuften. Weit über 10 000 Menschen erkrankten, 17 starben. Monatelang rätselten die Behörden über die Ursachen, während die Unsicherheit unter der Bevölkerung wuchs. Weil vor allem Kinder betroffen waren, bangten besorgte Eltern um das Leben ihrer Kleinen. Eines nur war früh schon klar: Der Erreger breitete sich über das Essen aus. Im Verdacht standen Großküchen und Kantinen, in denen die Schulkinder verköstigt wurden, auch Lebensmittelfabriken, Fischer, Gemüsebauern gerieten in Verdacht. Selbst das Wasser galt als potentiell gefährlich.

Der Keim, der die Menschen beängstigte, war erst vor wenigen Jahren über die Menschheit gekommen. Er ist hochgefährlich, die Übertragungswege sind unberechenbar, Gegenmaßnahmen gibt es für die Betroffenen kaum. Für den Erreger vereinbarten die Wissenschaftler ein Kürzel, das wie ein Codename aus einem Science-Fiction-Roman klingt: E.coli 0157:H7.

Der Krankheitskeim tarnt sich nach Kräften. Er verharrt die ersten Tage ruhig im Körper und entfaltet oft erst nach einer Woche seine unheilvolle Wirkung. Er ist äußerst langlebig, kann Monate in tierischen Exkrementen überleben und sogar mehr als acht Wochen auf trockenem, blankem Edelstahl, wie er beispielsweise in Großküchen oft verwendet wird. Selbst eisige Atmosphäre stört ihn nicht sehr: Er übersteht Tiefgefrieren und vermehrt sich selbst bei frostigen 10 Grad unter Null. Kälte kann sogar bewirken, daß er sich noch besser an seine Wirtszellen anklammert. Und: Er widersteht auch sauren Magensäften, gelangt unbeschadet in den Darm, wo er seine Tätigkeit aufnimmt, manchmal sorgt er nur für Durchfall, manchmal bringt er den Tod.

E.coli-Erreger sind keine japanische Spezialität. Sie breiten sich in vielen Teilen der Welt aus, in Amerika, wo Lauren Rudolph und andere Kinder den Tod fanden, in Australien und auch in Europa, in Italien, in Österreich. Auf den Kanarischen Inseln erkrankten Urlauber, in Schottland starben Altersheimbewohner.

Und auch in Deutschland mehren sich Infektionen, auch Sterbefälle, mindestens 13 waren es allein von 1995 bis 1997. Vor allem in Niedersachsen und Bayern brachen damals kleinere Epidemien aus, doch der Erreger wurde auch in Hessen und Baden-Württemberg nachgewiesen. Im Stuttgarter Olgahospital, einer Kinderklinik, wurde schon eine Spezialstation eingerichtet für kleine Koli-Patienten. Ende 1998 wurde eine Meldepflicht eingeführt. Die »weitere Ausbreitung« der Erreger gebe »zur Sorge Anlaß«, schrieben führende deutsche Seuchenexperten in einem Sonderheft des Bundesgesundheitsblattes Ende 1998.*

Eigentlich ist das E.coli-Bakterium vollkommen harmlos. Es wurde 1885 von dem deutschen Kinderarzt Theodor Escherich entdeckt und nach ihm benannt: Escherichia coli. Jeder trägt es in sich, es hilft dem Magen-Darm-Trakt bei der Verdauung der Speisen.

Die neuen Varianten haben allerdings mit ihren harmlosen Verwandten fast nur noch den Stammbaum gemein. Denn einige E.coli-Bakterien haben sich von einem friedfertigen Begleiter des Menschen in einen gefährlichen Feind verwandelt, gerade so, als ob ein braver Dackel plötzlich zum Pitbull mutierte und fortan als Killerhund Angst und Schrecken verbreitet.

Irgendwann in neuerer Zeit hat sich – auf ungeklärte Weise – eine E.coli-Bakterie der harmlosen Sorte ein Gen vom Erreger der

---

* J. Bockemühl/H.Karch/H.Tschäpe: Zur Situation der Infektionen des Menschen durch enterohämorrhagische Escherichia coli (EHEC) in Deutschland 1997. In: EHEC in Deutschland. Bundesgesundheitsblatt Sonderheft Oktober 1998.

Bakterienruhr aufgeschnappt und sich dann kräftig vermehrt. Die neuen, gefährlichen Vertreter der Koli-Familie heften sich an die Darmwand an und sondern dort große Mengen eines aggressiven Gifts ab, das sogenannte Shiga-Toxin, das zu den gefährlichsten giftigen Mikrobensubstanzen zählt, die überhaupt bekannt sind. Es zerstört Darm- und Nervenzellen sowie die Innenwände der Blutgefäße, vor allem in der Niere.

Die Menschen reagieren unterschiedlich auf den Angriff der Bazillen: Einige werden selbst mit den Angreifern fertig, spüren gar nichts oder werden nach einigen Tagen Durchfall von selbst wieder gesund. Bei manchen sind blutende Entzündungen des Dickdarms, Fieber und Erbrechen die Folge.

Besonders prekär kann die Infektion bei empfindlichen Menschen verlaufen, vor allem bei Kindern und Älteren, aber auch bei Schwangeren und Immunschwachen. In besonders schweren Fällen droht das sogenannte hämolytisch-urämische Syndrom (HUS), das schwere Nierenschäden bis hin zu Nierenversagen zur Folge haben kann. Bei ihnen kann nur die künstliche Niere noch helfen.

Unklar ist, wie viele der Bakterienopfer HUS entwickeln, das gefährlichste Begleitsyndrom. Nach einer Faustregel der Mediziner tritt etwa bei fünf Prozent aller Koli-Opfer HUS auf, einige Forscher berichten aber auch von Fällen mit einer HUS-Quote von bis zu 90 Prozent.*

Wiederum fünf bis zehn Prozent der HUS-Opfer sterben, nach wissenschaftlichen Schätzungen.

Weil die aggressiven Bakterienstämme noch relativ neu sind, fehlen verläßliche Erfahrungen über die Langzeitfolgen einer Erkrankung. Denn die Patienten, die bei den Ausbrüchen in den 90er Jahren zwei Jahre alt waren, sind noch zu jung, als daß zuver-

---

* Marguerite A. Neill, Phillip I. Tarr, David N. Taylor, Andrew F. Trofa: Escherichia coli. In: Foodborne Disease Handbook Vol. 1: Diseases Caused by Bacteria. New York/Basel/Hongkong: Marcel Dekker Inc., 1994

lässige Vorhersagen über ihr künftiges Schicksal zu machen wären. Die bisher beobachteten Kinder seien in aller Regel nach der Genesung »pumperlg'sund«, sagt der Innsbrucker Professor Franz Allerberger, der zusammen mit Kollegen aus Italien und Deutschland über die neuen Krankheitsbilder forscht. Sie hätten auch auf lange Sicht, sagt Allerberger, eine »relativ gute Prognose«. Andere Mediziner befürchten allerdings Spätfolgen, chronische Nierenschäden, Bluthochdruck, ja sogar neurologische Defekte, epilepsieähnliche Symtome.

Auch ansonsten bedächtige und nicht zu Panik neigende Ärzte sind beunruhigt über die neuen Infektionsquellen. Denn herkömmliche Antibiotika sind oft machtlos, sie können die Lage sogar noch verschärfen, weil die neuen Bakterien-Mutanten auf Antibiotika bisweilen mit verstärktem Giftausstoß reagieren.

Die neuen Bakterien vom Typ E.coli 0157:H7 sind nicht die einzigen neuen Varianten des Erregers, sie werden, zusammen mit ähnlich gefährlichen Verwandten, unter dem Kürzel EHEC zusammengefaßt (Enterohämorrhagische Escherichia coli: Kolibakterien, die Darmblutungen hervorrufen).

Diese Erreger, meldete im Sommer 1997 die gemeinhin eher zurückhaltende Wochenzeitung *Die Zeit*, breiten sich »mit besorgniserregender Geschwindigkeit aus«. Auch die Weltgesundheitsorganisation WHO rechnet E.coli-Infektionen zu den sieben wichtigsten ansteckenden Krankheiten, bei denen mit einer weiteren Verbreitung gerechnet werden muß. Sie stellt die aggressiven Kolibakterien, als neuartige Krankheitsauslöser, in eine Reihe mit Erregern wie dem AIDS- oder dem Ebola-Virus.

Journalisten mit erhöhter Alarmbereitschaft wie jene des ZDF-Magazins *Frontal* glauben gar, die EHEC-Bakterien seien »gefährlicher als der Rinderwahnsinn«.

Nun zählen solche Hitparaden des Schreckens, bei denen Horrorvisionen hierarchisch eingeordnet und je nach Nachrichtenlage hinausgebrüllt oder hintangestellt werden, zu den groben Unsitten des Mediengewerbes. Oft steht die reale Gefährdungslage in krassem Mißverhältnis zum medial veranstalteten Erregungspegel. Überdies rufen die regelmäßig lärmenden Alarmsirenen beim Publikum, je nach Gemütsverfassung, eher problematische Reaktionen hervor: Entweder lähmende Ängste, obwohl die Gefahr, bei Lichte betrachtet, nicht akut lebensbedrohlich ist. Oder heitere Gleichgültigkeit, obwohl eine gewisse Sensibilität wohl angebracht wäre. Es ist also schwer, ein Risiko adäquat einzuschätzen.

Und darum geht es zuvörderst bei den neuen Gesundheitsrisiken. Denn die Gefährdung ist stets eine relative, nie zu vergleichen mit der absoluten und unabwendbaren Lebensgefahr, die etwa für einen antiken Christen in einem Käfig voller hungriger Löwen herrschte oder für einen Schiffbrüchigen im kalten Ostseewasser. Zu vernachlässigen sind die neuen Risiken dennoch nicht.

Zum Beispiel der Rinderwahn, der in den Medien eine bisweilen bizarre Qualität annahm: Man konnte meinen, schon morgen drohten ganze Stadtviertel Hamburgs oder Düsseldorfs im Veitstanz zu verblöden und hernach leblos hinzusinken wie jene verrückten Kühe aus britischen Ställen. Vergessen wurde vor Aufregung oft, daß die BSE-Gefahr darin lag, daß bei – möglicher, künftiger, ungebremster – weiterer Ausbreitung der Tierseuche eventuell in der Zukunft, in vielen Jahren, eine unberechenbare Ausbreitung der Creutzfeldt-Jakob-Krankheit drohen könnte. Dem einzelnen Menschen, der auf Risikoberechnungen der Experten nicht viel geben wollte, blieb ein einfacher Weg der Vorbeugung: Steakverzicht. Die Zahl der Opfer der mit BSE in Verbindung zu bringenden neuen Creutzfeldt-Jakob-Krankheit blieb einstweilen weit entfernt von seuchenhaften Ausmaßen: mindestens 37 waren es bis Anfang 1999. Der eigentliche Skandal lag darin, daß diese Menschen womöglich Opfer einer bizarren industrialisierten »Tierproduktion« geworden sind, bei der die Gesetze der Natur aus schierem Profitdenken außer Kraft gesetzt und den vegetarischen Rindern zermahlene Tierkadaver ins Futter gemischt wurden.

Die neuen Bazillen aus der EHEC-Familie konnten sich, darauf deuten neueste wissenschaftliche Erkenntnisse hin, ebenfalls dank der industriellen Produktionsmethoden in Massenställen und Großschlachthöfen in Windeseile vermehren. Die Zahl der Todesopfer, die eindeutig auf die neuen Erreger zurückzuführen sind, übersteigt die Zahl der Creutzfeldt-Jakob-Opfer. Folgt man den Schätzungen, wonach allein in Deutschland mit 2000 Erkrankungen pro Jahr zu rechnen ist, dann liegt die Sterbequote erschreckend hoch: 20 bis 80 Menschen, vor allem Kinder, stürben demnach pro Jahr daran, zumeist ohne öffentliche Anteilnahme, denn die meisten Infektionen werden nie publik.

Und: Es scheint weitaus schwieriger, den neuen Erregern, wenn sie sich epidemisch ausbreiten, zu entgehen. Denn in diesem Fall wird nicht nur das Rind zum Feind, als mögliche Quelle von Verrücktheit und Wahn, sondern auch Milch, Obst, Gemüse, Säfte – und der Mitmensch. Denn der gilt ebenfalls als Ansteckungsherd, was, wie sich in Japan zeigte, sogar zu sozialen Spannungen führen kann, zu Mißtrauen und argwöhnischer Vereinzelung.

In Japans Süden ist es sommers subtropisch warm, was auch den Bazillen Behagen verschafft und sie zu Vermehrung veranlaßt. Und in Japans Süden, jener Gegend, die 1995 von einem verheerenden Erdbeben erschüttert wurde, das der Stadt Kobe zu zweifelhafter Berühmtheit in aller Welt verhalf, leben die 20 Millionen Menschen dicht gedrängt. Die Stadtgrenzen sind kaum noch festzustellen zwischen Kobe, Osaka, Kyoto und Sakai. Dicht an dicht stehen kleine, zweistöckige Häuser, dazwischen Wolkenkratzer von kühner Architektur. Es ist so eng, daß der Flughafen von Osaka, vom renommierten italienischen Architekten Renzo Piano geplant, ins Meer gesetzt werden mußte. Die Stadtbahnen sausen auf Stelzen durch das Häusergewirr, vorbei an kleinen Tempeln, kleinen Reisfeldern, innerstädtischen Vergnügungszentren mit Achterbahn. Und immer wieder tauchen vor dem Fenster jene japanischen Golfplätze auf, die auf den ersten Blick wie Tennisplätze erscheinen, eingegrenzt mit haushohen grünen Netzen, die verhindern, daß die Bälle ins Nachbarhaus oder einem vorbeifahrenden Mitsubishi ins Fenster fliegen.

Sakai, die Stadt, in der die E.coli-Epidemie 1996 ausbrach, wurde früher das Venedig des Orients genannt, was heute schwer verständlich ist, denn von malerischen Kanälen ist wenig zu sehen. Dominant sind die Schornsteine der örtlichen Schwerindustrie, Hafenanlagen und in der Stadtmitte ein Shopping-Zentrum mit neonschrillen Spielhallen, den obligaten Filialen von McDonald's und Kentucky Fried Chicken und auch vielen japanischen Restaurants. In letzteren hocken alte Damen auf Bastmatten, und Manager lockern mittags den Krawattenknoten. Die Gäste schlürfen genüßlich ihre Miso-Suppe, genießen Hühnchen, Rührei mit Reis oder knusprige Teigtaschen, Tempura genannt.

In Japan wird die Liebe zum Essen gepflegt und die Geselligkeit sehr geschätzt. Vorlieben, die 1996 auf eine schwere Probe gestellt wurden.

Die Epidemie breitete sich in rasender Geschwindigkeit in mehreren Etappen aus. Im Mai waren binnen kurzem 1600 Schulkinder erkrankt, drei Kinder starben. Anfang Juli steckten sich wieder 1228 Kinder an, in der zweiten Juliwoche waren es schon 3800 Infizierte. Auch die Zeitungen in Deutschland berichteten von der »rätselhaften Lebensmittelvergiftung« und den neuesten Zahlen: 6000, 7800, 8000 Opfer. Sakai war das Zentrum der Epidemie, aber die Krankheit hatte sich längst über das ganze Land ausgebreitet. Im August hatte der Bazillus in 45 der 47 japanischen Provinzen seine Opfer gefunden, die Zahl der Toten war auf sieben gestiegen. Der amtliche »Bericht über die kollektive Durchfallerkrankung unter Schulkindern der Stadt Sakai« nannte schließlich als vorläufiges Endergebnis die Zahl der in der Datenbank erfaßten Patienten: 16 111.

Nie zuvor hatte es auf der Welt eine ähnliche EHEC-Epidemie gegeben, und entsprechend unvorbereitet traf sie Behörden und Medien. In Japan herrschte, so *die Frankfurter Allgemeine Zeitung*, »eine Art von nationalem Notstand«. Ein anderer Korrespondent, der für die *Frankfurter Rundschau* und andere deutsche Blätter aus dem Notstandsgebiet berichtete, gab sich sogar als betroffen zu erkennen: Sein kleiner Sohn war auf dem Höhepunkt der Epidemie an Durchfall erkrankt. Der Journalist studierte das Merkblatt der Behörden darum ganz genau, das über »Präventionsmethoden gegen die Verseuchung zu Hause« informierte. Die Ratschläge erschienen ihm indessen etwas dürftig: Gründliches Händewaschen, reichlich Seife, sorgsames Spülen der Küchengeräte wurde amtlich angeraten. Der Zeitungsmann war entsetzt: »Es war zum Verzweifeln: Händewaschen gegen mögliche Todesgefahr?« (Er hielt seine beunruhigte Leserschaft im fernen Deutschland dankenswerterweise auch über die Beruhigung im Magen-Darm-Trakt seines Sohnes auf dem laufenden und meldete alsbald, daß der Kleine »seit Montag wieder normale Verdauung hat«.)

Hilflose Betroffene, ratlose Behörden. Viele konnten nur noch, wie die *FAZ* notierte, »beten, daß sie verschont werden mögen«. Es herrschte, so das Blatt, »wachsende Angst« und »stille Panik«.

Andere Beobachter vernahmen lautere Töne: »Verschwinde, du Bazille«, riefen sich Kinder in Sakai zu. Vor lauter Furcht vor der Ansteckung wurden Familien, die sich bei Reihenuntersuchungen als Bakterienträger erwiesen hatten, wie Aussätzige behandelt – ein schweres Stigma, das gerade in einer sozial orientierten Gesellschaft wie der japanischen verhängnisvolle Folgen haben kann. In diesem Zusammenhang wird auch ein merkwürdiger Satz verständlich, den der Vizedirektor des Gesundheitsamtes von Sakai auf dem Höhepunkt der Epidemie aussprach: »Unsere schwierigste Aufgabe ist es jetzt, die Menschenrechte der Bewohner durch die Anwendung des Epidemie-Gesetzes nicht zu verletzen.«

Gleichwohl rieten die Beamten den Eltern, ihre Kinder nur noch zusammen spielen zu lassen, wenn sie sich hernach sorgfältig die Hände wuschen – schließlich könne jeder Dreikäsehoch zum Ansteckungsherd werden. Den meisten Kindern verboten die Eltern allerdings gleich ganz, draußen zu spielen. Sommerfeste wurden abgesagt, Schwimmhallen und Freibäder geschlossen. »Für die Kinder ist das ein trauriger Sommer«, sagte mitfühlend ein Vater.

Die Quelle des Übels indessen blieb noch wochenlang verborgen. Der vom Ministerpräsidenten eigens gebildete Krisenstab tappte bei der Diagnose im Dunkeln. Für die Bevölkerung in den betroffenen Gebieten waren die in der Presse publizierten Theorien über die Ansteckungsquellen eher verwirrend. Anfangs galt ein Gericht aus kalten Nudeln mit gebratenem Schweinefleisch als Ursache der Erkrankungen. Später wurden auch Salat, Milch oder Fisch als potentiell gefährlich eingestuft. In der Stadt Isezaki strichen die Behörden frisches Obst aus den Speiseplänen der Schulgerichte, anderswo stand plötzlich rohes Gemüse auf dem Index, in der Stadt Gifu wurde ein Salat aus Gemüse und Bonito-Fischstäbchen als Bakterienherd identifiziert. In der Stadt Miura nahe Tokio erkrankte ein neunjähriger Knabe, nachdem er in einem Restaurant Leber gegessen hatte – vier Tage später wurde ihm schlecht, dann folgte blutiger Durchfall. Auch das Trinkwasser, ja sogar das häusliche Badewasser – alles galt als seuchenträchtig.

Alle paar Tage mußten sich neue Berufsgruppen gegen den Verdacht wehren, die Vergifter zu sein: Mal waren es die Betreiber der Schulkantinen, dann deren Zulieferer. Dann wieder ein Nudelfabrikant oder wechselnde Gemüsefarmer. Und schließlich wurden, ganz abstrakt, die kapitalistischen Prinzipien als solche verantwortlich gemacht, der Preiskampf, der Zwang zur immer noch billigeren Produktion.

Denn diese sorgten, gleichsam hinter dem Rücken der Japaner, für ein stetes Absinken der Qualitätsstandards, meinte ein Kritiker. Durch den »ungeheuren Konkurrenzdruck« unter den Lieferanten für die öffentlichen Schulkantinen sei es dazu gekommen, daß »die Frische der Produkte und die Hygienestandards zuerst geopfert worden sind, um überhaupt im Geschäft zu bleiben.«

Die vergebliche Suche nach einem Bösewicht, der persönlich zu identifizieren, haftbar gemacht, eingesperrt werden könnte, trug weiter zur Verunsicherung der Menschen bei. Weil kein Verantwortlicher zu finden war, weil auch keine eindeutige Ursache ausgemacht werden konnte, sah sich plötzlich jeder allüberall mit möglichen Risiken konfrontiert.

Für die neuen Bakterien ist all dies ganz typisch: Sie haben kein exklusives Revier, von dem aus sie zu ihren Angriffen starten. Sie können tatsächlich an vielen Stellen lauern. Wann immer sich Menschen ansteckten irgendwo auf der Welt, wechselten regelmäßig die Ansteckungsquellen: Mal war es ein Truthahn-Sandwich, mal Apfelsaft, mal Apfelmost. In Deutschland wurde 1993 Petersilie in einer Kräuterbutter als EHEC-Quelle identifiziert, 1996 fiel der Verdacht auf Teewurst und Mortadella. 1998 erkrankten in den USA 4000 Menschen im Staate Illinois an verseuchtem Kartoffelsalat, der von einem Partyservice geliefert wurde.

Selbst wenn eine Ansteckungsquelle identifziert ist, führt der Weg oft gleich weiter – meist in ein Dunkel, in dem sich die Spuren verlieren.

Als bei der Epidemie in Japan schließlich Rettichsprossen als Hauptquelle für viele Erkrankungen ausgemacht wurden, wuchsen bald auch wieder die Zweifel, ob diese Keimlinge, die dort als Beilage für Salate oder gedünstet als Gemüse fast täglich auf den Tisch kommen, die Brutstätte für die E.colis waren. Denn kaum waren die Rettichsprossen in Verdacht geraten, wurde bekannt, daß die Rettichzucht in der Nähe mehrerer Schlachthöfe lag, so daß auch die Möglichkeit bestand, daß das Grundwasser dort verseucht sein könnte.

Die Untersuchungsbehörden entschieden sich letztlich für eine andere These, eine These, der Dr. Taro Yamakita offenkundig große Sympathien entgegenbringt. Er ist der Chef des Gesundheitsamtes von Sakai, er arbeitet, wie viele Japaner, in einem Großraumbüro, im fünften Stock des Amtsgebäudes in Sakai. Sein Schreibtisch steht an der Stirnseite des Raumes, frei zugänglich für seine Mitarbeiter, ohne die in Europa üblichen Attribute von Status und Macht, ein Stil, der in japanischen Firmen und Behörden häufig gepflegt wird. Dr. Yamakita richtete während der Krise zusammen mit seinen Mitarbeitern eine Zentralstelle ein, die den etwas umständlichen Titel »Hauptbüro für Gegenmaßnahmen gegen die kollektive Durchfallerkrankung unter Schulkindern der Stadt Sakai« trug. Außerdem erstellte sein Büro auch den »Bericht über die kollektive Durchfallerkrankung unter Schulkindern der Stadt Sakai«. Dr. Yamakita entschied sich nach ausgiebiger Erforschung der Epidemie für eine These, die traditionellen japanischen Gepflogenheiten sehr entgegenkommt: Er schaffte den Ursprung des Übels einfach außer Landes.

Denn die Rettichsprossen waren offenbar Importware, was die Möglichkeit eröffnete, auch die Kontaminationsquelle in die Ferne zu verlegen. »Das kam aus Oregon«, sagt Dr. Yamakita. Und, da war er sich ganz sicher: »Die Saat war schon kontaminiert.« Kritiker hielten das zunächst für den typischen Reflex eines Inselvolkes, das jahrhundertelang in selbstgewählter Isolation eine eigenständige Kultur und Zivilisation entwickelt hat und stets gewohnt war, negative oder gar schädliche Entwicklungen üblen Einflüssen von außen zuzuschreiben.

Gleichwohl ist der Verweis auf die Vereinigten Staaten von Amerika als Ursprungsland der Kontamination nicht ganz abwegig, denn tatsächlich scheint der Keim dort ideale Bedingungen für sein Dasein und üppige Vermehrung gefunden zu haben.

Anfang 1999 räumte die US-Lebensmittelbehörde FDA ein, daß tatsächlich kontaminierte Samen die Ursache für E.coli-Vergiftungen durch Rettichsprossen sein könnten. Denn auch in den USA haben sich Menschen an Sprossen angesteckt, allein 1998 gab es drei Epidemien, die auf Alfalfa-Sprossen zurückgingen. Aber auch Sojasprossen, Rettichsprossen und andere gelten, so die FDA, als risikobehaftet – ein Feld von wachsender Bedeutung, denn zehn Prozent der Amerikaner essen regelmäßig die als besonders gesund geltenden Keimlinge, insgesamt 300 000 Tonnen jährlich.

Über die Quelle der Kontamination, so die FDA-Wissenschaftlerin Karen Huleback im Februar 1999, herrschten »noch viele Ungewißheiten«. Vermutlich kommen die Bakterien über den Dünger auf die Kulturen, vielleicht auch direkt auf die Sprossen durch Kontakte mit infizierten Tieren nach der Ernte.

Die Hauptquelle für die neuen Bakterienvarianten ist, da sind sich die Wissenschaftler indes sicher, der Rindermagen. Und deshalb können auch die Ausscheidungen der Tiere die Erreger übertragen. Der wichtigste Krankheitsüberträger ist jedoch, zumindest in Amerika, das Fleisch der Rinder. Daran hatte sich auch die kleine Lauren Rudolph angesteckt, und viele andere könnten sich tagtäglich infizieren. Denn in Amerika hat der Keim einen riesigen Lebensraum: Wo der Verzehr riesiger Mengen billigsten Rindfleisches fast zu den unveräußerlichen Menschenrechten zählt und jeder Einwohner im Laufe eines Jahres das Doppelte seines Körpergewichtes an Fleisch zu sich nimmt, in diesem Land gibt es auch Millionen von Wirtsviechern, in denen er sich munter vermehren kann.

In Amerika herrscht aber auch, spätestens seit dem Tod von Lauren Rudolph, eine erhöhte Sensibilität gegenüber den neuen Gefahren. Regierung und Behörden lösen deshalb bei jedem neuen Auftreten des gefährlichen Keims sofort Alarm aus und lassen die befallenen Fleischpartien aus dem Verkehr ziehen. Zumeist handelt es sich, was nicht verwundert, um Hamburgerfleisch, wie bei einem Rückruf im Jahre 1997, der als bis dahin größte Lebensmittel-Rückrufaktion in die amerikanische Geschichte einging: 25 Millionen Pfund Hamburgerfleisch (11 000 Tonnen) mußte die Firma Hudson Foods überall in den Vereinigten Staaten aus Supermarktregalen und Fastfoodläden ausräumen und wegschaffen lassen – wegen Befalls mit E.coli 0157:H7.

Als Quelle der Verseuchung wurde eine Fleischfabrik von Hudson Foods in Columbus im Staate Nebraska ausfindig gemacht.

Columbus/Nebraska, das liegt im Mittleren Westen, dem Zentrum der amerikanischen Agro-Industrie. In jener endlos scheinenden Ebene, den Great Plains, erstrecken sich über Hunderte und Tausende von Hektar die Felder, auf denen die Rohstoffe für die Grundnahrungsmittel der amerikanischen Bevölkerung angebaut werden: kilometerlange Kartoffelfelder, da wachsen die künftigen Pommes Frites. Meilenweit Mais, das gibt Popcorn. Und Soja, Soja, Soja, woraus die Lebensmittelindustrie viele Zutaten für ihre Leckereien produziert, zum Beispiel Lecithin für Nutella. Hier leben fromme und gottesfürchtige Menschen. Das ist schon an den Schildern zu erkennen, die immer wieder aus den Feldern ragen: »Abortion kills«, Abtreibung tötet, so mahnen diese die Ehrfurcht vor dem ungeborenen Leben an.

Die Ehrfurcht vor Gottes Natur ist nicht so ausgeprägt, wie an den vielen anderen Schildern zu erkennen ist, die immer wieder auftauchen an den gigantischen Feldern: »Novartis Seeds N 7333 Bt« steht da beispielsweise, das kennzeichnet ein genmanipuliertes Maisfeld des Schweizer Pharma-Agro-Multis Novartis. Oder, noch deutlicher: »Pioneer 34 RO6 BtGene«, ein Gen-Acker des US-Konkurrenten Pioneer. Auch der Gen-Vorkämpfer Monsanto läßt hier pflanzen, seine berühmten »Roundup Ready Sojabohnen«.

Die Natur wird hier, auf amerikanische Art, gleich im großindustriellen Maßstab umgebaut. Denn die Menschen im Mittleren Westen sind von zupackender Wesensart. Zauderer wären hier fehl am Platz, Menschen von zartfühlendem Wesen hätten hier wohl auch kaum überleben können.

Denn die Gegend hier, das war einst der Wilde Westen. Das Land der Pioniere, die im 19. Jahrhundert auf ihren Trecks mit den Planwagen durchzogen, ihre Claims absteckten und mit der Flinte verteidigten. Es war das Land der Cowboys und Fallensteller.

An Landwirtschaft war damals nicht zu denken. Denn die ersten Erkundungen erbrachten nicht viel Positives zu Ackerbau und Viehzucht: Als eine Expedition im Jahre 1820 die Gegend erstmals systematisch erforschte, nannte Expeditionsleiter Stephen Long dies »Die große Amerikanische Wüste« und notierte im Expeditionsbericht, die Gegend sei »fast vollständig ungeeignet für eine Kultivierung (Landwirtschaft) und natürlich unbewohnbar für Menschen, die ihren Lebensunterhalt durch die Landwirtschaft verdienen.« Überall nur hartes Steppengras, dazu Millionen von Büffeln und feindselige Ureinwohner: Indianer vom Stamme der Sioux und Cheyennes.

Doch die Probleme erwiesen sich als lösbar. Denn unter dem starren Gras, so zeigte sich, lag fruchtbarer Boden. Zwar regnete es sommers selten, doch das Grundwasser ließ sich anzapfen und für künstliche Bewässerung nutzen. Die Pioniere steckten also ihre Claims ab, nahmen das Land unter den Pflug. Die störenden Büffelherden waren schnell dezimiert, und die Ureinwohner mußten bald einsehen, daß ihre Lebensweise im Einklang mit Flora und Fauna zum Aussterben verurteilt war und von den Neuankömmlingen und ihrem zupackenden Way of Life überrollt werden würde.

So sprach Häuptling Großer Elch, dessen Volk in jener Gegend lebte, in der nur 100 Jahre später die Firma Hudson Foods ihre Hamburger vom Fließband rollen lassen sollte: »Eine große Flut wird kommen, und sie wird bald hier sein. Ich werde schon gegangen sein, wenn sie kommt, aber ich bin sicher, sie wird kommen.

Die wilden Tiere, die uns Gott fürs Überleben gegeben hat, werden verschwinden, selbst die Vögel werden keinen Rastplatz mehr haben. Manche von Euch werden nicht verstehen, was ich meine, aber wer es vermag, der möge sich vorsehen.«

Viele Indianer versuchten, sich gegen die Eindringlinge zu wehren. Jahrelanges Blutvergießen war die Folge und zahlreiche Gemetzel, die schließlich in der Schlacht am Little Bighorn gipfelten. Dort wurde der legendäre General George Custer mit seiner 7. Kavallerie von Kriegern der Sioux und Cheyennes überwältigt, angeführt von den heldenhaften Häuptlingen Crazy Horse und Sitting Bull. Die Vergeltung der weißen Siedler und ihrer Truppen war unbarmherzig und gnadenlos, mit einem Überfall auf ein Indianerlager am Wounded Knee endete der Kampf endgültig, als 150 Sioux von den US-Soldaten massakriert wurden.

Nun war der Weg frei für das fromme und gottesfürchtige Volk der Pioniere und Siedler. Sie konnten sich das Land untertan machen und es nach eigenem Willen gestalten.

Heute brettern riesige Viehtransporter über die schnurgeraden Straßen, schwere Trucks mit mattsilbernen Käfigen. Am Straßenrand, zwischen Äckern und Feldern, sind dann und wann ein paar Viehherden zu sehen, auf nacktem braunem Boden, zwischen stählernen Gattern, von einem durchdringenden Geruch umgeben.

Im Hintergrund erheben sich die Futtersilos des Gehöfts. Überall sind solche Silos zu sehen, bei den Farmen, in den Dörfern, an den Stationen der Union Pacific Railway: kirchturmhohe Abfüllanlagen der Futterfabriken. Sie dominieren die Silhouette, erheben sich in den Horizont, auch abends, wenn glutrot die Sonne untergeht, weit hinten im Westen in Richtung Rocky Mountains. Die Silotürme könnten die Wahrzeichen dieser Gegend sein, sie überragen die Kirchtürme diverser Gemeinden von Baptisten, Lutheranern, Methodisten oder anderer frommer Vereinigungen wie der World of Life Church, die auch in Columbus/Nebraska eine Filiale hat, der Stadt des großen Hamburger-Rückrufs.

Columbus war früher ein schönes Wildwest-Städtchen mit kleinen Holzhäusern, einer staubigen Main-Street, einem Saloon, der eine schöne Kulisse abgegeben hätte für zielsichere Helden wie John Wayne oder Gary Cooper.

Die Helden von heute gehen zur Pizza Hut oder zu McDonald's, zu Burger King oder Kentucky Fried Chicken. Sie können beim Landbedarfshandel Fleischer Farm Equipment einen monumentalen Mähdrescher erstehen oder beim Country-General-Laden ein paar Zäune, Balken oder einen kleinen Viehanhänger.

Bei vielen Banken und Investmentgesellschaften können sie, mit ein bißchen Glück, ein Vermögen ansparen. Das brauchen die Helden von heute in diesem Land, denn für die Ausbildung ihrer Kinder und ihr eigenes Alter sorgt niemand sonst. »Dreams Unlimited«, unbegrenzte Träume, verspricht per Schild sogar der Friseur. Und auch Kaufen ist fast unbegrenzt möglich, 24 Stunden am Tag bei Food4Less oder Wal-Mart, dem größten Einzelhändler der Welt (»Satisfaction guaranteed«).

Das alles gibt es in Columbus/Nebraska, einer kleinen Stadt im Mittleren Westen, und alles in einer einzigen Straße, der 23. Straße, die sich dann draußen vor der Stadt in die Route 30 verwandelt und zu jener Fleischfabrik führt, von der aus in jenem Sommer 1997 ganz Amerika mit bakterienverdächtigem Hackfleisch versorgt wurde.

Eine schöne Fabrik ist das, schneeweiß, mit blauverspiegeltem Glas an der Front, künstlich bewässertem Rasen und einem kleinen Teich, der sehr dekorativ aussähe, wäre da nicht der giftgrüne Algenteppich auf der Wasseroberfläche.

Wie eine Fleischfabrik sieht der schicke Bau nicht aus, eher wie eine wohlhabende Versicherung oder ein Computerunternehmen. Von Tieren ist nichts zu sehen. Die Lastwagen mit dem Rohmaterial fahren hinten an die Rampe. Drinnen werden die angelieferten Fleischberge dann durch die Hackmaschine gedreht, zerteilt, gepreßt, gefroren und wieder verpackt. Und auf der anderen Seite transportieren andere Trucks das verarbeitete Material ab. Die Fabrik ist bloß eine Zwischenstation auf dem Weg von den Rindern, die woanders lebten und geschlachtet wurden, zum Hamburgerladen, ganz woanders, womöglich Tausende von Kilometern entfernt.

Es ist diese industrielle, arbeitsteilige Produktionsweise, die es so schwierig macht, die Ursache für eine bakterielle Verseuchung festzustellen. Eine Produktionsweise, bei der ein Lebensmittel fabriziert wird wie ein Auto oder eine Waschmaschine, in verschiedenen Fabriken in verschiedenen Stufen, bei der verderbliche Nahrungsmittel über riesige Entfernungen transportiert werden und über lange Zeiträume haltbar und verzehrfähig gehalten werden müssen.

Wenn ein Metzger im Allgäu einen Rinderbraten verkauft, der einen gesundheitsschädlichen Keim enthält, dann weiß der Kunde, der nachts mit Magengrimmen erwacht, in der Regel sehr genau, woher der Braten kommt. Der Metzger kann seinen Bauern befragen, der Veterinär dessen Stall untersuchen. Zu einer Seuche kommt es nicht, der Schaden bleibt begrenzt, die Ursache ist zu leicht zu finden.

Bei Hamburgern ist die Sache sehr viel komplizierter. Als die ersten Koli-Opfer im Staate Colorado erkrankten, 17 waren es, fünf traf es schwer, da war die Suche nach den krankheitsauslösenden Keimen schwierig. Erst Gen-Tests zeigten, daß die Erkrankungen alle auf die gleiche Quelle zurückzuführen waren, und brachten die Behörden damit auf die Spur, die schließlich ins 600 Kilometer entfernte Columbus/Nebraska führte, zur Fabrik von Hudson Foods. Hier war dann aber auch schon Schluß: Ob die Fleischteile wirklich hier kontaminiert wurden, das war nicht mehr festzustellen. »Es dürfte von außerhalb gekommen sein«, meinte Hudson-Chef James T. Hudson. »Es könnte auch in unserer Fabrik entstanden sein, aber wir glauben das nicht.« Ein Dutzend Inspekteure des US-Agrarministeriums machte sich auf den Weg nach Nebraska – doch auch sie konnten die Quelle der Verseuchung nicht finden – und somit auch nicht abstellen.

Die Firma Hudson Foods mußte die Fabrik in Columbus schließen, die Hamburgerkette Burger King kündigte die Verträge. Doch schon sechs Tage nach der Schließung war ein Käufer gefunden, bald lief die Produktion wieder an. Denn IBP, der mit 38 000 Beschäftigten in 41 Fabriken größte Fleischverarbeitungskonzern der USA, kaufte die Produktionsstätte: »Die Fabrik ist in einem exzellenten Zustand« und enthalte »die neueste Produktionstechnologie«, freute sich IBP-Chef Robert L. Peterson.

Das E.coli-Problem war damit freilich nicht gelöst. Wenige Monate nach dem Hudson-Rückruf mußte im April 1998 auch IBP eine Rückrufaktion starten, ebenfalls wegen E.coli 0157:H7. 127 Tonnen Hackfleisch waren betroffen. Der Rückruf war nicht ganz einfach, das Fleisch war schon in 20 US-Bundesstaaten geliefert worden, auch eine Militär-Lieferung nach Europa mußte gestoppt werden. Und im Oktober mußte IBP schon wieder Hackfleisch zurückrufen, wieder wegen E.coli 0157:H7, diesmal 252 Tonnen, die in 33 Bundesstaaten geliefert worden waren: Von

Alabama über Florida und Kalifornien bis New York und Washington, ja sogar bis Kanada.

Die US-Fleischkonzerne wechseln sich mit solchen Rückrufaktionen in unregelmäßiger Folge ab. Auch BeefAmerica, der größte Arbeitgeber in Norfolk/Nebraska, mußte schon mal 271 Tonnen zurückholen, ebenfalls 1997. Im Mai 1998 rief die Firma Boyd's Wholesale Meats eine Charge zurück, es waren nur 1,1 Tonnen. Schon ein paar Monate später traf es den kalifornischen Foodkonzern Costco: Er mußte 78 Tonnen Hamburgerfleisch aus Läden in 24 Bundesstaaten zurückholen, weil nach Hamburgergenuß ein Krankheitsfall in New York aufgetreten war. Die Koli-Infektion, kein Wunder, wurde in Amerika darum als »Hamburger-Krankheit« bekannt – bevor sich herausstellte, daß auch viele andere Lebensmittel Bakterien enthalten können.

In Deutschland allerdings gilt die Koli-Infektion merkwürdigerweise als Spezialproblem von Bio-Jüngern und Rohkostfreaks. Als sich im Sommer 1997 die EHEC-Infektionen in Niedersachsen auffällig häuften, nahm sich das Nachrichtenmagazin *Der Spiegel* der Sache an und hatte auch gleich eine Theorie zur Ursachenproblematik parat: Der »Trend zur Biokost« sei schuld an der Mini-Epidemie. Die Durchfallwelle war bei einem Zeltlager aufgetreten, als 88 Mädchen aus der Gemeinde Hagen im niedersächsischen Emsland »zwischen Hünengräbern und Moorwiesen«, so der *Spiegel*, »Erbauung und Erholung« suchten. Statt dessen bekamen die »katholischen Mädchen« (*Spiegel*) Durchfall und krümmten sich unter Bauchkrämpfen. Die Kinder hatten, so meldete das Magazin, Rohmilch von einem nahen Bauernhof getrunken und damit die gefährlichen Bazillen verschluckt.

Mit der Rohmilch-These hat das Magazin aus Hamburg bestimmten Kreisen viel Freude bereitet. Der Nestlé-Chef Peter Brabeck-Letmathe behauptete 1998 in einem Interview mit der *Wirtschaftswoche*, der »Erreger« werde »vorzugsweise über Rohmilch – oft vom Biobauern – übertragen«, und pries deshalb seine Ware aus Tüten und Dosen: »Nicht umsonst predigen wir seit

Jahrzehnten: Industriell verarbeitete Produkte sind sicherer als frische, unbehandelte Lebensmittel – und oftmals auch gesünder.«

Auch das niedersächsische Landwirtschaftsministerium wandte sich gegen die vermeintlich verhängnisvolle Neigung zum Natürlichen. Und selbst das Bundesinstitut für gesundheitlichen Verbraucherschutz und Veterinärmedizin (BgVV) sieht in ungekochter Milch den Hauptquell der EHEC-Infektionen.

Nun ist Niedersachsen nicht gerade die Hochburg der Biobewegung in deutschen Landen. Die Gegend um Vechta und Cloppenburg, wo ebenfalls EHEC-Fälle aufgetreten waren, ist im Gegenteil eher das Zentrum der industriellen »Tierproduktion« in Deutschland.

Die Ökoszene legte daher entschiedenen Protest ein. Solche »Spektulationen«, wonach Rohmilch, oder gar Bio-Obst und -Gemüse schuld an EHEC-Fällen sein sollten, »entbehren der wissenschaftlichen Grundlage«, verkündete Klaus-Peter Wilbois, Agraringenieur bei der Arbeitsgemeinschaft Ökologischer Landbau, dem zuständigen Verband der Biobetriebe.

Tatsächlich konnten amtliche Untersuchungen die Rohmilch-These nicht bestätigen. Die obersten nationalen Seuchenexperten vom Berliner Robert-Koch-Institut konstatierten im Epidemiologischen Bulletin Ausgabe 46/1997: »Als Ursache der Gruppeninfektion wurde zunächst der Verzehr von Rohmilch eines Bauernhofes angesehen. Der Verdacht konnte jedoch nicht bestätigt werden, da E.coli 0157:H7 weder in der Milch noch in den Kotproben der untersuchten Kühe des landwirtschaftlichen Betriebes nachzuweisen war.«

Auch eine amtliche Untersuchung in Bayern, wo 1996/97 sieben Kinder an Koli-Infektionen gestorben waren, fand nur bei 18 Prozent der untersuchten Patienten Rohmilchverzehr als Ursache. Bei 28 Prozent war direkter Kontakt mit infizierten Rindviechern die Infektionsquelle, bei über einem Drittel der Untersuchten blieb der Ursprung unbekannt. Und wie sich später zeigen sollte, sind Bio-Bauern vor den aggressiven Erregern sogar besonders geschützt – denn diese entstehen vor allem durch die Praktiken der Massentierhaltung.

Mittlerweile ist das Koli-Problem auch in Deutschland nicht mehr auf ländliche Regionen beschränkt. Das Robert-Koch-Institut konstatierte eine »steigende Anzahl« von Infektionen in Städten.

Dort droht das Ansteckungsrisiko bisweilen von gänzlich unerwarteter Seite. So stellte das Gesundheitsreferat der bayerischen Landeshauptstadt München im Sommer 1998 an den 40 meistbesuchten Badeplätzen am Isarstrand Warnschilder auf: »Die Gesundheitsbehörde rät dringend vom Baden ab: Infektionsgefahr«. Der Grund: Im Isarwasser waren EHEC-Bakterien nachgewiesen worden. EHEC, so scheint es, ist überall.

Womöglich sogar, auch in Deutschland, in Hamburgern. Immerhin waren die neuen Erreger zuerst in Hamburgern von McDonald's gefunden worden. Doch die deutsche McDonald's-Sprecherin versichert, Infektionen seien praktisch ausgeschlossen, weil hierzulande durchgegartes Fleisch ein »Qualitätskriterium« sei, die Bakterien mithin keinerlei Überlebenschance haben.

Eine Familie aus Hamburg, deren Tochter 1997 sich mit EHEC-Bakterien infiziert hatte, erinnert sich jedoch, so berichtete die Illustrierte *stern*, an eine Hamburgermahlzeit, wenige Tage vor Ausbruch der Krankheit. Bis dahin waren den Behörden in Deutschland Hamburger-Infektionen nicht bekannt.

Die Behörden befürchten einen rasanten Anstieg der Infektionen. Bei Hackfleischuntersuchungen in Berlin und Dessau, so eine 1998 veröffentlichte Studie, waren bis zu 20 Prozent der Proben mit giftigen Koli-Keimen belastet. Die zunehmende Zahl der Erkrankungen zeige zudem die Fähigkeit der EHEC-Erreger »zur ungehemmten Ausbreitung«, konstatierte das *Bundesgesundheitsblatt* in seiner EHEC-Sonderausgabe Ende 1998. Und: Die »weitere Ausbreitung von EHEC in der Umwelt gibt zur Sorge Anlaß«.

Denn der Keim bildet schon mächtige Armeen, noch bevor er die Menschen angreift: Im Verdauungstrakt der Rindviecher kann er sich prächtig vermehren, ohne daß das Tier selbst Krankheitssymptome zeigt. Anfang der 90er Jahre war die neue, gefährliche Variante des E.coli-Bakteriums nur bei fünf Prozent aller Rinder festzustellen, 1997 schon bei jedem dritten Tier. EHEC und verwandte Keime, die Gift absondern, waren nach amtlichen Untersuchungen schon bei knapp 50 Prozent aller Rinder nachweisbar.

Das Gefährdungspotential ist enorm. Wenn sich die giftigen Bazillen über die Ausscheidungen der Tiere ausbreiten, dann können sie auch leicht auf die Felder, auf Obst und Gemüse, ja, wie bei der Isar geschehen, sogar ins Wasser gelangen. Und oft sind, wie bei den Sprossen, die Kontaminationswege ungeklärt – was Gegenmaßnahmen erschwert. »Besonders nachdenklich«, so das *Bundesgesundheitsblatt,* stimme »die Beobachtung, daß EHEC-Stämme in Pflanzengewebe eindringen und sich damit dem Waschprozeß entziehen können«.

Und auch neue Erkenntnisse zu den Übertragungswegen geben nicht gerade Anlaß zur Beruhigung: So fanden Wissenschaftler des US-Agrarministeriums in einer im Januar 1999 veröffentlichten Untersuchung heraus, daß die gefährlichen E.coli-Erreger »ganz leicht« durch die gemeine Fruchtfliege übertragen werden können.

Sie brachten zehn infizierte Fliegen in einem Raum zusammen mit einem leicht lädierten Golden-Delicious-Apfel. Binnen 48 Stunden hatten sich die Bakterien auf dem Apfel festgesetzt und sogar wie in einer Kolonie vermehrt.

Dabei wäre es durchaus möglich, den Keim zu stoppen, indem man die Ursachen seiner Ausbreitung beseitigt. Und die Ursache für die Ausbreitung von E.coli 0157:H7 und seiner gefährlichen Verwandten bei den Rindern sei, sagt der Würzburger EHEC-Experte Professor Helge Karch, die »Massentierhaltung«, insbesondere die »nicht artgerechte Fütterung«.

Auch amerikanische Wissenschaftler von der Cornell-Universität in Ithaca hatten zusammen mit Experten des Agrarministeriums aus Washington herausgefunden, daß es eine ganz einfache Methode gibt, um die gefährlichen Bazillen zu stoppen, schon im

Magen der Rinder: durch einfaches Füttern der Tiere mit Heu und Gras.

Die Erkenntnis überrascht, denn der Laie glaubt ja ohnehin, die Kühe stünden auf den Wiesen, grasend, und winters gäbe es Heu. Doch moderne Hochleistungsrinder, die Fleisch ansetzen oder viel Milch geben müssen, werden mit ausgeklügelten Getreide-Kraftfutter-Mischungen versorgt. Und just diese begünstigen die Verbreitung von E.coli 0157:H7. Der Grund, so die Forscher in ihrer Studie, die 1998 im Wissenschaftsmagazin *Science*, Heft 281, Seite 1666, veröffentlicht wurde: Das Getreide, mit dem die Tiere artwidrigerweise gefüttert würden, wird im Magen der Tiere nur unvollständig abgebaut und gelangt deshalb unverdaut in den Darm. Dort beginnt es zu gären, es bildet sich ein saures Milieu.

Die Bakterien werden dadurch gewissermaßen abgehärtet, sie gewöhnen sich an eine saure Umgebung und überstehen später, im menschlichen Magen, auch die Attacken der menschlichen Magensäure. Die widernatürliche Form der Fütterung züchtet also förmlich jene resistenten Bazillen.

Die Forscher waren auf diese Erkenntnis durch genaues Zählen der E.coli-Zellen im Rindergedärm gestoßen. Wenn die Tiere Getreide bekamen, fanden sich 250 000 E.coli-Zellen von der gefährlichen Sorte pro Gramm im Darminhalt. Bei den Tieren, die Heu oder Gras bekamen, waren es nur 20 000 Zellen. Und die lebten nicht lange: 99,99 Prozent von ihnen wurden durch die Magensäure beim Menschen abgetötet – und konnten keinen Schaden mehr anrichten.

Wer nun aber glaubt, es wäre recht einfach, den Gefahrenherd zu beseitigen, indem man kurzerhand Ochsen, Bullen, Kühe wieder auf die Weide läßt, denkt leider realitätsfern. Die Widerstände gegen eine natürliche Art der Viehhaltung sind beträchtlich. So meinte die *Neue Zürcher Zeitung*, nachdem sie die Forschungsergebnisse aus Amerika vermeldet hatte: »Daß die Landwirte aufgrund dieser Erkenntnis ihre Fütterungspraxis ändern werden, dürfte kaum der Fall sein. Denn schließlich fördert die Getreidediät die Fleischproduktion.« Und daher fördert auch die Europäische Union durch finanzielle Beihilfen die Maisfütterung.

So sind also gewichtige Interessen im Spiel, nicht nur die der Landwirte. Denn die Futtermittelindustrie ist ein sehr bedeutender Zweig im weltweiten Agrobusiness. Leider interessiert sich für deren Mixturen bislang kaum jemand – was bedauerlich ist, denn sie haben, außer den gefährlichen E.coli-Bakterien, auch andere bedenkliche Nebenwirkungen, nicht nur für die Viecher, sondern vor allem für die Menschen.

6. Strahlende Knochen
Was geht uns denn das Tierfutter an?

Eilends räumte der Filialleiter die Butter aus den Regalen – Der Bauer und das Supergift: Was steckt im Raiffeisen-Kraftfutter? – Weshalb die Fladen vom Vorjahr noch auf der Wiese liegen – Warum das Kälbchen meint, Tiermehl schmeckt wie Milch von Muttern

Rainer Malisch ist ein Mann von ruhigem Wesen. Er trägt gern gedeckte Farben, Cordhosen und blaue oder beige Hemden. Er fährt einen Mazda, hat Frau und zwei Kinder und einen Golden Retriever. Malisch, der aus Westfalen stammt, wohnt in einem Reihenhaus in einem Vorort von Freiburg. Nach dem Studium ist er hier im Süden hängengeblieben, wurde Leiter des Dioxinlabors an der Chemischen Landesuntersuchungsanstalt. In seiner Freizeit radelt er mit der Familie gern im Schwarzwald. Er wandert auch, aber ohne den Schwarzwaldverein, denn er ist kein Freund organisierter Geselligkeit. Auch den Urlaub mit seiner Familie plant er selbst, am liebsten Bildungsreisen, nach Ägypten oder Mexiko, Japan oder Marokko. Seine Tochter spielt Flöte, er selbst liebt leisen Jazz von Carlos Santana und geht auch gern in klassische Konzerte.

Laute Töne mag er nicht. Er spricht bedächtig, formuliert genau, bildet sich ein Urteil erst nach abwägendem Nachdenken. So reagierte Malisch auch erst einmal mit einer gewissen Zurückhaltung, als an einem Freitag, es war der 27. Februar 1998, sein Mitarbeiter Helmut Winterhalter nach dem Mittagessen in sein kleines Büro kam, das vollgestopft ist mit Regalen voller Ordner und Papiere, Bücher und umfangreichen Kongreßberichten.

Auch Winterhalter neigt nicht zu Übertreibungen oder Aufgeregtheit. Doch an diesem Tage war eine leichte Anspannung zu spüren, als er das Büro des Laborleiters betrat. Winterhalter ist verantwortlich für die Dioxinmessungen in dem Freiburger Labor, das zentral für das ganze Bundesland Baden-Württemberg die Werte erfaßt. An diesem Nachmittag hält er ein Blatt in der Hand, auf dem einige Zahlen mit Leuchtstift rot markiert sind.

Das Blatt brachte zunächst die Wochenendplanung einiger Labormitarbeiter durcheinander – und löste in der Folge hektische Aktivitäten in Amtsstuben und Konzernzentralen aus, in Deutschland, in der ganzen EU und sogar darüber hinaus.

Denn was der Kollege Winterhalter rot markiert hatte, ein Jahr vor dem belgischen Dioxinskandal um Hühner und Eier, war ein Dioxinwert in hierzulande bisher unbekannter Höhe. Der Wert, der aus einer Milchprobe stammte, lag bei 7,86 Picogramm pro Gramm Milchfett. Ein Picogramm, das ist eigentlich nicht viel: Ein Picogramm ist ein Billionstel Gramm, also 0,000 000 000 001 Gramm. Doch bei Dioxin gelten andere Maßstäbe, bei Dioxin können schon unvorstellbar kleine Mengen großen Schaden anrichten.

Malisch sagt, daß ihn der Wert vor allem deshalb »bedrückte, weil wir keinen Anhaltspunkt hatten, was die Ursachen dafür waren. Bisher stieg der Dioxinwert mal hier, mal dort leicht an, aber nie so, daß wir gleich Alarm schlagen müßten.«

Ein Mensch wie Malisch neigt allerdings auch in einem solchen Fall nicht zu vorschnellen Reaktionen. Er hat, in langen Berufsjahren, den »Reflex des Analytikers« entwickelt: »Der Befund muß abgesichert werden.«

Er ging also mit Mitarbeiter Winterhalter hinüber ins Labor. Dort steht, raumfüllend, eine weiße Röhre, mehrere Meter lang, baumdick und weiß lackiert, mit angeschlossenen Pumpen, Analysegeräten, drei Computern: ein sogenanntes hochauflösendes Massenspektrometer vom Typ VG AutoSpec, Anschaffungspreis eine Million Mark. Das Gerät ist in der Lage, Dioxingehalte von bis zu 50 Femtogramm aufzuspüren, also 0,000 000 000 000 05 Gramm, eine Winzigkeit, die sich zu einem Gramm so verhält wie 2,5 Liter Wasser zum Inhalt des gesamten Bodensees.

Vielleicht hatte das Gerät einen Fehler? Vielleicht hatten sich die Laboranten vertan? Malisch befragte die Mitarbeiter, Frau Renate Tritschler und Thomas Huber: »Ist vielleicht im Labor etwas passiert? Kann etwas schiefgelaufen sein, der Wert vielleicht fälschlicherweise gemessen worden sein?« Frau Tritschler und Herr Huber schüttelten den Kopf.

Rainer Malisch bat die beiden, die Messung übers Wochenende zu wiederholen. Er selbst und auch sein Mitarbeiter Winterhalter kamen ebenfalls am Samstag und am Sonntag ins Labor. Am Ergebnis änderte sich auch durch diese Messungen nichts: Der Wert war korrekt. Malisch, korrekter Beamter, der er ist, begab sich sodann auf den Dienstweg, informierte seinen Chef, Wilmar Hörtig, den Leiter des Untersuchungsamts, und das zuständige Ministerium in der Landeshauptstadt.

Daraufhin kam Bewegung auf in Amtsstuben. In Bonn und Brüssel jagten sich in den nächsten Wochen Krisensitzungen und Expertenrunden. Zwischen den Behörden flogen Faxe und e-mails hin und her. Denn die südbadischen Kontrolleure waren auf ein Problem von europaweiter, ja globaler Dimension gestoßen.

Daß sich das Ultragift längst überall auf dem Globus verteilt hat, das war den Experten natürlich bekannt. Selbst fernab von Chemiefabriken finden sich Spuren in Lebensmitteln: Butterproben aus Ägypten waren ebenso belastet wie Fische aus der Bucht von Tokio. Bei Seehunden aus dem russischen Baikalsee lagen die Werte bei bis zu 175 Picogramm, finnische Meerestiere hatten bis zu 122, amerikanischer Hummer bis zu 58 Picogramm. Auch in amerikanischen Hühnchen wurde das Supergift festgestellt.

Bei einem Kongreß im amerikanischen Indianapolis berichteten 1997 Wissenschaftler über Untersuchungen in einem Restaurant im Süden des Staats Mississippi: Dort war die Pasta mit 0,6 Picogramm und das Kalbfleisch mit 1,67 Picogramm belastet. Wer dies als Menü verspeiste, hatte schon die Hälfte seiner noch vertretbaren Tagesdosis aufgenommen.

Im US-Bundesstaat Maine raten die Behörden sogar den

Fischern, sich nicht mehr als zwei Mahlzeiten pro Jahr aus den Fischen zuzubereiten, die sie aus den Flüssen der Umgebung ziehen.*

Auch in Europa erschrecken Experten und Konsumenten immer wieder mal über Dioxinfunde in Lebensmitteln.

Als Rekordhalter galt seit 1997 ein englischer Fasan, der mit 235,3 Picogramm in die Annalen der Dioxinforscher einging. Nun ißt der Mensch selten englischen Fasan (bei dem überdies die Quelle der Vergiftung unklar war), häufiger aber Käse aus Frankreich, und der war 1996 mit 1,11 bis 3,21 Picogramm belastet. »Wir müssen uns große Sorgen um unsere Umwelt machen«, sagte Jean Garsuault, der Direktor des Internationalen Käseinstituts in Paris, einem Zusammenschluß von 40 Käseproduzenten, als er von den Analysen erfuhr. Und ganz Europa reagierte empört, als Mitte 1999 zunächst in Belgien Dioxin in besorgniserregender Menge gefunden wurde, in Eiern bis zu 685, in Geflügelfleisch sogar bis zu 985 Picogramm pro Gramm Fett.

Dioxin gilt als Supergift, eine der schlimmsten Chemikalien, die die Menschheit kennt. Erst im Juni 1998 hat die Weltgesundheitsorganisation die Grenzwerte verschärft: Zuvor galt als Maximalwert für die tägliche Aufnahme beim Menschen 10 Picogramm pro Kilogramm Körpergewicht, jetzt will die WHO allerhöchstens 4 Picogramm tolerieren und zudem die Berechnungsmethode umstellen, so daß dies gerade noch ungefähr einem bisherigen Picogramm entspricht. Dieselbe Menge gilt auch in Deutschland als eben noch hinnehmbar. In den USA sind es sogar nur 0,008 Picogramm, wenn auch Langzeitfolgen vermieden werden sollen.

Als Wert, bis zu dem Milchprodukte als unbedenklich gelten, wurden in Deutschland 0,9 Picogramm pro Gramm Milchfett festgelegt; in den letzten Jahren aber waren in der Regel lediglich

---

* Lois Marie Gibbs: Dying from Dioxin. A Citizen's Guide to Reclaiming Our Health and Rebuilding Democracy. Boston: South End Press, 1995

um die 0,5 Picogramm gemessen worden. Und jetzt waren die Freiburger plötzlich auf 7,86 Picogramm gestoßen, vor den exorbitanten belgischen Giftgehalten eine alarmierend hohe Zahl. »Ein Wert in dieser Höhe wäre uns nie im Traum eingefallen«, sagt Dioxinexperte Malisch. 7,86 Picogramm, das hätte bedeutet, daß die ganze Ladung jenes Tanklasters nicht verzehrfähig gewesen wäre. Denn ab 5 Picogramm müssen Milchprodukte aus dem Verkehr gezogen werden. Glücklicherweise aber wurde die hochbelastete Milch in der Molkerei mit anderen Lieferungen vermischt, so daß die Milch später im Supermarkt unter dem Alarmlevel lag. »Uns war aber sehr wohl die Brisanz dieses Befundes klar«, sagt Malisch später, »wir wußten daher, daß wir keine Zeit zu verlieren hatten.« Denn Dioxinexperte Malisch weiß um die Gefährlichkeit der Substanz.

Über 200 verschiedene Dioxinverbindungen kennt die Fachwelt. Am bekanntesten ist das sogenannte »Seveso-Dioxin«, von Chemikern als 2,3,7,8 Tetrachlordibenzodioxin, kurz 2,3,7,8 TCDD bezeichnet.

Bei der Dioxin-Katastrophe im norditalienischen Seveso im Jahre 1976 waren aus einer Fabrik des Chemiemultis Hoffmann-La Roche 2,5 Kilogramm von dem Ultragift entwichen und hatten eine der größten Giftkatastrophen der Geschichte ausgelöst. 200 Menschen erlitten schwerste Verätzungen, 700 Einwohner mußten ihre Häuser verlassen, 50 000 Tiere mußten getötet werden, ein Gelände von 87 Hektar wurde evakuiert – auf unabsehbare Zeit.

Die Dioxinkatastrophe von Seveso war zwar das bislang schlimmste, aber nicht das erste Unglück: 1949 gab es eines beim Agrokonzern Monsanto, 1953 beim deutschen Chemiemulti BASF. Damals litten vor allem die Beschäftigten unter Vergiftungen, Krebs und Hautkrankheiten (siehe Kapitel 9).

Auch in Südbaden sind potentielle Dioxinschleudern bekannt, etwa eine Glasfabrik im benachbarten Elsaß, weswegen die Dioxinproblematik in dieser Gegend auch besonders beobachtet wird.

Bislang galten vor allem solche Industrieanlagen, aber auch Müllverbrennungsanlagen und Autoabgase als Quelle der Dioxinverseuchung. Dank energischer Anstrengungen bei der Abgasreinigung war in Deutschland die Dioxinbelastung der Lebensmittel in den letzten Jahren stetig zurückgegangen. »Für uns war Dioxin eigentlich ein auslaufendes Problem«, sagt der niedersächsische Ministerialbeamte Christian Grugel, der sich seit Jahren mit der Dioxinproblematik, vor allem in der Muttermilch, beschäftigt hat.

Das deckte sich mit den Beobachtungen der Freiburger Chemiker, die gerade eine wissenschaftliche Veröffentlichung zu diesem erfreulichen Trend vorbereitet hatten, als ihnen plötzlich eine unerwartete Entdeckung in die Quere kam.

Fieberhaft forschte Malisch mit seinen Mitarbeitern nach den Ursachen für den unerklärlichen Anstieg der Dioxinwerte. Er ließ die Milchlastwagen untersuchen, nahm Proben auf Bauernhöfen, kreiste systematisch die mögliche Quelle der Vergiftung ein. Der VG AutoSpec lief Tag und Nacht, die Beamten kamen selbst am Wochenende ins Büro. Schließlich war der Auslöser der erhöhten Werte identifiziert: ein kleiner Bauernhof südlich von Freiburg.

Malisch war froh, endlich die Quelle der verseuchten Milch gefunden zu haben, besuchte den Bauern, inspizierte dessen Hof – und wollte doch nicht triumphieren. »Ich habe mich eher schlecht gefühlt«, sagt Malisch. Denn der Landwirt sah nicht so aus, als ob er eiskalt, mit unlauteren Methoden oder aus Profitgier eine Gesundheitsgefährdung seiner Kunden einkalkuliere: »Der Bauer machte einen ehrlichen Eindruck. Er schwöre Stein und Bein, daß er keine verbotenen Medikamente gäbe. Er nehme auch keine Pestizide oder Desinfektionsmittel.« Malisch glaubte dem Mann: »Der Bauer kämpft um seine Existenz, er hat vier Kinder, die ganze Familie trinkt Milch von den eigenen Kühen.«

Malisch nahm dennoch vorsichtshalber Proben mit vom Bauernhof des armen Mannes, unter anderem vom Kraftfutter, das der Bauer von der Genossenschaft bezogen hatte, Raiffeisen-Kraftfutter KK 183. Das war neu, der Bauer hatte es genommen, weil es zwei Mark pro Doppelzentner billiger als das alte war.

Wieder mußte der VG AutoSpec in Aktion treten. Das Ergebnis der Untersuchung ließ dann keinen Zweifel: Das Kraftfutter war als Dioxinquelle identifiziert.

Daß Viehfutter eine Quelle für Gesundheitsrisiken sein kann, ist für Unkundige eine Überraschung. Das Viehfutter liegt gemeinhin nicht im Zentrum des Interesses, Stadtbewohner pflegen damit keinen regelmäßigen Umgang und kommen daher auch nicht auf die Idee, daß die Beschaffenheit der Futtermittel von größerer Bedeutung für ihr eigenes Wohl sein könnte. Daß den Tieren bisweilen eine merkwürdige Mischung in den Trog gekippt wird, nahmen die Fernsehzuschauer angelegentlich der BSE-Krise erstaunt und auch ein bißchen befremdet zur Kenntnis – und wandten sich dann wieder Interessanterem zu.

Dabei ist dieser Wirtschaftszweig, ökonomisch betrachtet, bedeutender als manch andere Branche, die beständig im Licht der öffentlichen Aufmerksamkeit glänzt.

Mengenmäßig wird mehr Viehfutter verkauft als Brot. Der Deutsche ißt 84 Kilo Brot im Jahr. Von Schweinen, Rindern, Kälbern, Puten werden in Deutschland knapp 18 Millionen Tonnen industriell vorgemixter Futtermittel verspeist, was 225 Kilogramm pro Bundesbürger entspricht.

Das Agro-Business ist eine heimliche Wirtschaftsmacht, die eigentlich mehr öffentliche Aufmerksamkeit verdiente. Allein die deutschen Raiffeisen-Genossenschaften, die das dioxinhaltige Kraftfutter geliefert haben, setzen an die 80 Milliarden Mark im Jahr um – viermal so viel wie die gesamte deutsche Buchbranche, die gerade mal 17 Milliarden Mark schafft, mehr auch als der Autoproduzent BMW, der es 1997 gerade auf 60 Milliarden brachte. Umsatzmäßig rangiert die Raiffeisen-Genossenschaft, wenn man sie unter die gewöhnlichen Firmen einreihte, nach DaimlerChrysler, Volkswagen und Siemens, auf dem vierten Platz, noch vor ungleich berühmteren Konzernen wie der Telekom (67 Milliarden), BASF (55 Milliarden), Thyssen (40 Milliarden) oder gar der Deutschen Lufthansa, die mit einem Umsatz von 23 Milliarden im Vergleich zu Raiffeisen eher ein Kleinbetrieb ist.

Auch andere Größen des Agrogeschäfts sind bedauerlicherweise allzu unbekannt. Auf Platz 48 der Liste der größten deutschen Unternehmen, vor Esso, Tchibo oder dem Software-Riesen SAP, rangiert eine Firma namens Alfred C. Toepfer, mit einem Jahresumsatz von knapp 11 Milliarden Mark. Die Firma Toepfer ist ein vornehmes Hamburger Handelshaus, an dem seit einigen Jahren der amerikanische Agro-Riese Archer Daniels Midland (ADM) beteiligt ist. Agrokonzerne beschränken ihre Aktivitäten schon längst nicht mehr auf die heimische Scholle, sie sind international verflochtene Großunternehmen und pflegen Geschäftsbeziehungen in aller Welt.

Weil diese Firmen aber in der Öffentlichkeit nicht sehr bekannt sind, bleiben auch ihre Aktivitäten dem Publikum meistens verborgen. So sind die Stadtbürger, die Milch trinken, Joghurt essen oder Eier und Hühnerbrust, zwar von den Aktivitäten der umtriebigen Agro-Riesen betroffen, doch die Zusammenhänge erschließen sich zumeist nicht auf den ersten Blick. Wenn Gesundheitsrisiken entstehen, ist es deshalb oft schwer, einen Verantwortlichen zu finden.

Die Firma Toepfer beispielsweise hatte, allerdings sehr indirekt, mit der Dioxinmilch zu tun. Denn die Firma verkauft Zusätze fürs Viehfutter, sogenannte Zitruspellets. Das sind Abfallprodukte der Orangensaftproduktion, die getrocknet und als Viehfutterzusatz verkauft werden: kleine braune Kügelchen, die ganz leicht nach Zitrone duften. Europaweit wurden davon noch 1996 knapp drei Millionen Tonnen pro Jahr verkauft.

Eben diese Zitruspellets waren, so fanden die Freiburger Chemiker heraus, die Ursache der Dioxinbelastung. Weil diese Zusätze nicht nur in Südbaden verfüttert wurden, sondern auch anderswo, waren auch andernorts Milch, Butter und Joghurt belastet. Proben aus Rheinland-Pfalz und dem Saarland zeigten erhöhte Belastung, aus Hessen, Niedersachsen und Schleswig Holstein. Die norddeutschen Werte lagen zum Teil noch über denen aus dem Südwesten. Und auch holländische Proben waren dioxinbelastet – kein Wunder, denn die Futterzusätze sind ja auch europaweit im Einsatz.

Die Behörden wollten zwar nicht veröffentlichen, welche Erzeugnisse in welchen Supermärkten belastet waren. Doch einige Firmen reagierten prompt: Die Supermarktkette Famila räumte verdächtige Butter aus den Regalen. Die Molkerei Campina, mit der Marke »Landliebe« Marktführer bei Frischmilch (»Liebe ist, wenn es Landliebe ist«), legte ihren 1972 bäuerlichen Lieferanten per Rundschreiben nahe, die inkriminierten Futtermittel nicht mehr zu verwenden – rein vorsorglich, obgleich die Landliebe-Erzeugnisse allesamt »hervorragende Werte« bei Dioxinmessungen ergeben hätten, wie ein Sprecher versichert, ohne auf Details eingehen zu wollen (»Die genauen Werte geben wir nicht heraus«).

Die Behörden versicherten der Öffentlichkeit zwar, eine Gesundheitsgefahr bestehe nicht: »Funde nicht besorgniserregend«, meldete beispielsweise das schleswig-holsteinische Umweltministerium. Intern reagierten die Behörden indes leicht beunruhigt. Bei einer der Krisensitzungen, zu der die Abteilungsleiter »Landwirtschaftliche Erzeugung« aus den Ministerien am 5. Juni 1998 in Duisburg zusammenkamen, wurde, laut »Ergebnisniederschrift«, »insbesondere auf die tickende Zeitbombe« hingewiesen und auf die Notwendigkeit, daß die Futtergifte »auf keinen Fall in die Nahrungskette gelangen dürfen«.

Auch die Europäische Kommission in Brüssel reagierte in außergewöhnlicher Eile: Binnen weniger Wochen wurde eine neue Richtlinie über Dioxingrenzwerte in Futtermitteln erlassen, die Anfang August 1998 in Kraft trat. Zugleich begann die Kommission mit den Recherchen nach den Ursachen der Kontamination. Denn immer noch war ungeklärt, weshalb die Zitruspellets dioxinverseucht waren.

Die Futtermittelimporteure konnten mit Erklärungen zunächst nicht dienen, auch sie waren von den Messungen überrascht. »Das hat es in den letzten 30 Jahren nicht gegeben«, sagt Klaus

Schumacher, Manager beim Handelshaus Alfred Toepfer International in Hamburg. »Das war kein Vorsatz, das war ein Unfall, ein echter Unfall, und das wird nicht wieder vorkommen.«

Sicher war, daß die Pellets in Brasilien, dem Herkunftsland, kontaminiert worden waren. Die brasilianische Orangensaftbranche und auch die dortigen Behörden schickten allerdings widersprüchliche Erklärungen nach Brüssel, was vor allem deshalb unbefriedigend war, weil ohne gesicherte Erkenntnisse über die Quelle der Verseuchung keine gezielten Gegenmaßnahmen möglich waren.

Die Europäische Union sandte deshalb Anfang 1999 eigene Rechercheure nach Brasilien – und sie kamen mit interessanten Einsichten über die Hintergründe der modernen Lebensmittelproduktion zurück.

Als Dioxinquelle wurde eine Fabrik identifiziert, die zum Imperium des belgischen Chemiemultis Solvay gehört, einer der größten Chemiekonzerne weltweit. In der brasilianischen Fabrik wird der Kunststoff PVC hergestellt. Bei der Produktion entsteht, als Abfallprodukt, Kalk, und zwar in großen Mengen: Als die EU-Entsandten das Firmengelände in der Nähe von Sao Paulo inspizierten, lagerte dort eine Million Tonnen auf riesigen Halden – unverkäuflich, da hochgradig dioxinbelastet. Wie das Dioxin genau zum Kalk gekommen war, konnte nicht geklärt werden, wohl aber ein wichtiges Stück jenes langen Weges, der schließlich zur Milch in Europa führte.

Üblicherweise wird der Solvay-Kalk auf brasilianischen Baustellen verwendet. Zwischenhändler übernehmen das Material von der Fabrik und liefern es an die Baufirmen weiter. Der belgische Chemiemulti hat sich schriftlich gut abgesichert und übernimmt keine Verantwortung für die Weiterverwendung. Die pfiffigen Zwischenhändler fanden irgendwann eine profitablere Verwendung für ihre Ware. Sie karrten den Kalk zu den Orangensaftproduzenten.

Dort wird, nachdem der Saft ausgepreßt ist, der Rest, also die Schalen und Teile des übriggebliebenen Fruchtfleisches, zerschnipselt und getrocknet – zur späteren Verwendung als Tierfutterzusatz. Bei diesem Trockungsvorgang kommt Kalk zum Einsatz, der erleichtert das Verfahren. Und weil dabei in großen Mengen auch dioxinverseuchter Kalk verwendet wurde, ging das Gift auf die Zitruspellets über.

Die waren dann mit über 10 000 Picogramm pro Kilo belastet – weit oberhalb des WHO-Grenzwertes von 500 Picogramm, aber auch weit entfernt von den 781 000 Picogramm, mit denen das belgische Viehfutter kontaminiert war, das ein Jahr später für Aufruhr in Europa sorgte.

Gift im Viehfutter, Dioxin in Milch, Butter, Eiern: Eigentlich sollten die Supermärkte, die die Lebensmittel verkaufen, für die Qualität ihrer Waren bürgen können.

Doch dies ist in der arbeitsteiligen industriellen Lebensmittelwelt illusorisch. Niemand weiß, welche Zulieferer bei welchem Produkt in welchem Land am Werke sind – und wie verantwortungsvoll sie dabei vorgehen. Und »Im deutschen Lebensmitteleinzelhandel gilt immer noch häufig die Devise: Was ich nicht weiß, macht mich nicht heiß. Hauptsache, der Preis stimmt«, wie die *Lebensmittelzeitung* im Juni 1999 zum Dioxin-Skandal schrieb.

Relativ beruhigt können jene Konsumenten sein, die im Bioladen kaufen. Weil die Bio-Branche solche Zusätze im Viehfutter verbietet, wiesen die Bioprodukte denn auch regelmäßig bei Messungen keine erhöhten Werte auf.

Die Affäre um die Dioxin-Milch war besonders aberwitzig, weil das Kraftfutter dazu dient, den Milchausstoß zu erhöhen: Mit den Mixturen von Raiffeisen und anderen gibt die Kuh regelmäßig ein paar Liter mehr. Nur: Es gibt in Europa ohnehin zu viel Milch. Die deutschen Bauern mußten 1998 sogar 226 Millionen Mark Strafe bezahlen, weil sie den großen europäischen Milchsee immer noch weiter vergrößern. Der risikobehaftete Futtermix wäre eigentlich entbehrlich.

Offenbar ist nicht immer vernünftig, was in europäischen Ställen geschieht. Und was die Tiere zu fressen bekommen, orientiert sich nur selten daran, was ihnen gut tut. Die Öffentlichkeit weiß davon wenig. Das Geschehen im Stall und am Futtertrog findet meist nicht im Scheinwerferlicht statt. Oft weiß nicht einmal der Bauer, was er in den Futtertrog kippt.

Die Futtermittelproduzenten bieten eine Vielzahl von ausgeklügelten Mixturen an, für besseren Milchausstoß und schnelleres Muskelwachstum. Auch gegen allerlei Krankheiten wird per Futterzusatz vorgebeugt – und auch mit anderen zweifelhaften Methoden.

Denn das Klima im modernen Massenstall ist nicht sehr gesund, vielen Schweinen schlägt es sogar auf den Magen. So leiden nach Angaben des Fachmagazins *Top Agrar* schätzungsweise 60 Prozent der Hausschweine an Magengeschwüren. Als Ursache gilt, so das Magazin, unter anderem »Streß« im Massenstall, »zu große Gruppen, fehlende Spielmöglichkeiten und Drängeleien am Trog«, und ein schlechtes Betriebsklima: »Hohe Schadgaskonzentrationen, Staub und Zugluft«.

Drei Wissenschaftler von der Universität Hohenheim haben sich zum Beispiel eingehend mit den Gebrechen der Schweine beschäftigt, im Auftrag des Bundesverbandes für Tiergesundheit, einer Lobbyorganisation von Pharmafirmen. Das Ergebnis wurde im Branchenblatt *dgs Magazin* veröffentlicht und zeigt eindrucksvoll die Folgen der Erkrankungen – auch für das Konto ihrer Besitzer. Viele Schweine haben es, da mag das Klima eine Rolle spielen, auf der Lunge, manche auch ein Leberleiden oder kranke Herzen: »So mußten in zwei sächsischen Schlachthöfen 1994 bei 300 000 geschlachteten Schweinen infolge von Atemwegserkrankungen und Parasitosen von 25 Prozent die Lungen, von 9 Prozent die Herzen und von 15 Prozent die Leber aus dem Verkehr gezogen werden.«

Verluste, die sich auch auf dem Konto bemerkbar machen: »Ist ein Tier an mehreren Krankheiten gleichzeitig erkrankt, kann die Differenz zu gesunden Tieren schnell 15 bis 20 Kilogramm pro Schlachtkörper betragen.«

Vorausschauende Stallbesitzer, vor allem solche, die Zehntausende von Schweinen oder Hunderttausende von Hühnern haben, kümmern sich vorsorglich um die Krankheitsbekämpfung. Denn wenn eines von hunderttausend Hähnchen etwa an Bronchitis erkrankt, merkt das der Hühnerbaron mangels Kontakt zum Einzeltier zu spät – wenn der Gockel Tausende von Artgenossen angesteckt hat.

Zudem ist das Huhn von heute (wie das Schwein und auch das Kalb) häufig auf Reisen, weswegen Krankheiten dann gleich seuchenhaft durchs Land geschleppt werden: Von der Brüterei in den Aufzuchtbetrieb, weiter in die Legeanstalt, alles in der engen Kiste auf dem zugigen Lastwagen. Die Ansteckungsgefahr ist offensichtlich. »Vorbeugende Maßnahmen sind besonders wichtig zur Erhaltung der Tiergesundheit«, schreibt deshalb die Firma Lohmann Animal Health.

Das Unternehmen gehört zur Lohmann-Wesjohann-Gruppe, einem der größten Agrarkonzerne Deutschlands, deren Wiesenhof-Hähnchen in zahlreichen deutschen Supermärkten von Metro bis Kaufhalle zu haben sind. Pro Tag werden in sieben deutschen Wiesenhof-Schlachtereien 532 000 Hähnchen produziert, jedes dritte Hähnchen, das weltweit verzehrt wird, stammt aus einem Betrieb des Konzerns. Leichtes Kränkeln kann da katastrophale Folgen haben. »Tiergesundheit: Wir tun mehr«, verkündet deshalb die Pharma-Abteilung und verteilt an die Tierfabrikanten exakte Pläne zur vorbeugenden Behandlung und Impfung, etwa von Geflügel.

Schon am ersten Lebenstag kriegt das frisch geschlüpfte Küken seine erste Dosis. Es bekommt Spritzen gegen die Gumboro-Krankheit und die Mareksche Krankheit, zwei verbreitete Geflügelleiden. Alternativ gibt es ein Spray, das den kleinen gelben Küken ins Gesicht gespritzt wird, wenn sie die Fabrikbrüterei auf dem Fließband durchlaufen, bevor sie in die Plastikkiste rutschen, in der sie zu ihrem nächsten Aufenthaltsort transportiert werden. Auch am siebten Tage darf das Huhn nicht ruhn, da gibt es die nächste Ration, gegen die Newcastle-Krankheit, von der die Artgenossen oft befallen werden. Der Impfplan sieht wieder ein Spray vor, sowie eine Schluckimpfung, ganz schmerzlos übers Trinkwasser. Und so geht es weiter: am 14. Tag gibt es zur Trink-Impfung noch Augentropfen, am 21. Tag etwas gegen Bronchitis und am 28. Tag wieder. Kaum eine Woche, in der nicht eine Arzneimittelgabe erfolgt, 18mal insgesamt im kurzen Leben des Industriehuhns, zuletzt in der 22. Lebenswoche.

Auch fürs Futter hat die Tier-Pharmafirma vielerlei Substanzen im Angebot, beispielsweise »natürliche Farbstoffe« wie »Avizant Gelb« oder »Avizant Rot«, die »natürlichen Carotinoid-Quellen zur Steuerung der Eidotter-Pigmentierung und zur Hautfärbung bei Geflügel«.

Und auch für Schweine, Rinder, Kälber hat Lohmann das Passende: ein reichhaltiges Sortiment an Arzneien, Antibiotika, Vitaminen und Wachstumsförderern, außerdem die Futterenzyme Xylanase, Beta-Glucanase, Protease und Phytase »zur Verbesserung der Verdaulichkeit von Getreide und Eiweißfuttermitteln«.

Unglücklicherweise scheint dem lieben Vieh der Cocktail, den es tagtäglich in den Trögen findet, nicht zu schmecken. Wenn aber das Schwein, das Huhn, das Kalb die Nahrungsaufnahme wegen Mißfallens verweigert und in den Hungerstreik tritt oder auch nur zu wenig frißt, dann droht der Super-Gau im Stall: Verdienstausfall für den Herrn der Tiere.

Der schickt deshalb lieber vorsorglich seinen Knecht ins Chemikalienlager und mischt eine leicht gelbliche Flüssigkeit zum Futter für Ferkel oder Schweine: Bigarol TroparomL. Der Stoff täuscht das Schwein über die wahre Zusammensetzung seines Frühstücks hinweg, denn es sorgt für eine »frisch-fruchtige Himbeer-Erdbeer-Note unterlegt mit reifen Waldbeeren« und ist daher »bestens geeignet zur Aromatisierung von Problemfuttermitteln im Schweinefutterbereich«, wie die Herstellerfirma Haarmann & Reimer in ihrer Produktinformation schreibt. Das Mittel ist zum Aufsprühen gedacht und in mehreren Packungsgrößen erhältlich, vom 30-Kilo-Plastikkanister, der immerhin schon für 375 Tonnen Futtermittel reicht, bis zum 800-Kilo-Mehrwegcontainer, ausreichend für 10 000 Tonnen »Problemfuttermittel«. Die

Agro-Lieferanten denken offensichtlich vor allem an etwas größere Ställe.

Dabei muß es nicht jeden Tag Himbeer-Erdbeer sein, es gibt auch »fruchtig-grüne Birne mit frischer Tutti-Frutti-Note« oder »Marzipan veredelt mit einer cremigen Kokos-Vanille-Note«. Für den Naturfreund unter den Kälberbaronen empfiehlt sich HerbaromL., denn das »vermittelt den typischen Geruch von frischem Heu einer Kräuterwiese« und »maskiert Bitterstoffe in Futtermitteln«, die auf der Wiese so nicht vorkämen.

Offensichtlich würden die Tiere vieles von dem, was ihnen vorgesetzt wird, verschmähen. Das weiß auch der Aroma-Lieferant. Denn: »Bigarol-Spezialaromen für Tierfutter werden überall dort eingesetzt, wo unangenehm schmeckende Inhaltsstoffe maskiert werden sollen, um eine bessere Akzeptanz zu erreichen.«

Die Zugabe von Aromen erleichtert also die artwidrige Fütterung von Tieren, die (siehe Kapitel 5), nach neuen Erkenntnissen, die Ursache für die Ausbreitung von Krankheitserregern wie den gefährlichen neuen Stämmen von E.coli-Bakterien ist.

Auch artwidrig verabreichtes Tiermehl, bekanntlich der Auslöser der BSE-Epidemie, wird von vielen Tieren als Futter abgelehnt.

Doch wer sein Kalb mit Tiermehl füttern will, kann dessen natürliche Abwehr überlisten, etwa mit Bigarol BonaromP. Vorteil, laut Haarmann & Reimer Produktinformation: »Beste Kaschierung von Bitterstoffen und Eigennoten tierischer und pflanzlicher Proteinträger (Tier-, Fleischmehl, Soja usw.) und Futterfetten.« Der besondere Pfiff: Das Futter, wiewohl aus zermahlenen Artgenossen gewonnen, schmeckt wie bei Muttern, denn BonaromP täuscht »frische Rahmmilch« vor.

Auch Schweine mögen es nicht, wenn ihnen ständig Chemikalien und Arzneien vorgesetzt werden. Das macht aber nichts, denn gegen diese Abwehrhaltung hilft ein hellgelbes Pulver namens »NectaromP«. Das bringt dann eine »harmonisch mit Waldmeister abgerundete Vanille-Milch-Note« in die Mahlzeit und übertönt die unangenehmen Ingredienzen. Der Hersteller lobt hier:

»Beste Kaschierung von medizinischen, metallischen und chemischen Noten bei Mineralfuttermischungen«.

Die Agrarindustrie und die ihnen nahestehenden Forscher an staatlichen Universitäten sind sich weitgehend einig über den Nutzen der medizingestützten Landwirtschaft. Und die Bauern verwenden die angebotenen Futtermischungen im Glauben, sich selbst, ihren Tieren und ihrem oftmals schrumpfenden Konto bei der Raiffeisenbank einen Gefallen zu tun.

Die Folgen dieser Produktion sind schwerwiegend, für die Tiere, für die Menschen, oft sogar am schlimmsten für die Bauern selbst (siehe Kapitel 9). Und für die Natur.

Dabei sind die meisten Folgen, etwa im Grundwasser, fürs Publikum unsichtbar. Nur manchmal hinterläßt diese Risikolandwirtschaft sichtbare, aber unscheinbare Spuren, die nur von Experten gedeutet werden können. Beispielsweise Kuhfladen auf einer Wiese, die galten bislang ja als Dünger.

Doch nun ist das anders, beobachtete die *Süddeutsche Zeitung*, das Weltblatt mit dem Sinn für kleine Sensationen: »Seit ein paar Jahren aber liegen im Frühjahr noch die Fladen vom Vorjahr wie unberührt auf der Weide«.

Dabei sind diese erstaunlich haltbaren, biologisch offenbar nicht abbaubaren Fladen kein Wunder der Natur, sondern eher Produkte einer modernen Hochleistungskuh, die »geladen mit antiparasitischen Wirkstoffen, Insekten und Würmern den Garaus machen.«

In diesen haltbaren Fladen zeigen sich die Effekte der medizinisch-chemischen Fütterung, meint Hans-Jürgen Hapke, emeritierter Professor an der Tierärztlichen Hochschule Hannover und Vorsitzender der Zulassungskommission für Tierarzneimittel: »Was in das Tier hineingesteckt wird, kommt hinten auch wieder heraus – mehr oder minder verdaut und abgebaut«. Oft handelt es sich dabei dann um »antibiotisch-antiparasitische Gülle«. Denn 50 Prozent aller ans Tier verabreichten Antibiotika kommen nach Erkenntnissen des Freiburger Medizinprofessors Franz Daschner wieder hinten raus – unverbraucht und weiter wirksam.

Und diese Substanzen bleiben nicht auf den Wiesen. Sie werden mit dem nächsten Regen weiterbefördert – ins Grundwasser, in Bäche, Flüsse, Seen. Antibiotika, für Menschen und Tiere, seien »in Oberflächengewässern nicht die Ausnahme, sondern die Regel«, sagt Georg Berthold von der Hessischen Landesanstalt für Umweltschutz, der Wasser von 77 Meßstellen untersucht hat, das der Versorgung der Region Frankfurt dient.

Neben Antibiotika finden sich auch Krankheitserreger, die von diesen Antibiotika eigentlich abgetötet werden sollten. Sie erfreuen sich allerdings bester Gesundheit und eines langen Lebens, weil sie gerade das Zusammensein mit den vielen Arzneien gegen diese immun gemacht hat. Im Ablauf von Kläranlagen, also dort, wo eigentlich blitzsauberes Wasser herauskommen sollte, wurden schon ausgesprochen lebenstüchtige Bazillen gefunden, denen sogar bis zu acht verschiedene Antibiotika nichts anhaben konnten. Diese resistenten Krankheitserreger stammten »insbesondere aus der Intensivtierhaltung«, sagt Professor Andreas Troge, Präsident des deutschen Umweltbundesamtes, denn in den Fabrikställen herrsche »ein ideales Milieu dafür, daß sich Resistenzen sehr schnell ausbreiten.«

So ist es zwar verständlich, wenn sich die Stadtmenschen nicht so sehr für den Inhalt von Schweinetrögen interessieren und auch Nachrichtenredakteure nur sehr selten darüber berichten, welche Änderungen der Futtermittelverordnung aktuell beschlossen werden. Doch ganz gerechtfertigt ist dies nicht.

Denn auch stallferne Stadtmenschen können von den Auswirkungen von ganz legalen, aber naturwidrigen Viehfutterpraktiken betroffen sein. Wenn sie beispielsweise plötzlich nicht mehr in einem schönen Fluß wie der Isar baden sollen, wegen Verseuchung mit gefährlichen E.coli-Bakterien im Sommer 1998 (siehe Kapitel 5). Und auch in den Sachen aus dem Supermarkt finden sich schon mal Rückstände von Antibiotika, beispielsweise in Eiern der Firma Eifrisch, die Supermärkte, unter anderem Edeka, beliefert. Auch Putenfleisch ist öfter mal mit Rückständen von Antibiotika belastet, wie etwa dem Futterzusatz Dimetridazol, der vor Weihnachten 1997 in französischen Babyputen auffiel. Mitunter finden sich auch Reste von Tierarzneimitteln, die eigentlich verboten sind: So waren 1995 immerhin 3,2 Prozent aller Schweineproben in Deutschland und sogar 18 Prozent aller Kälberproben mit dem seit 1994 verbotenen Antibiotikum Chloramphenicol belastet. Und eine belgische Verbraucherzeitschrift fand 1998 bei 67 Prozent der untersuchten Schweinefleischproben Reste von Beruhigungsmitteln.

Die Mengen, die die Menschen in solchen Fällen zu sich nehmen, helfen nicht gegen Nervosität, Bronchitis oder eine Darmentzündung, auch wenn manche Veterinäre schon witzeln, wer Putenfleisch liebe, könne sich den Gang zur Apotheke sparen.

Direkt schädlich sind die Arzneien im Truthahnschnitzel oder Schweinesteak auch nicht – außer für manche Allergiker, bei denen nach dem Genuß von antibiotikabelastetem Fleisch schon mal schwere Allergien bis hin zu einer lebensbedrohlichen Schockreaktion auftreten.*

Aus Frankreich wurde der Fall einer 64jährigen Dame bekannt, die nach dem Genuß von Hackfleisch und Schweinewürstchen mit allergischen Schocks reagiert hatte – sie war, wie sich zeigte, nicht auf das Fleisch allergisch, sondern auf das Penicillin, das in winzigen Mengen noch enthalten war.

Das Risiko, Arzneimittelreste zu schlucken, kann sich erhöhen, wenn gewisse Spezialitäten gegessen werden, beispielsweise Eisbein mit Sauerkraut. Denn die Antibiotika bauen sich zwar im Fleisch nach einer gewissen Zeit ab, was auch die geringe Rückstandsquote von in der Regel nur wenigen Prozent erklärt. Anders verhält es sich mit den Knochen, die noch im Eisbein stecken und in saurer Umgebung die Arzneien abgeben können.

Als Veterinäre vom Fleischhygieneamt im westfälischen Borken einmal genauer nachforschten, fanden sie bei sieben von zehn

---

* Brunello Wüthrich: Allergien auf Fleischeiweiße bei Erwachsenen. In: Nahrungsmittel und Allergie. Herausgegeben von Brunello Wüthrich. München-Deisenhofen: Dustri-Verlag Dr. Karl Feistle, 1996.

Schweinen Rückstände eines Antibiotikums. »Schweine verseucht bis auf die Knochen«, meldete die *tageszeitung.* Die westfälischen Funde sind deshalb so bedeutend, weil die Fahnder nicht nur ein paar Haxen durchleuchtet hatten, sondern Proben von insgesamt 17150 Schweinen. Und unter ultraviolettem Licht strahlten sieben von zehn Proben gelb: Die Knochen enthielten Rückstände von Tetracyclinen.

Antibiotika dieses Typs werden, so weiß Veterinärprofessor Hapke, den Tieren nicht nur gegeben, wenn sie krank sind, und auch nicht nur zur Vorbeugung gegen Krankheiten, sondern als Masthilfsmittel: Sie wirken »leistungsfördernd«. Das bringt zwar Vorteile für den Schweinemäster, aber die Ärzte können mit dem Antibiotikum immer weniger anfangen, denn 50 Prozent aller Krankheitserreger, gegen die das Medikament eingesetzt werden kann, sind dagegen schon immun.

Dies bereitet nicht nur den Viehdoktoren, sondern auch den für Menschen zuständigen Ärzten zunehmend Sorgen. Denn der massenhafte Gebrauch von Antibiotika in den Ställen hat zur Folge, daß die Medikamente auch bei Menschen immer öfter wirkungslos bleiben. Daran sind zwar auch Humanmediziner schuld, die ihren Patienten allzu sorglos Antibiotika verschreiben. Doch die Statistiken zeigen, daß ein überraschend großer Teil der Antibiotika eben nicht in Arztpraxen und Krankenhäusern zur Anwendung kommt, sondern in den Ställen der Kälbermäster und Schweinezüchter, den Produktionshallen der Hühnerfabrikanten, Putenhersteller, Eierkonzerne.

10 000 Tonnen Antibiotika werden in Europa jedes Jahr verbraucht, 25 000 Tonnen in den USA – und etwa die Hälfte davon wird dem Vieh verabreicht – oft nicht zu therapeutischen Zwecken, sondern als Masthilfsmittel. In den Niederlanden, wo die Industrialisierung der Tierhaltung europaweit am fortgeschrittensten ist, bekommen die Tiere gar 87 Prozent aller Antibiotika. Und bei manchen Typen von antibakteriellen Arzneien geht sogar der größte Teil ans Vieh. Beispielsweise bei Vancomycin, einem Reserveantibiotikum, das bei Menschen nur sehr spar-

sam eingesetzt wird, weil es oftmals die letzte Rettung ist, wenn andere Medikamente nichts mehr helfen. In Dänemark wurden von dieser Substanz im Jahre 1993 lediglich 24 Kilogramm zur Behandlung kranker Menschen eingesetzt, aber 19 000 Kilo in der Landwirtschaft für die Tiermast. Australien importierte von 1992 bis 1996 für humanmedizinische Zwecke 582 Kilogramm davon, aber die hundertfache Menge des entsprechenden Veterinärpräparats.

Und Antibiotika werden nicht nur auf dem Lande verwendet, sondern auch in den riesigen Fischfarmen, in denen Lachs gemästet wird, der ehemalige Luxusfisch, den die Massenmast zum »Schwein des Meeres« degradiert hat (*Frankfurter Allgemeine Zeitung*). Aufgrund der Kritik an Antibiotikamast haben die Meeresfarmer die Verwendung der Medikamente zwar eingeschränkt: In Norwegen beispielsweise, wurden 1987 noch 50 Tonnen Antibiotika in der sogenannten Aquakultur verwendet, zehn Jahre später war es, trotz verdoppelter Lachsproduktion, nach Angaben der Fischfirmen nur noch eine Tonne. Doch in anderen Weltgegenden werden weiterhin großzügig Medikamente verabreicht, etwa in Chile, dem weltweit zweitgrößten Erzeugerland. Auch in Deutschland, wo viele Arzneien in der Fischzucht verboten sind, kommen zahlreiche Präparate nach Erkenntnissen der Behörden dennoch zum Einsatz – illegal.

Am Beispiel der Antibiotika zeigt sich, welch seltsame Denkweisen die Produktion von Nahrungsmitteln bestimmen. Medikamente sollten eigentlich in Notsituationen eingesetzt werden, wenn ein Mensch erkrankt ist, wenn seine Selbstheilungskräfte erlahmen und nur noch der Doktor helfen kann. Den Tieren aber werden diese Arzneien verabreicht, wenn sie kerngesund sind. Ein Notfall ist weit und breit nicht in Sicht. Die Mittel werden eigentlich nicht gebraucht, sondern nur eingesetzt, weil die Produktionsbedingungen in hohem Maße ungesund sind und weil möglichst billig möglichst viel Fleisch, möglichst viel Milch, möglichst viele Eier erzeugt werden sollen.

Absurderweise gibt es aber ohnehin von allem zu viel: Zu viel

Milch, zu viele Eier – und auch zu viel Fleisch: Tausende von Tonnen, für die es keinen Bedarf gibt, müssen in der Europäischen Union regelmäßig eingelagert werden.

All dieser Überschuß wird von der Agroindustrie mit hochriskanten Methoden erzeugt, aus denen auch noch neue Gesundheitsrisiken erwachsen, die selbstverständlich gleichfalls entbehrlich sind.

Die Fortschritte der Medizin, dank derer sich die Menschen in den Industrieländern vor vielen Krankheiten geschützt fühlen können, werden dadurch außer Kraft gesetzt. Viele Mittel helfen nicht mehr. Die Waffen der Medizin im Kampf gegen die Übermacht der Erreger sind stumpf geworden.

In Spanien, Ungarn und den USA sind schon bis zu 50 Prozent der Pneumokokken, die Lungenentzündung auslösen, resistent gegen den Klassiker unter den Antibiotika, das Penicillin. In den USA sind auch schon 80 Prozent der Stämme von Staphylococcus epidermid, der Wundinfektionen auslöst, gegen das Antibiotikum Methicillin resistent. Und in der Umgebung von San Francisco wuchs der Anteil der Enterokokken, die sogar gegen das Reserveantibiotikum Vancomycin immun sind, von 1993 bis 1997 von drei auf 95 Prozent.

Und die Bakterien, die sich gegen die Waffen der Mediziner gewappnet haben, breiten sich rasch aus. So waren Staphylokokken, die gleich gegen mehrere Antibiotika resistent sind, in Deutschland bis 1993 eher selten. Plötzlich aber entdeckten Mediziner ein völlig neues Bakterium diesen Typs, ein kraftvolles Wesen, das den Arzneien trotzte. Und weil dies gleich in sechs hauptstädtischen Krankenhäusern auftrat, tauften sie ihn auf den Namen »Berliner Stamm«. Der war aber offenbar nicht sehr heimattreu, sondern verließ seine Geburtsstätte bald, wurde in Nordrhein-Westfalen gesichtet und sogar in Holland, wohin ihn ein verunglückter Motorradfahrer verschleppt hatte.

Deshalb ist es nicht sehr beruhigend, daß es im fernen Japan war, wo 1997 ein Bakterium voom Typ Staphylococcus aureus den Forschern in die Fänge kam, das gleich gegen alle Antibiotika resistent war, die es gibt. »Sollte sich ein solcher Stamm weiter ausbreiten, wären die Folgen für die Behandlung von Patienten mit schweren Infektionen verheerend«, meinte selbst die bedächtige *Neue Zürcher Zeitung*.

Mediziner in aller Welt sehen die Entwicklung mit wachsender Besorgnis. »In manchen Fällen sind die Ärzte heute ebenso hilflos wie vor der Ära der Antibiotika«, meint Patrice Courvalin, der Chef des Nationalen Referenzzentrums für Antibiotika am Pariser Institut Pasteur. Der Freiburger Medizinprofessor Franz Daschner hofft zwar auf neue Entdeckungen, neue Medikamente, um den Vormarsch der Krankheitskeime zu stoppen. Indessen: »Wenn uns«, fürchtet Daschner, »nichts Wesentliches einfällt, werden die Erreger die Herrschaft übernehmen.«

In vielen europäischen Ställen sind die Erreger auf dem Weg der Abhärtung ein gutes Stück vorangekommen. Bei einer Untersuchung der Keime in brandenburgischen Tierbeständen zeigten sich Resistenzraten zwischen 60 Prozent bei Geflügel und 90 Prozent bei Schweinen. Die Salmonellen in den Beständen dort zeigten zum großen Teil sogar Mehrfachresistenzen, widerstanden also verschiedenen Medikamenten. Diese widerstandsfähigen Krankheitserreger können unglücklicherweise besonders leicht zum Menschen gelangen: Die Erzeugnisse aus den Schweineställen und Geflügelfabriken sind ja für den menschlichen Verzehr bestimmt und werden im Supermarkt verkauft. Dank der resistenten Erreger kann der Biß ins Salmonellenschnitzel tödlich enden. In Dänemark starb 1998 eine Frau nach Verzehr von Schweinefleisch an einer Infektion mit dem Bakterium Salmonella DT 104. Der Fall sorgte für großes Aufsehen, weil zum ersten Mal der Zusammenhang zwischen dem Auftreten eines mehrfachresistenten Krankheitserregers und dem Verzehr verseuchter Lebensmittel nachzuweisen war.

Der deutsche Schauspieler Günter Strack, Anfang 1999 verstorben, war in seinen letzten Lebensjahren ebenfalls mit einem resistenten Keim infiziert worden. Er war, nach seinem Schlaganfall im Sommer 1996 gerade auf dem Weg der Besserung gewesen, da ereilte ihn ein Rückfall, ein »Martyrium« begann, wie er der *Bild-Zeitung* berichtete: »Es dauerte sieben Monate. Ich litt unter ständigem Durchfall, mein Blut war vergiftet. Ich war in fünf Kliniken. Niemand konnte helfen. Keiner entdeckte, was ich wirklich hatte. Kein Antibiotikum schlug an.« Er war das Opfer von Enterokokken gewesen, die auch gegen das Reserveantibiotikum Vancomycin resistent waren. Angesteckt hatte er sich durch verseuchtes Fleisch.

Der Mediziner Wolfgang Witte vom Berliner Robert-Koch-Institut fand schon 1994 bei 12 Prozent aller Supermarkt-Kunden die gleichen, gegen Vancomycin resistenten Erreger, die er zu jener Zeit in Geflügel aus Supermärkten und außerdem in Schweinefett nachweisen konnte. Auch US-Geflügel ist belastet: Campylobacter-Keime wurden, wie die *New York Times* im Frühjahr 1999 berichtete, in 88 Prozent der Proben aus Supermärkten in zwei US-Bundesstaaten gefunden, jedes fünfte Hühnchen wies sogar resistente Keime auf. Zur gleichen Zeit wurden auch erstmals, wie das Blatt berichtete, resistente Enterokokken im Hühnerfutter gefunden – sie waren gegen das Reserve-Antibiotikum Vancomycin immun, was die eigentlich harmlosen Bazillen zu bedenklichen Resistenz-Vermehrern machen kann.

Immer häufiger sterben Patienten, weil Medikamente gegen diese Art von Krankheitskeimen nichts mehr ausrichten können. Ende 1998 starb eine Frau in Hongkong an einer Infektion mit Staphylococcus aureus, gegen die kein Antibiotikum mehr wirkte. In Japan starb im Sommer zuvor ein Vierjähriger, der sich mit resistenten Erregern infiziert hatte, nach einer Herzoperation. Und auch in Deutschland mußten 1998 zwei Menschen sterben, weil die Antibiotika allesamt unwirksam waren.

Angesichts solcher Berichte sind sich eigentlich alle Gesundheitsexperten einig, daß zumindest der Einsatz von Medikamenten, die für Menschen lebensrettend sein können, bei kerngesunden Tieren unterbleiben sollte. 1996 schon forderten mehrere human- und veterinärmedizinische Gesellschaften in einer Resolution an Regierung und Parlamentarier in Deutschland ein Verbot von Antibiotika als Futterzusatz, »weil die zunehmenden Resistenzen eine unter Umständen nicht mehr zu beherrschende Gefahr für die Gesundheit der Menschen« darstellten.

Die Weltgesundheitsorganisation forderte wiederholt eine Einschränkung der Antibiotika-Mast. »Der exzessive Gebrauch von Antibiotika, vor allem als Wachstumsförderer bei Tieren, die für den menschlichen Genuß bestimmt sind, stellt ein wachsendes Risiko für die menschliche Gesundheit dar und sollte eingeschränkt werden«, das verlangte die WHO auf ihrer Konferenz in Berlin 1997: »Der exzessive Gebrauch hat zur Folge, daß vier resistente Arten über die Nahrungskette auf den Menschen übertragen werden: Salmonella, Campylobacter, Entereokokken, E.coli«.

Auch das Berliner Robert-Koch-Institut fordert, »auf antibiotische Mastbeschleuniger in der Tiermast völlig zu verzichten, um nicht mehr kalkulierbare Risiken für die Gesundheit des Menschen zu vermeiden.« Und auch die Berliner Ärztekammer, die deutschen Bundesländer und die Verbraucherorganisationen machen Front gegen die massenhafte Verwendung der Antibiotika im Tierfutter.

Doch als die amerikanische Lebensmittel- und Arzneimittelbehörde FDA Anfang 1999 neue, strengere Richtlinien für Fütterungsarzneimittel ankündigte, stieß sie auf den erbitterten Widerstand der Pharmaindustrie, die darauf verwies, daß die schädlichen Effekte für den Menschen noch längst nicht definitiv wissenschaftlich bewiesen seien.

Verständlich, daß sich die betroffene Branche dagegen wehrt. Immerhin setzt sie allein mit Antibiotika in Europa mehrere hundert Millionen Mark um.

Verständlich vielleicht auch, daß die Pharmafirmen leugnen, daß ihre Erzeugnisse gefährliche Resistenzen auslösen: »Es gibt keinen nachgewiesenen Zusammenhang zwischen der Verwendung von Antibiotika bei Geflügel und den Resistenzen bei Menschen. Wenn wir keine Antibiotika hätten, litten Gesundheit und Wohlergehen der Tiere. Wenn wir die Möglichkeit verlieren würden, Antibiotika einzusetzen, würde das die Existenz der gesamten Geflügelindustrie gefährden«, verkündete Catriona Webster, Geflügelmanagerin des Pharmakonzerns Bayer, laut Fachmagazin *Poultry World* 1996 bei der zweiten jährlichen »Broiler- und Broilerbrüterkonferenz« vor Masthähnchenexperten aus aller Welt in der Nähe von Cambridge in Großbritannien. »Wir sollten stolz sein auf das, was wir tun, und glücklich, mit den Menschen darüber reden zu können«, sagte die Bayer-Frau.

Weil es für die Übertragung von Resistenzen »keine Beweise« gebe, sagt auch Ghislaine Follet, die Präsidentin von Fedesa, einem Zusammenschluß europäischer Tierarzneihersteller, müsse man der Problematik noch weiter wissenschaftlich auf den Grund gehen. Auch der Schweizer Pharmakonzern Hoffmann-La Roche versuchte, in einem Gutachten nachzuweisen, daß sein Antibiotikum Avoparcin nicht verantwortlich sei für die Bildung von Resistenzen – ein Gutachten allerdings, das nach Ansicht eines Gegengutachters von Fehlern nur so strotzte.

Über solche akademischen Gefechte um die wissenschaftlich korrekte Beweisführung wird mancher Laie fassungslos den Kopf schütteln. Angesichts der Gefahr, vor resistenten Salmonellen oder anderen Bazillen kapitulieren zu müssen, wäre eigentlich jede Vorsichtsmaßnahme angezeigt, mit der dieses Risiko verkleinert werden könnte. Es wäre wohl auch verhängnisvoll, den Ausgang der akademischen Debatte erst einmal in Ruhe abzuwarten: »Wenn wir auf die von der Industrie geforderten Beweise warten, riskieren wir die Gefahr schwerster Infekte«, sagte ein führender deutscher Seuchenexperte in einem Gespräch mit der Zeitung *Die Woche*.

Immerhin konnte sich die Europäische Union dazu durchringen, das Tiermedikament Avoparcin zu verbieten. Der Verzicht wird vielen Tierfabrikbesitzern nicht sehr schwer gefallen sein. Denn dank massenhaften Einsatzes half das Mittel oft nichts mehr: In Norwegen und Schweden waren schon 90 Prozent der Puten und Masthähnchen mit Resistenzkeimen verseucht. Seit 1. 1. 1999 sind auch die vier Antibiotika Bacitracin, Tylosinphosphat, Virginiamycin und Spiramycin als Futterbeimischung verboten. Diese machen zwar nur 15 Prozent des gesamten Tier-Antiobiotika-Marktes aus, doch die übrigen antibakteriellen Tiermedikamente bildeten für den Menschen keine Gefahr, meint der Brüsseler Agrarkommissar Franz Fischler.

Die Schweiz hingegen hat, überraschend radikal, zum 1. Januar 1999 jegliche »Verwendung von Antibiotika und ähnlichen Stoffen als Leistungsförderer für Tiere« verboten. Der Einsatz bei kranken Tieren ist in eidgenössischen Ställen jetzt sogar meldepflichtig.

Die entschiedene Haltung der Schweiz ist vielleicht etwas beschleunigt worden durch jene Mediziner der Eidgenössischen Technischen Hochschule in Zürich, die resistente Erreger in Milch und Käse entdeckt hatten. Die Zürcher *Weltwoche* stimmte schon den Abgesang auf einen nationalen Mythos an: »Schweizer Käse, ade!« Und das ganze Land beklagte den Rufschaden für die heile Heidi-Welt und den Käseexport. »Die Milchproduzenten ruinieren ihre eigenen Produkte.« Da reagierte die Regierung, um den Schaden zu begrenzen.

Die Schweizer Forscher von der renommierten Hochschule wiesen erstmals auch nach, wie leicht solche Resistenzen übertragen werden und völlig harmlose Kleinstlebewesen in hochgefährliche Krankheitserreger verwandeln können.

Damit eröffnet sich ein neues Feld für neue Risiken – und die Frage, wer eigentlich haftet, wenn Schäden auftreten.

7. Springende Gene
Wer haftet für die neuen Risiken?

Coca-Cola und der Knabe, der an Knochenschwund litt – Die Moral des Geldes und das Verschwinden der Verantwortung – Monster-Auberginen und der schnelle Sex der Bakterien: Die unerwarteten Folgen der Gentechnik – Popcorn für die Hungernden?

Sebastian war ein ganz normaler Junge, er spielte gern Fußball, ging weniger gern zur Schule, er war sportlich und gesund. Ungewöhnlich war nur, daß sich bei ihm nach und nach die Zähne lockerten und einige der vorderen schon ausfielen. Im Alter von elf Jahren ist das nicht normal, befand seine Mutter, und schickte ihn zum Zahnarzt. Der ließ das Gebiß röntgen und stellte überrascht fest, daß sich bei dem Knaben der Kiefer schon zurückgebildet hatte, »atrophisch« war, wie das die Mediziner nennen.

Der Zahnarzt konnte sich das Phänomen nicht erklären und schickte den Kleinen ins Krankenhaus. Sportlich, wie Sebastian war, schwang er sich auf sein Fahrrad und strampelte zur Klinik im gleichen Stadtteil von Berlin. Unterwegs stürzte er allerdings vom Rad – und brach sich den Unterschenkel. Nun mußte er mit dem Krankenwagen ins Hospital eingeliefert werden, wo ihm der Orthopäde die Knochen dann wieder zusammenschraubte. Hernach wurde der Junge auf die Station gebracht.

Weil er nicht sehr beweglich war, konnte er das Bett anfangs nicht verlassen, die Krankenschwester mußte ihm eine Bettpfanne unterschieben – was erneut zu Komplikationen führte: »Aua«, sagte Sebastian leise – er hatte sich, wie die Ärzte feststellten, einen Wirbel gebrochen: »Wirbelkörperfraktur« lautete die korrekte Diagnose.

»Dem sind die Knochen regelrecht zerbröselt«, sagt Frau Professor Jutta Semler. Frau Semler hat den Jungen damals behandelt, und als sie den Wirbelkörperbruch feststellte, war sie außerordentlich beunruhigt.

Denn bei einem solchen Wirbelkörperbruch bröckelt zwar einstweilen nur ein kleines Stück ab. Doch dies deutet darauf hin, daß die Knochensubstanz insgesamt nicht sehr stabil ist – das Knochengerüst also von weiterem Verfall bedroht. Das sei wie bei einem Fachwerkhaus, in dem die Balken porös werden. Anfangs merke das niemand, das Gebäude bleibe stehen: »Aber dann kommt irgendwann ein Lastwagen, und das ganze Haus fällt zusammen.«

Früher Verfall, im Alter von elf Jahren: Das hatten die Ärzte noch nicht erlebt. Sie stellten weitere Untersuchungen an, was nicht ganz einfach war. Weil derlei Erkrankungen bei Kindern bislang nicht vorgekommen waren, lagen auch keine Vergleichswerte vor. Deshalb mußte zunächst die Knochendichte, die Auskunft über die Qualität der Knochen geben soll, bei gesunden Kindern untersucht werden. Dabei zeigte sich dann, sagt Frau Semler, »daß der einen Befund hat wie eine alte Oma.« Die Diagnose: »Osteoporose«, Knochenschwund, eine Krankheit, die bisher vornehmlich bei Frauen jenseits der Wechseljahre aufgetreten war und wegen ihrer charakteristischen Buckelbildung im Volksmund auch »Witwenbuckel« genannt wird.

Bei der Suche nach den Ursachen von Sebastians ungewöhnlicher Krankheit tappten die Ärzte deshalb zunächst im Dunkeln. War der Knochenschwund vielleicht seinerseits Symptom einer anderen Erkrankung? Oder handelte es sich um ein völlig neues Krankheitsbild? Und wie hatte sich der Junge das Leiden zugezogen? Die Ärzte nahmen den Knaben erstmal für vier Wochen stationär auf, um die Ursachen zu erforschen und, wenn möglich, eine Therapie einzuleiten.

Einmal, nach der üblichen Ernährungsberatung, kam Sebastian zu Frau Doktor Semler und verpflichtete diese zu strenger Verschwiegenheit, namentlich gegenüber seiner Mutter. Die Ärztin sicherte Diskretion zu (weswegen Sebastians wirkliche Identität auch hier im Dunkeln bleiben muß) und erfuhr so den Grund für den kindlichen Knochenschwund.

Sebastian lebte im Berliner Stadtteil Wedding, zusammen mit seiner alleinerziehenden Mutter, die in einem Supermarkt arbeitete, um den Lebensunterhalt für sich und ihren Sohn zu verdienen. Morgens gab sie dem Kleinen immer ein paar Mark, damit er sich etwas zu essen kaufe. Denn wenn einer mit dem selbstgeschmierten Pausenbrot in die Schule käme, so würde dieser ausgelacht. Sebastian kaufte also ein, und zwar drei große Flaschen Cola am Tag und beim Bäcker eine Zuckerschnecke.

Hier lag der Schlüssel zu Sebastians Symptomen. Sebastian war, so das Urteil der Doktoren, »mangelernährt«. Und sein Knochenschwund war ursächlich auf die Cola zurückzuführen, denn die darin enthaltene Phosphorsäure entzieht den Knochen Calcium und macht sie brüchig. Sebastian wußte das nicht, seine Mutter auch nicht.

Und viele andere Eltern wissen das offenbar auch nicht. Denn Sebastian blieb nicht der einzige Fall. Fast jede Woche, sagt Frau Professor Semler, die eine renommierte Osteoporosespezialistin ist, kämen Kinder und Jugendliche mit Symptomen von Knochenschwund zu ihr in die Klinik, in der bislang vorwiegend betagte Patienten behandelt wurden.

Eine bedauerliche Entwicklung. Eine Entwicklung jedoch, für die offenbar niemand so recht verantwortlich ist. Coca-Cola jedenfalls, der Marktführer, fühlt sich nicht verantwortlich für den Knochenschwund bei den Kleinen. »Bei Phosphorsäure (E338) handelt es sich um einen europaweit zugelassenen Zusatzstoff. Die gesetzliche Unbedenklichkeit als Zusatzstoff ist somit amtlich verbürgt«, verlautbart die Firma. Im übrigen müsse auch kein Mensch so viel Cola trinken, daß es ihm schade.

Im Falle der Phosphorsäure ist es sicher unzulässig und auch ungerecht, einem einzigen Hersteller die Verantwortung für alle Folgelasten aufzubürden. Aber unbefriedigend ist es auch, wenn die Verursacher von jeder Haftung frei bleiben.

Denn bislang muß stets die Allgemeinheit für die Folgen aufkommen. Im Falle des Cola-Opfers Sebastian bezahlten die Krankenkassen, also die Solidargemeinschaft, für die Behandlung, nach Schätzung der Ärzte allein in diesem Fall etwa 40 000 Mark. Und das Cola-Syndrom wurde auch andernorts beobachtet: »Regelmäßiger Konsum von Cola führt zu schwachen Knochen bei Heranwachsenden«, sagt der französische Ernährungsexperte Jean-Paul Curtay. Auch nach einer 1998 veröffentlichten amerikanischen Studie an 127 Kindern und Jugendlichen zwischen 8 und 16 Jahren steigt die Anzahl der Knochenbrüche bei den Kids mit zunehmendem Cola-Konsum.

Besonders bedenklich sind für die Mediziner die drohenden Spätfolgen: Denn 97 Prozent des »Knochen-Kontos«, von dem man als Erwachsener zu zehren hat, werden bis zum 20. Lebensjahr aufgebaut. Frühe Fehlernährung erhöht also das Risiko für Knochenschwäche im Alter.

Die Erklärung für die verhängnisvollen Folgen des Cola-Konsums ist für die Ärzte klar: Phosphorsäure wirkt als Knochenkiller, sie entzieht den Knochen das existenznotwendige Calcium und läßt so das Skelett morsch werden. Chemisch ein klarer Fall. Haftungstechnisch, versicherungsmathematisch wird es ein bißchen unübersichtlich. Dabei handelt es sich um ein Problem von weltweiter Bedeutung: Die Weltgesundheitsorganisation WHO zählt Calciumdefizite zu den Mangelernährungserscheinungen von wachsender globaler Bedeutung.

Alles nur wegen der braunen Brause? Immerhin ist Coca-Cola rund um den den Globus zu haben. Coca-Cola ist überall. Coca-Cola wird in Zaire verkauft und in der Schweiz. Coca-Cola-Werbung ist auf der Welt allgegenwärtig, mit Plakaten am Stadtrand von Addis Abeba und am Strand von Odessa, an Häuserwänden in Katmandu. Coca-Cola-Anzeigen erschienen rund um den Globus, sogar, fast täglich, in der Südsee-Tageszeitung *Fiji-Times.* In China ist Coca-Cola die bekannteste ausländische Marke, und in Sarajewo rollte der Cola-Laster noch durch kriegszerstörte Ruinenstraßen. Außerdem ist Coca-Cola auch ein großer Wohltäter: In Albanien sponsert die Firma ein Nato-Manöver, in Indien die

Pilgerboote auf dem Ganges, in den USA Schulen und für die *Frankfurter Rundschau* Jugendturniere von kleinen Kickern und eine Reise zur Weltmeisterschaft 1998 nach Frankreich.

Coca-Cola ist ein international beliebtes amerikanisches Kulturgut: Der Konzern erzielt 70 Prozent des Cola-Umsatzes außerhalb der USA – und er erfreut sich dabei höchsten Schutzes. Coca-Cola-feindliche Umtriebe werden im Keime erstickt, etwa in Ägypten.

Als in den 60er Jahren die ägyptische Regierung eine eigene nationale Cola-Marke auf den Markt brachte, intervenierte die US-Regierung »auf höchster Ebene und drohte mit dem Abzug von Investitionen«, wenn das Konkurrenzprodukt »nicht wieder in der Versenkung verschwände«, wie die *Neue Zürcher Zeitung* berichtete. Und Kairo kuschte. Coca-Cola ist ein Symbol für den Siegeszug der amerikanischen Alltagskultur rund um den Globus. Kein Wunder, daß zum Beispiel die Hüter des islamischen Glaubens hierin eine gewisse Bedrohung sehen und Coca-Cola stellvertretend für das Hegemoniestreben des amerikanischen Lebensstils geißeln.

Dabei hat Coca-Cola auch sehr nützliche Wirkungen: Die amerikanische Hausfrauenratgeberin Mary Ellen empfiehlt es beispielsweise als WC-Reiniger: »Nachdem es ein bißchen gewirkt hat, wird das WC-Becken strahlend sauber sein.«*

Tatsächlich ist Coca-Cola ziemlich aggressiv, es kann ein Stück Fleisch binnen weniger Stunden vollkommen auflösen. Wissenschaftler nehmen es, um Bodenproben aufzulösen.

Und gerade solche Effekte sind es auch, die denjenigen schaden können, die das Kulturgut Coca-Cola (oder auch ähnliche Rezepturen, wie beispielsweise Pepsi) als Nahrungsmittel mißverstehen.

---

* Mary Ellen: Der fliegende Pfannkuchen. 999 praktische und ungewöhnliche Küchentips für sie und ihn. München/Zürich: Delphin Verlag 1981.

Nun bröseln die Knochen nicht beim ersten Schluck, und das Osteoporose-Risiko durch Cola ist bei Chinesen und Ägyptern sicher nicht so groß wie bei Sebastian aus Berlin, schon weil dort nicht so viel davon getrunken wird.

Doch mit höherem Konsum steigt auch das Risiko: So ergab eine Studie an saudi-arabischen Rekruten, daß diejenigen, die regelmäßig Cola tranken, häufiger unter Karies, offenen Zahnhälsen und Zahnausfall zu leiden hatten.

Wer Cola aus Dosen trinkt, könnte zudem ein erhöhtes Alzheimer-Risiko haben. Denn bei Alzheimer-Patienten finden sich im Gehirn hohe Aluminiumgehalte – und bei Getränkedosen finden sich die höchsten Aluminiumrückstände. Denn die in Cola enthaltene Säure greift die Oberfläche der Dose an und löst das Leichtmetall auf.

Cola kann zudem das Erbgut der Leberzellen schädigen. Das ergab jedenfalls eine Studie an Mäusen im Jahre 1993.

Außerdem hat Cola den – bei Aktionären sicher sehr willkommenen Effekt – Durst auf mehr Cola zu erzeugen. Ratten, das ergab schon eine Studie im Jahr 1997, die vier Wochen lang Cola trinken durften, konsumierten zwei- bis dreimal so viel davon wie Vergleichstiere, die nur Wasser erhielten. Zudem verlor das Fell der Cola trinkenden Nager an Glanz, und die Tiere litten an Durchfällen. Bei Langzeitstudien zeigten sich Degenerationen von Leber- und Nierengewebe.

Es ist, wie oft, die Frage, ob Ergebnisse aus Tierversuchen so ohne weiteres auf Menschen übertragen werden können.

Bei Menschen scheint sich indes eines zu bestätigen: Cola macht Durst auf Cola. Denn die Menschen trinken immer mehr davon, und auch andere süße Sprudelgetränke.

In Deutschland liegt der jährliche Pro-Kopf-Verbrauch von Limonaden bei 85 Litern (davon 50 Liter aus dem Hause Coca-Cola), in den USA bei 202 Litern. 39 Prozent der Amerikaner trinken zum Essen Soft Drinks.

Und auch wenn sie Fanta trinken, können die Zähne leiden. Denn Fanta enthält Zitronensäure, und die greift ebenfalls die

Zähne an, wie eine Studie der Universität Köln ergab: Bei Rindern, denen fünf Minuten lang die Zähne mit Limonade umspült wurden, ging die Härte des Zahnschmelzes um bis zu 50 Prozent zurück. Der Kölner Zahnarzt Michael Hundertmark, der an der Studie mitgewirkt hat, stellt bei Kindern in seiner Praxis ein »völlig neues Krankheitsbild« fest: »Erosionsschäden« an den Zähnen, hervorgerufen durch aggressive Substanzen wie die Zitronensäure, die das Calzium aus den Zähnen herauslöst.

Milch könnte dank Calzium die negativen Cola-und-Fanta-Effekte ausgleichen. Milch wird allerdings an Schulen immer weniger ausgeschenkt, der Schulmilchkonsum ging in den neunziger Jahren um über ein Drittel zurück. An vielen Schulen wurde der Verkauf ganz eingestellt. Zahnkiller Zitronensäure hingegen nehmen die Menschen in überraschend großen Mengen zu sich, insgesamt 300 000 Tonnen in Europa jährlich, viele schon in ganz jungen Jahren mit allerlei Supermarktwaren wie dem »Alete Duo Früchte mit Quark«, später mit Rama-Margarine oder Dr. Oetker Rahmtortellini. In Maggi fix für Schweinebraten, Knorr Hühnersuppe mit Nudeln oder der 5-Minuten-Terrine »Broccoli Nudeltopf«: Überall Zitronensäure. Die Substanz ist einer der wichtigsten Zusatzstoffe der Lebensmittelindustrie, sorgt für Frische-Gefühl und dient als Konservierungsstoff.

Auch wer seinen Kindern statt Cola oder Fanta sogenannte Fruchtsäfte gibt, tut ihnen nicht unbedingt etwas Gutes. Nach einer Untersuchung unter zwei- bis fünfjährigen Kindern, die in der Zeitschrift *Pediatrics* veröffentlicht wurde, führen Fruchtsäfte zu Mangelernährung. Denn diese enthalten zu viel Zucker, sättigen die Kinder so sehr, daß sie keinen Appetit mehr auf das fürs Wachstum Nötige haben. Die Zweijährigen, die viel von diesen Fruchtsäften tranken, waren infolgedessen um 2,8 Zentimeter kleiner als die anderen, die fünfjährigen Saftfans um 4,6 Zentimeter.

Und nicht nur von Kindern wird Zucker in großen Mengen genossen: 35 Kilogramm nimmt der Bundesbürger alljährlich zu sich, mehr als 673 Gramm pro Woche. Eine vierköpfige Familie konsumiert also mehr als zweieinhalb Kilo Zucker allwöchentlich – das meiste allerdings nicht in Reinform, sondern als Zutat unter anderem in Müllers Milchreis, Hipp Märchenland für Kinder Menü, Nutella, dem Erdbeerjoghurt von Zott, der »Kinder«-Schokolade von Ferrero und zahlreichen anderen alltäglichen Leckereien, zuckrig, süß und zahnriskant.

Die gesundheitlichen Risiken bei der Ernährung sind heute, anders als früher, nicht unmittelbar wahrzunehmen. Wer früher verdorbenes Fleisch aß, der mußte erst die Ekelschwelle überwinden und den Geruch des muffligen Steaks ignorieren. Wer einen Fliegenpilz aß, wurde mit den Folgen recht schnell konfrontiert. Und daß Kartoffeln roh nur in Maßen zu genießen sind, merkte die Menschheit relativ bald. Wer hingegen eine Cola trinkt, der spürt so schnell nichts vom Knochenschwund, wer Rama ißt, merkt am Zahnschmelz zunächst gar nichts. Erst der massenhafte Verzehr einer Vielzahl der neuen Fabrikerzeugnisse führt, ganz langsam, zu gesundheitlichen Langzeitschäden.

Die Warnmechanismen des Körpers sind dabei nicht wirksam, der Geschmackssinn als Kontrollorgan ist ausgeschaltet, weil mittels Aromastoffen jene Geschmacksnoten, die auf die Ungenießbarkeit hindeuten könnten, »maskiert« worden sind, wie das die Geschmacksdesigner nennen – beim Tierfutter (siehe Kapitel 6), aber auch bei den Produkten für die Menschen.

Die neue Qualität dieser Risiken ist dem Publikum erstmals bei der BSE-Debatte bewußt geworden – und vielleicht war es gerade die fehlende sinnliche Wahrnehmbarkeit, die das BSE-Problem so bedrohlich erscheinen ließ. Die BSE-Krise hat gezeigt, daß herkömmliche Methoden des Risikomanagements für die neuen Gefährdungspotentiale nicht taugen, meint der Soziologe Ulrich Beck.

Wer ein Stück BSE-verseuchten Rindfleisches ißt, merkt davon nichts. Er wird nicht gleich krank, sondern, wenn überhaupt, Jahre später. Und wer erkrankt? Wie viele werden es sein? Das Ausmaß der Gefährdung ist schwer einzuschätzen.

Risikoforscher Beck glaubt, daß diese Ungewißheiten weitreichende Folgen haben; schon für die einzelnen Menschen, die die Risiken meiden möchten und sich auf die Suche nach sauberen Zutaten machen fürs Mittagsmahl:* »Die Leute müssen im Zickzack laufen, nur (...) um ein Menü zusammenzustellen.«

Die traditionellen Unglücke aus der Rubrik Katastrophen, Autounfälle, Hausbrände waren noch der Wahrscheinlichkeitsrechnung zugänglich. »Im Laufe der Jahrhunderte hat die Menschheit gelernt, mit Risiken umzugehen«, sagt Beck, »am Ende, dank der Erfindung der Wahrscheinlichkeitsrechnung gar mit mathematischen Methoden.« Jetzt sei das anders: »Die moderne Technologie dagegen hat eine neue Kategorie von Risiken hervorgebracht, die sich nicht mehr kalkulieren läßt. Die heutige Gesellschaft befindet sich somit in einer Risikofalle.« So haben die »weltweiten Bedrohungen«, meint Beck, »zu einer Welt geführt, (...) in der es statt berechenbarer Risiken nur schwer kontrollierbare Gefahren gibt.«

Die Konsequenz: »Niemand wird wirklich haftbar gemacht.«

Die Folgelasten der BSE-Epidemie trugen nicht die Verursacher. Für die Verbrennung von Tausenden von Rindern und die Einlagerung nicht absetzbaren Fleisches kam der Steuerzahler auf: 12 Milliarden Mark bezahlten die europäischen Bürger für die Folgen einer artwidrigen und gesundheitsschädlichen Tierproduktion.

Auch in Japan mußten die Steuerzahler für die Folgen der E.coli-Epidemie in Sakai bezahlen: Sie finanzierten die Arbeit der Behörden, der Überwachungsinstitutionen, der Lebensmittelfahnder. Sie kamen auch für die Behandlung und das Schmerzensgeld für die Opfer auf. 500 Millionen Yen (4 Millionen Euro) zahlte die Stadt Sakai an die 9059 Geschädigten. Der Verursacher kam ungeschoren davon, denn er konnte ja nicht gefunden werden.

---

* Ulrich Beck: ... und wie halten wir es nun mit dem Rindfleisch? Die neuen Risiken und die Schwierigkeiten des Handelns. In: Neue Zürcher Zeitung 16. Januar 1999.

Obgleich die Schäden durch mängelbehaftete und ungesunde Lebensmittel in der globalisierten Lebensmittelproduktion ungleich gravierender und auch teurer sind, werden auch große Lebensmittelkonzerne zumeist wegen vergleichsweise simpler, leicht nachzuweisender Verfehlungen bestraft.* So mußte Nestlé in Großbritannien 1000 Pfund (1500 Euro) Strafe bezahlen, weil in Schokolade Gummireste gefunden wurden, und 4000 Pfund für Holz in Geleehäppchen. Dem Schokoproduzent Mars geriet ebenfalls Gummi in die Süßware, er wurde mit 2000 Pfund bestraft, Metallstückchen in einem Nuts-Riegel kamen auf 2000 Pfund. Maden in der Schokolade kosteten den Lebensmittelkonzern Cadbury's 2500 Pfund, ein Käfer im Hamburger kam für Burger King auf 2000 Pfund. Und für Hühnerstücke, die irrtümlicherweise in eine Veggie-Pizza geraten waren, mußte die Kette Pizza Hut 1000 Pfund bezahlen.

Sehr selten hingegen sind Strafen wegen anderer, gefährlicherer Fremdkörper im Essen. Die große Ausnahme bildet der Lebensmittelkonzern Kraft, der 1998 wegen salmonellenverseuchter Erdnußbutter immerhin umgerechnet sieben Millionen Mark an 2362 Erkrankte bezahlen mußte – in Australien, nach einem Vergleich mit den Anwälten der Geschädigten vor dem Bundesgericht in Melbourne.

In Europa ist von solchen Schadensersatzleistungen noch nichts bekannt geworden. Zwar gibt es auch hierzulande materiellen Ausgleich für gesundheitlichen oder seelischen Schaden, doch der fällt in aller Regel eher gering aus. Die »Tarife«, wie das in der empfindungsarmen Sprache der Juristen genannt wird, liegen in Deutschland zwischen 5000 Mark für eine Schülerin, die Opfer sexuellen Mißbrauchs geworden ist, und 600 000 Mark für eine Lähmung in den Beinen infolge eines ärztlichen Kunstfehlers.

---

* Prosecutions Review, Second Edition. Court Reports 1996/1997 Incorporating: Health & Safety; Environmental; Farming; Fishing; Food. Sudbury, Suffolk: Monitor Press, 1997.

Und es ist eher die Ausnahme, wenn ein Unternehmen verurteilt wird, so geschehen bei dem Feuerwerkshersteller, der jene Zehnerpackung »Feuer-Ringe« importiert hatte, die bei einem Zehnjährigen ohne erkennbaren Grund in der Hosentasche losgegangen waren. Die Krankenkasse hatte als Ersatz für die Behandlungskosten 22 000 Mark verlangt.

Bei Lebensmitteln ist es jedoch in der Regel nicht so leicht, den Zusammenhang zwischen einer Erkrankung, wie beispielsweise einer Darmentzündung und einem einzelnen Lebensmittel ursächlich nachzuweisen und dessen Hersteller haftbar zu machen.

Doch zumindest bei Allergien wäre ein Nachweis in vielen Fällen möglich, meint der saarländische Allergologe Friedrichkarl Steurich.

Nach dem Produkthaftungsgesetz, meint Steurich, müßten große Nahrungsmittelhersteller für die Behandlung von Allergikern zumindest in jenen Fällen aufkommen, wo ein Hersteller die Inhaltsstoffe nicht auf dem Etikett ausweist. Denn das Produkthaftungsgesetz sieht vor: »Wird durch den Fehler eines Produktes jemand getötet, sein Körper oder seine Gesundheit verletzt oder eine Sache beschädigt, so ist der Hersteller des Produkts verpflichtet, dem Geschädigten den daraus entstehenden Schaden zu ersetzen.«

In Zeiten, in denen die staatlichen Kontrollmöglichkeiten schwinden, ist die Produkthaftung eine Möglichkeit, die Hersteller zu verantwortungsvollerem Handeln zu motivieren. Die schwindende Macht der Obrigkeit wird dabei durch die Macht des Geldes ersetzt – moralisches Handeln also gewissermaßen durch drohende Millionenforderungen befördert. Nach diesem Muster verfahren die Vereinigten Staaten. Die Dollarmillionen, die dort auf manche Opfer herunterregnen, werden in Europa zuweilen belächelt; etwa jene 2,7 Millionen, die einer Kundin von McDonald's zugesprochen wurden, weil sie sich mit heißem Kaffee verbrüht hatte – und die in der Revision auf eine halbe Million Dollar gekürzt wurden.

Solche Entschädigungen sind indessen Ausdruck des amerikanischen Prinzips, obrigkeitliche Reglementierungen zurückzunehmen und die Verantwortung für die Folgen des Handelns den Unternehmen selbst aufzubürden.

In den USA sind die Gesetze oft etwas liberaler, dort haben Unternehmen mehr Freiheiten. Die drohende Aussicht auf finanzielle Einbußen aber, so die amerikanische Logik, werde die Firmen schon zu einem untadeligen Verhalten bewegen. Gegenüber unmoralischen Unternehmen übt dann der Staat keine Nachsicht, Fehltritte werden mit exorbitanten Summen bestraft, oft stehen dabei Schadensersatzbeträge in keinem Verhältnis zu dem tatsächlichen Schaden oder den Schmerzen. Im Bundesstaat Kalifornien gilt gar der Grundsatz des »punitive damage«, einem Schadensersatz, der eher Bestrafung sein soll, als materieller Ausgleich für das Opfer.

Zunehmend werden Unternehmen auch für die Folgekosten ihrer Produkte haftbar gemacht, etwa von Zigaretten. So einigten sich 46 Bundesstaaten mit der US-Tabakindustrie Ende 1998 auf eine Zahlung von 206 Milliarden Dollar (190 Milliarden Euro) in den nächsten 25 Jahren als Ausgleich für die Behandlung von Raucherkrankheiten. Die Konzerne müssen überdies noch 1,5 Milliarden Dollar (1,4 Milliarden Euro) für eine Gesundheitskampagne ausgeben, die vor dem Genuß ihrer Produkte warnt.

Das Prinzip, die Verursacher in die Pflicht zu nehmen, weil diese an riskanten Produkten auch verdienen, scheint vernünftig. Und wenn die Firmen ihre Haftungskosten auf die Erzeugnisse aufschlagen, bezahlen die Kunden ebenfalls ihren Anteil, und auch das scheint sinnvoll. Bei manchen Risiken hat jedoch auch dieses Prinzip seine Grenzen. Denn bei manchen Risiken sind die möglichen Folgekosten unabsehbar.

Von solch besonderer Qualität sind die Risiken durch gentechnische Manipulationen an lebenden Organismen und die Freisetzung genmanipulierter Pflanzen.

Denn die neuen Gene können sich vermehren, überspringen

auf andere Lebewesen, womöglich Effekte hervorrufen, mit denen niemand gerechnet hat.

So wunderten sich Wissenschaftler der Universität von Verona und des Max-Planck-Instituts für Züchtungsforschung in Köln selbst über das Ergebnis ihrer gentechnischen Schöpfungen. Sie wollten eine kernlose Aubergine züchten und bauten ihr dafür ein Gen aus dem Bakterium Pseudomonas syringe ein. Das Experiment gelang, die Aubergine wuchs heran. Doch die Frucht wuchs weiter und weiter, schließlich war sie viermal so groß wie ihre normalen Artgenossen. Die Genforscher konnten sich diesen Effekt auch nicht so recht erklären, freuten sich aber um so mehr darüber, daß die Monsterpflanzen – ebenfalls unerklärlicherweise – für ihr überdimensionales Wachstum nur eine Temperatur von 17 Grad benötigten. Wodurch der Gen-Gärtner im Gewächshaus sogar noch Heizkosten sparen könnte.

Solch überraschende Effekte können auch unangenehme Folgen haben: So fand der Genforscher Arpad Pusztai, ein gebürtiger Ungar, der in Schottland lebt, zu seinem großen Erstaunen unerwartete Eigenschaften bei einer genmanipulierten Kartoffel. Er hatte der Knolle ein Gift-Gen eingebaut, das aus dem Schneeglöckchen stammte, um damit die Kartoffelpflanzen besser gegen Schädlinge zu wappnen.

Als er die neuen Kartoffeln dann an Ratten verfütterte, wurden diese krank: Ihre inneren Organe schrumpften um zehn Prozent, es kam zu Entzündungen in Magen und Darm. Seltsamerweise zeigten die Ratten diese Effekte nicht, wenn sie das reine Schneeglöckchengift bekamen, sondern nur, wenn sie die genmanipulierten Kartoffeln fraßen.

Forscher Pusztai verkündete daraufhin am 10. August 1998 im britischen Fernsehen: »Hätte ich die Wahl, würde ich gentechnisch veränderte Lebensmittel nicht essen, bevor ich nicht vergleichbare experimentelle Beweise gesehen habe, wie wir sie mit unseren gentechnisch veränderten Kartoffeln produziert haben.« Den Satz hätte er nicht sagen sollen, denn er verlor daraufhin seinen Job am Rowett-Institut in Aberdeen. Sein Labor wurde geschlossen, Wissenschaftlerkollegen und auch die Medien überschütteten ihn mit Spott und Häme. Erst im Februar 1999 stellten sich ihm 23 internationale Wissenschaftler zur Seite und forderten seine Rehabilitierung. Dabei ist Pusztai keineswegs ein Gentechnik-Kritiker, sondern gerade ein Befürworter, der nur die – eigentlich bescheidene – Forderung erhebt, daß die Sicherheit der genmanipulierten Erzeugnisse durch Fütterungsversuche im Labor überprüft wird, bevor diese an Menschen verabreicht werden.

Solche Versuche sind in aller Regel nicht erfolgt, beispielsweise beim genmanipulierten Mais des Schweizer Pharmakonzerns Novartis. Denn nach den Empfehlungen des wissenschaftlichen Lebensmittelausschusses der EU seien Fütterungsversuche »nicht erforderlich«, es genüge, wenn das neue Produkt nach seinen Inhaltsstoffen gleichwertig sei wie das herkömmliche.

Auch weitere Risiken wurden offenbar nur mit wenig Sorgfalt untersucht. So befürchten Kritiker, daß Nützlinge wie etwa der Marienkäfer oder die Bienen geschädigt werden, Schädlinge oder Unkräuter aber durch genmanipulierte Pflanzen sogar noch an Widerstandskraft gewinnen könnten. Als ein Autor der schweizerischen *Weltwoche* 1998 beim Gentech-Pionier Monsanto zu Besuch war, fragte er deshalb: »Könnte sich nicht dereinst ein Superunkraut bilden?«

Sein Gesprächspartner, Umweltexperte Thomas Nickson, seit 17 Jahren bei Monsanto, reagierte verärgert: »Unsere Studien zeigen, daß solche Befürchtungen lächerlich sind.«

»Wieviele Studien haben Sie gemacht?«

»Eine.«

Die amerikanischen Zulassungsbehörden vertrauen im Genehmigungsverfahren grundsätzlich den Angaben der Industrie: »Wenn sie falsche Angaben machen, hätte dies schwerwiegende Konsequenzen, die die Firma ruinieren könnten«, sagt Quentin B. Kubicek vom Animal and Plant Health Inspection Service, der Kontrollbehörde, die dem US-Landwirtschaftsministerium untersteht.

Dieser Glaube an die moralbefördernde Wirkung drohender Schadensersatzansprüche stößt aber gerade bei der Gentechnik an seine Grenzen. Denn die genmanipulierten Pflanzen werden im großen Maßstab ausgesät, 30 Millionen Hektar waren 1998 schon bepflanzt. Und die Auswirkungen können viele Jahre später, in ganz anderen Ländern, an unerwarteter Stelle auftreten. Es kann dann schwierig werden, die Urheberschaft für einen Schaden klar nachzuweisen, und es kann dann auch womöglich zu spät sein für eine Kurskorrektur.

Wenn beispielsweise irgendwann irgendwo auf der Welt Menschen sterben, weil Antibiotika nicht mehr wirken, dann könnte, so befürchten Fachleute, daran auch eine Maispflanze von Novartis schuld sein. Denn die Novartis-Leute haben ihrem Mais, der in den USA auf 1,8 Millionen Hektar wächst, eine zusätzliche Eigenschaft eingebaut: die Widerstandskraft gegen Antibiotika. Die bringt zwar auf dem Acker nichts, zeigt aber den Gen-Bastlern in den Labors, ob ihre Operation erfolgreich war: Wenn die neue Gen-Pflanze den Antibiotika widersteht, war die ganze Gen-Operation erfolgreich.

Weil ein solcher Eingriff in die Natur vielfältige und bedenkliche Auswirkungen haben kann, verlangen Wissenschaftler und auch staatliche Stellen weitere, ausgiebige Forschungen. Auch die Deutsche Forschungsgemeinschaft, die die Gentechnik keineswegs grundsätzlich ablehnt, forderte: »Gene, die Resistenzen gegen humantherapeutische Antibiotika vermitteln«, dürften »nicht über die Nahrungskette in der Umwelt verbreitet werden.«* Die Auswirkungen der Genveränderungen müßten daher gründlich untersucht werden (siehe Kapitel 6).

* Deutsche Forschungsgemeinschaft: Lebensmittel und Gesundheit. Sammlung der Beschlüsse, Stellungnahmen und Verlautbarungen aus den Jahren 1984 bis 1996. Herausgegeben von der Senatskommission zur Beurteilung der gesundheitlichen Unbedenklichkeit von Lebensmitteln. Wiley-VCH.

Nun fällt es dem Laien schwer zu glauben, daß Erbanlagen von Novartis-Maispflanzen, die vielleicht im US-Staat Nebraska ausgesät werden, irgendwo auf der Welt wieder auftauchen und Schaden anrichten können. Bis Erbanlagen vererbt werden, denkt der Laie, ist doch einiger Aufwand vonnöten. Ein Mensch, der seine Gene weitergeben möchte, muß erst zur Partnerwahl schreiten, die Erwählte überzeugen und dann den Akt der Fortpflanzung einleiten, neun Monate warten und sehen, ob der Nachwuchs die großen blauen Augen der erwählten Blonden hat. Wenn jene zierliche Blonde mit ihren großen blauen Augen hingegen in eine vollbesetzte Straßenbahn steigt, wird nach der nächsten Haltestelle, wo sie wieder aussteigt, kein einziger ihrer Mitfahrer erblondet sein.

Bei Bakterien ist das anders. Bakterien leben zumeist dicht gedrängt zusammen, und sie tauschen ihre Erbanlagen flink und ohne neunmonatige Wartezeit aus. Bakterien können fremde Gene »schlagartig« aufnehmen, ganze »Pakete« mit Erbinformationen übernehmen, sagt Jürgen Heesemann vom Max-von-Pettenkofer-Institut in München.

Die Praktiken, die die Bakterien für den Austausch von Erbanlagen anwenden, haben die Wissenschaftler lange übersehen. »Unter Bakterien herrscht völlig ungeahnte Promiskuität«, sagt der Oldenburger Mikrobiologe Wolfgang Wackernagel. Für den Gen-Verkehr beim häufigen Partnerwechsel haben die flotten Bazillen offenbar ein eigenes Shuttle-System entwickelt: Dazu benutzen sie eine Reihe von Genen, die sie schnell abstoßen, aber auch schnell aufnehmen können, die sogenannten Plasmide.

Im Unterschied zu den Menschen, die ja Erbanlagen nur unter ihresgleichen austauschen, haben Bakterien auch keinerlei Hemmungen, von völlig fremden Kleinstlebewesen in Windeseile Erbanlagen aufzunehmen. Gerade so, als ob die schöne Blonde, die in eine Straßenbahn voller Italiener steigt, beim Aussteigen nicht nur die schwarzen Augen eines Mitfahrers aus Palermo aufgenommen hätte, sondern noch die muskulösen Arme seines Nachbarn und das fletschende Hundegebiß von dessen Pitbull.

Das kann, auch in der Welt der Bazillen, gefährlich werden: »Es ist dieser Austausch zwischen ganz unterschiedlichen Bakterien, der als die eigentlich brisante Entdeckung angesehen werden muß«, konstatierte der Schweizer Professor Michael Teuber von der Eidgenössischen Technischen Hochschule in Zürich, der resistente Bakterien in Milch und Käse entdeckt hatte. Dabei hatten, wie bei jenem E.coli-Bakterium vom Typ 0157:H7, das Lauren Rudolph getötet hatte, völlig harmlose Bakterien die Resistenzgene von aggressiven Artgenossen aufgenommen und sich so in gefährliche Wesen verwandelt. Das eigentlich harmlose Milchsäurebakterium Lactococcus lactis, das normalerweise von Antibiotika abgetötet wird, hatte Widerstands-Gene von drei bis vier anderen Bakterienarten erworben und war so gegen drei Antibiotika resistent geworden. Bedenklich dünkt ihn, daß diese Weitergabe von Genen und die Entwicklung aggressiver Arten durch Verzehr von Milch und Käse »im Konsumenten weitergehen könnte«. Die »springenden Gene« seien das eigentliche Risiko, so Teuber.

Französische Wissenschaftler haben nachgewiesen, wie durch solchen schnellen Bakteriensex gefährliche Anlagen noch weiter gesteigert, die Aggressivität von Krankheitserregern sich also in Windeseile weiter aufschaukeln kann. Sie hatten aus dem Körper eines 16jährigen Pestkranken von der Insel Madagaskar den Krankheitsauslöser, das Bakterium Yersinia pestis, isoliert und im Labor mit anderen Bazillen zusammengebracht. Und tatsächlich tauschten die Bakterien ihre unterschiedlichen Begabungen recht flott aus: Von einem E.coli-Bakterium, das sich durch besondere Widerstandskraft gegen verschiedene Antibiotika auszeichnete, übernahm das Pestbakterium dessen Fähigkeit der Multiresistenz – mit der Folge also, daß gegen den Pesterreger gleich mehrere Medikamente wirkungslos blieben. Und: Die neuerworbene Fähigkeit, den Arzneien zu trotzen, gab der Pesterreger auch gleich wieder an andere Verwandte vom Stamme der Pesterreger weiter.

Bedenkliche Entwicklungen. Und daß genmanipulierte Pflanzen Resistenzen auslösen können, zeigten die matschfesten Gentomaten der US-Firma Calgene. Selbst die Herstellerfirma riet jenen 76000 Amerikanern, die das Antibiotikum Kanamycion einnehmen, während der Behandlung vom Verzehr der Gentomaten ab – die Arznei könnte sonst versagen. Daß allerdings der genmanipulierte Novartis-Mais (»Bt-Mais«) jene gefürchteten Antibiotika-Resistenzen befördern könnte, glaubt die Herstellerfirma nicht. Zwar enthält auch die manipulierte Pflanze von Novartis jene Antibiotika-Resistenzen, mit denen die Agroforscher den Erfolg ihrer Gen-Manipulationen kontrollieren können. Doch Novartis versichert: »Im Bt-Mais ist das Gen, welches den Bakterien die Widerstandskraft gegen das Antibiotikum verleiht, nicht aktiv.« Das Risiko, daß der Novartis-Mais »eine Antibiotikaresistenz bei Mensch oder Tier auslösen könnte«, sei also »unbedeutend bis nicht vorhanden«. Auch amtliche Stellen wie das Berliner Robert-Koch-Institut sähen »kein nennenswertes Risiko«. Mittlerweile mehren sich allerdings auch die Bedenken amtlicher Stellen: »Antibiotikaresistenzen in Mikroorganismen können mit Risiken für die menschliche Gesundheit verbunden sein«, konstatierte das Berliner Robert-Koch-Institut im Februar 1999, ein Kurswechsel des Instituts, der, so die *Frankfurter Rundschau*, »einer kleinen Revolution gleichkam«.

Nun sind viele Menschen bereit, Risiken einzugehen. Viele fahren mit dem Auto, obwohl sie wissen, daß ein Unfallrisiko besteht. Viele rauchen, obwohl sie auf jeder Packung darauf hingewiesen werden, daß sie ein Gesundheitsrisiko eingehen. Und viele kraxeln sogar steile Bergwände hinauf oder stürzen sich mit Fallschirmen vom Himmel herunter. Sie sind sich des Risikos bewußt, nehmen es aber in Kauf, weil sie sich Vorteile, einen Nutzen vielleicht auch nur Vergnügen versprechen: Sie sind freie Bürger, sie haben die Wahl, ob sie das Risiko eingehen möchten oder nicht.

Bei den Lebensmitteln, bei der zeitgenössischen und zukünftigen Lebensmittelproduktion gibt es ebenfalls Risiken, doch den einzelnen Menschen bleibt keine Wahl, die multinationalen Konzerne entscheiden. Wenn Nestlé verkündet, daß Essen ohne Genmanipulation nicht mehr zu haben sein wird, wenn zudem

Zusatzstoffe, die durch Genlabors erzeugt wurden, nicht als solche ausgewiesen werden, wird die Wahlfreiheit der Verbraucher untergraben. Zwar haben die Bürger in Demokratien die Möglichkeit, alle paar Jahre über ihre Regierung zu befinden. Aber bei elementaren Fragen wie denen der Ernährung wird ihnen die Freiheit genommen, was besonders Menschen erbost, die seit Jahrhunderten an Selbstbestimmung gewöhnt sind wie die Schweizer: Einer von diesen protestierte schon in der *Neuen Zürcher Zeitung* per Leserbrief gegen die »Chemokratur« durch die global agierenden Konzerne, denen auch die nationalen Regierungen kaum noch Vorschriften machen können.

Die Konzerne allerdings rechtfertigen sich mit höheren Zielen, denn manches Risiko legitimiert sich ja durch einen erhofften Nutzen. Im Falle der Gentechnik ist dies der Welthunger. »Die Nahrungsmittelproduktion muß verdoppelt werden«, sagt Heinz Imhof, der bei Novartis fürs Saatgut zuständig ist. Die Anbauflächen blieben jedoch begrenzt.

Das Ziel sei »eine Welt, in der die Ernten genauso schnell wachsen wie die Bevölkerung«, spricht ein Mensch in einer Anzeige der Gentech-Firma Hoechst-AgrEvo, der im Freizeithemd vor einem gülden wogenden Ährenfeld steht. Eine schöne Vision, ein ehrenwertes Ziel.

Und schön wäre es auch, wenn es darum wirklich ginge.

Denn das Hungerproblem ist nicht so sehr eine Frage der Größe der verfügbaren Anbauflächen, sondern vor allem eine Frage des vorhandenen Geldes. Für diese Erkenntnis hat der bengalische Forscher Amartya Sen 1998 sogar den Nobelpreis für Ökonomie bekommen.

Zudem werden die Anbauflächen stetig reduziert, in Europa und den USA werden Anbauflächen stillgelegt – um die Überschüsse nicht weiter in den Himmel wachsen zu lassen. Und schließlich werden, namentlich in den Ländern der Dritten Welt, zumeist keine Nahrungsmittel für die örtliche Bevölkerung angebaut, sondern Tierfutter. 80 Prozent der Maisproduktion dient nicht direkt der menschlichen Ernährung, sondern landet im Futtertrog – beispielsweise bei Rindern. Und der Rest dient häufig auch nicht der Sättigung der Hungernden, sondern wird zu Knabberfutter für die ohnehin Übergewichtigen.

So zeigte eine Untersuchung der Zeitschrift *ÖkoTest*, wofür Gen-Mais in Wahrheit gebraucht wird: Für Knabberchips. In neun von 20 untersuchten Sorten fanden die Analytiker genmanipulierten Bt-Mais: in den Chio Chips »Tortilla's Nacho«, in Tortilla Chips »Chili« von Feinkost Dittmann, sogar in den »Neuform«-Mais-Chips aus dem Reformhaus und den »Apache Tortilla Chips« aus dem Bioladen.

Bisweilen zeigen auch die Gen-Firmen, wofür die Natur umgebaut werden muß: »Imagine«, zu deutsch: »Stellt Euch vor«, so spricht es aus einer Anzeige von Hoechst und deren Gentech-Tochter AgrEvo, »eine Welt, in der man soviel Spinat, Rosenkohl und dicke Bohnen essen kann, wie man will«. Lauter gesunde Sachen also. Von den Sachen scheint der kleine, dunkelhäutige Junge in der Anzeige nicht sehr begeistert zu sein, die im *Spiegel*, in der *Zeit*, in der *Neuen Zürcher Zeitung* und anderswo erschienen ist. Der Junge verzieht das Gesicht, wofür die Gen-Propagandisten von Hoechst/AgrEvo volles Verständnis haben: »Zweifellos wird Kindern eine Welt voller Popcorn lieber sein. Kein Problem, wenn es genug Mais gibt. Und Mais ist eine der vielen Nutzpflanzen, bei denen unser Agro-Unternehmen Hoechst Schering AgrEvo auch die Biotechnologie einsetzt, um Pflanzenproduktion und Pflanzenschutz zu verbessern. Damit die Ernten auf den weltweit begrenzten Anbauflächen ertragreicher werden. Und die Zukunft unserer Kinder auf fruchtbaren Boden fällt.«

Popcorn für die Hungernden? Es scheint fraglich ob es für Popcorn und Mais-Chips gerechtfertigt ist, unkalkulierbare Risiken einzugehen. Oder auch für die riesigen Mengen an Tierfutter, das für billige Hamburger sorgt.

Und zudem warnen unabhängige Wissenschaftler davor, daß gerade durch die großindustrielle Gentechnik der Hunger nicht bekämpft, sondern im Gegenteil die Ernährungssicherheit gefährdet werden könnte. Monsanto beispielsweise hat sich schon ein gentechnisches Verfahren patentieren lassen, das die Pflanzen nur einmal wachsen läßt – die Früchte sind steril, zur weiteren Aussaat nicht zu verwenden. Das »Terminator-Gen« soll Bauern zwingen, alljährlich neu bei Monsanto Saatgut zu kaufen. Das dient natürlich nicht der Hungerbekämpfung, sondern schafft neue Hungerrisiken – zumal wenn sich das Terminator-Gen ausbreitet und andere Pflanzen steril macht.

Auch die schwindende Artenvielfalt kann verhängnisvolle Folgen haben, fürchten seriöse Wissenschaftler. »Gefahr droht bei der gentechnischen Vereinheitlichung von Lebensmitteln«, sagt etwa Ortwin Renn, Chef der Stuttgarter Akademie für Technikfolgenabschätzung, der bei der Erarbeitung des Gutachtens »Welt im Wandel: Strategien zur Bewältigung globaler Umweltrisiken« beteiligt war, das im März 1999 der Bundesregierung übergeben wurde.*

Denn 60 Prozent der weltweit konsumierten Lebensmittel würden aus nur sechs verschiedenen Pflanzen erzeugt. Und es gäbe »Tendenzen, den Reis so weit gentechnisch zu normieren, daß weltweit nur noch eine Sorte angebaut wird.« Wenn dieser Welt-Einheits-Reis von Schädlingen heimgesucht würde, die gegen Gifte resistent sind, wären die Auswirkungen verheerend: Hungersnöte durch Ernteausfall könnten Millionen von Menschen bedrohen.

So ist es bei den neuen Risiken durch die Gentechnik schwierig, die Moral der Produzenten durch die Aussicht auf drohende Schadensersatzforderungen oder Haftungsansprüche zu befördern. Zur Selbstregulierung durch die Macht des Geldes sollte deshalb auch eine neue Form von globaler Kontrolle kommen. Denn bei der Gentechnik ist, so der wissenschaftliche Beirat der Bundesregierung, »weder das genaue Ausmaß der Risiken, noch die Eintrittswahrscheinlichkeit für bestimmte Schadensereignisse

---

* Wissenschaftlicher Beirat der Bundesregierung, Globale Umweltveränderungen: Welt im Wandel: Strategien zur Bewältigung globaler Umweltrisiken. Jahresgutachten 1998, Zusammenfassung. Bremerhaven, 1999.

zum jetzigen Zeitpunkt abschätzbar«. Die Wissenschaftler raten deshalb zwar, die haftungsrechtlichen Regelungen zu verbessern. Weil dies aber möglicherweise »nicht immer durchsetzbar« sei, sollten auch internationale Institutionen zur Kontrolle und zum Monitoring eingesetzt werden. Außerdem sollten »Sicherheitsvorkehrungen« getroffen werden.

Ein vernünftiges Anliegen, vorgetragen von ernstzunehmender Seite. Es kommt nur, vielleicht, ein bißchen spät, zu einer Zeit, da weltweit schon Hunderttausende von Hektar mit gentechnisch veränderten Mais- und Sojapflanzen bewirtschaftet werden – ohne daß eine internationale Organisation irgendwelche Sicherheitsvorkehrungen getroffen oder sich der geforderte »Rat für die Bewertung globaler Risiken« bei den Vereinten Nationen konstituiert hätte.

Die Risiken durch die Gentechnik haben die Wissenschaftler vom Beirat der Bundesregierung als Risikotyp »Pythia« benannt, nach jener blinden Seherin im Orakel in Delphi, die durch mehrdeutige Prophezeiungen große Hoffnungen weckte – und die Menschen oft ins Verderben führte, wie jenen Herrscher Krösus, dem Pythia vorhersagte, er werde durch einen Krieg ein großes Reich zerstören – und am Ende war es sein eigenes.

Einen weiteren Risikotyp haben die Gutachter mit einem antiken Namen belegt: »Pandora«, für die weltweite Ausbreitung chemischer Stoffe und ihre Anreicherung in Organismen. Pandora, das war jene verführerische Schöne, der Göttervater Zeus eine Büchse mitgegeben hatte, und als Pandora das Gefäß öffnete, kamen alle Übel und Leiden über die Welt, nur die Hoffnung blieb übrig.

Der Risikotyp »Pandora«, das ist die schleichende Veränderung der Ökosysteme durch zahlreiche Chemikalien.

Die Chemikalien vom Risikotyp »Pandora« haben weitreichende Wirkungen, sie beeinflussen die Geschlechtstätigkeit von Fischen, von Meeresschnecken und womöglich auch von Menschen.

»In dem Maße, wie die Natur industrialisiert wird«, schreibt

Risikoforscher Beck, »entstehen neue Arten von Unsicherheiten (...), fabrizierte Unsicherheiten. (...) Die neuen Gefahren zerstören die Pfeiler des konventionellen Risikokalküls: Schäden können kaum noch bestimmten Tätern zugeschrieben werden, so daß das Prinzip ›Der Verursacher zahlt‹ an Schärfe verliert; Schäden können auch nicht mehr finanziell aufgezogen werden – es hat keinen Sinn, sich gegen die Worst-Case-Verzweigungen der globalen Bedrohungsspirale zu versichern.«

Das sehen offenbar auch die Versicherungen so: Weil sie sich weigern, Policen für unkalkulierbare Risiken auszustellen, sei »die Frage der Haftung für den Fall einer Umweltkatastrophe weiterhin ungelöst«, schreibt der amerikanische Gentechnik-Kritiker Jeremy Rifkin.*

---

* Jeremy Rifkin: Das biotechnische Zeitalter. Die Geschäfte mit der Genetik. München: Bertelsmann, 1998

8. Milchkuh Erwin
Die Hormone im Essen

Die transsexuellen Fische in britischen Flüssen und das Busenwunder in der Schweiz – Droht der Menschheit die »chemische Kastration«? – Schnelle Entwarnung vom Industrieverband – Ein Mord auf freiem Feld – Musterland Belgien?

Das Mädchen war noch sehr jung, doch an ihrem Körper zeigten sich schon Zeichen beginnender Fraulichkeit, erste Anzeichen von Brüsten und Schamhaaren. Sie war damals gerade drei Jahre alt.

Das sei heute »gar nicht mehr so ungewöhnlich«, sagt Marcia Herman-Giddens, Gesundheitsforscherin an der Universität im US-amerikanischen Staat North Carolina. Sie hat schon viele solcher frühreifen Mädchen gesehen. Bei einer Untersuchung von 17000 amerikanischen Mädchen, an der die Forscherin mitwirkte, zeigten ein Prozent aller weißen Dreijährigen und mehr als 14 Prozent der weißen Achtjährigen erste Anzeichen körperlicher Reife. Viele von ihnen kamen verfrüht in die Pubertät.

Das ist nicht nur ungewöhnlich, das ist auch gefährlich. »Das bedroht ihre Gesundheit als Erwachsene«, sagt Shanna Swan vom kalifornischen Gesundheitsdienst: »Je früher die Pubertät einsetzt, desto höher ist das Risiko, später an Brustkrebs zu erkranken.«

Auch in der Schweiz zeigten sich auffällige Veränderungen. Dort wurden allerdings zuerst Textilfabrikanten aufmerksam: Denn die jungen Eidgenossinnen benötigten immer größere Körbchen, konstatierten die Büstenhalterhersteller. Das Phänomen brachte die Zürcher Wissenschaftlerin Margret Schlumpf in Zusammenhang mit den Hormonen, die immer mehr Menschen unbeabsichtigt zu sich nehmen. Überall seien Gemische solcher »hormonell wirksamen Stoffe« aktiv, über deren Zusammenwirken noch sehr wenig bekannt sei: in Fischbüchsen, in Plastikverpackungen, als Rückstände von Pflanzenschutzmitteln auf Erdbeeren, Salat, bisweilen auch, legal oder illegal, im Fleisch.

Solche Stoffe könnten auf die menschlichen Geschlechtsorgane wirken, Form, Größe und vor allem die Funktion beeinflussen. Von einem eidgenössischen »Busenwunder«, wie es die Boulevardzeitung *Blick* ausgerufen hatte, mag Margret Schlumpf allerdings nicht reden. Das hält die Zürcher Forscherin denn doch für ein bißchen voreilig und auch unseriös.

Die hormonellen Wirkungen von Chemikalien, die die Menschen übers Essen oder aus der Umwelt aufnehmen, sind ein schwieriges Thema. Sie werden gern von den Blättern mit den großen Lettern aufgenommen, weil es mit Sex und tiefsitzenden Ängsten zu tun hat. »Neue Studie: Penis wird immer kleiner«, meldete die *Bild-Zeitung* schon 1995: »Das trifft die Männerwelt ins Mark«. Ein britischer Professor habe dazu erklärt, »wahrscheinlich ist die viele Chemie in unserem Essen dran schuld«.

Tatsächlich hatten Wissenschaftler des britischen Instituts für Umwelt und Gesundheit eine erhöhte Quote mißgebildeter männlicher Geschlechtsteile festgestellt und auch, daß Zahl und Qualität der Spermien sanken; gleichzeitig stiegen die Raten bei Hoden- und Brustkrebs. Der Zusammenhang zur »Chemie in unserem Essen« ist aber noch nicht definitiv nachgewiesen. Die Wissenschaftler sind sich, wie so oft, nicht einig.

Im März 1999 führte das Phänomen sogar zu britisch-deutschen Verwicklungen. Denn deutsche Zeitungen hatten über neue Untersuchungen berichtet, wonach die Qualität des britischen Spermas abnehme und Samenbanken auf der Insel schon erwögen, ihren Rohstoff vom Kontinent zu importieren. »Deutsche verleumden britische Männlichkeit«, klagte das Londoner Blatt *Evening Standard*. »Ein Schlag aus Berlin, der die Briten genau unterhalb der Gürtellinie trifft«, empörte sich die *Daily Mail*.

Prompt nahmen die britischen Behörden von dem Vorhaben Abstand, das Sperma zu importieren.

Zahlreiche Forschergruppen untersuchen die hormonellen Effekte von Chemikalien. Auf Kongressen werden die Erkenntnisse heftig diskutiert, etwa im Mai 1999 in London, wo Industrievertreter, Umweltschützer, Universitätsforscher die neuesten Studien präsentierten und die Europäische Kommission eine neue Forschungsstrategie vorstellte.

Der akademische Streit ist – gerade in diesem Fall – von höchster Bedeutung weit über Wissenschaftlerkreise hinaus. Und es ist, das wurde auch bei der Konferenz in London vorgetragen, besonders wichtig, zusätzlich zu akuten Gesundheitsgefahren die möglichen Risiken zu bewerten. Schnelle Reaktionen sind nötig, denn es kann prekäre Folgen haben, wenn der Ausgang der akademischen Debatte in aller Ruhe abgewartet wird: Schließlich geht es um die Fortpflanzung, um den Fortbestand vieler Tierarten und womöglich der menschlichen Gattung. Besondere Vorsicht ist also angezeigt – und zwar unabhängig davon, ob der letzte wissenschaftliche Beweis erbracht ist, daß die Fortpflanzungsfähigkeit durch bestimmte Chemikalien empfindlich gestört wird.

Erste Hinweise auf mögliche Wirkungen solcher Stoffe wurden eher zufällig gefunden, im Tierreich.

Es war auf einem Klassenausflug in freier Natur, als amerikanische Schüler plötzlich seltsame Phänomene entdeckten: mißgebildete Frösche. Einigen fehlten Beine, manche hatten zu viele, andere zu viele Augen. Das war 1993, im US-Bundesstaat Minnesota. Bald wurden ähnliche Beobachtungen aus anderen amerikanischen Regionen gemeldet, die Meldungen über Mißbildungen mehrten sich. In jedem zweiten aller amerikanischen Bundesstaaten wurden solche Frösche gesichtet. Die US-Wissenschaftler James La Clair und Richard Levey vom Scripps Research Institute in La Jolla/Kalifornien etwa fanden bei fünftausend jungen Leopardfröschen, die sie während mehrerer Jahre untersucht hatten, 400 verkrüppelte, mit mißgebildeten oder fehlenden Hinterbeinen, verkürzten Zehen oder fehlenden Füßen.

Nach ihren Anfang 1999 veröffentlichten Analysen könnten Chemikalien für die Mißbildungen verantwortlich sein, die als Lösungsmittel für Öle, Koffein oder Kakaobutter verwendet werden, oder Schädlingsbekämpfungsmittel aus der Landwirtschaft. Und das scheint kein amerikanisches Spezialproblem zu sein: In Japan wurde im Juni 1998 eigens eine Kommission aus Wissenschaftlern verschiedener Disziplinen gegründet, um die Veränderungen zu untersuchen. In einem Fluß bei Tokio waren Karpfen mit extrem kleinen Geschlechtsorganen gefunden worden, im Sperma von Flundern fanden sich Eier, und Meeresschnecken mit deformierten Geschlechtsteilen waren aus dem Meer gefischt worden.

Nun kommen körperliche Mißbildungen immer wieder einmal vor, als natürliche Abweichungen von der Norm. Doch im Falle der Frösche, Fische und Schnecken war die weltweite Verteilung und die Vielzahl der Mißbildungen auffällig.

Zudem mehrten sich binnen weniger Jahre auch die Beobachtungen über abweichende Körperformen bei anderen Tieren. Die Weißkopfadler, die im Gebiet der Großen Seen in Nordamerika siedelten, kamen plötzlich mit verformten Schnäbeln und anderen Deformationen zur Welt. Im US-Bundesstaat Florida bekamen Alligatorenmütter kaum noch Söhne, und Florida-Pumas litten zunehmend an sogenanntem Hodenhochstand (Maldescensus testis), einer Erscheinung, die noch im Mutterleib auftritt und später zu Unfruchtbarkeit und Krebs führen kann.

Viele dieser Mißbildungen betrafen die Geschlechtsfunktionen: So wuchsen den Weibchen aus der Gattung der Wellhornschnecken, die in der Nordsee leben, plötzlich Penisse. Auch bei 70 anderen Wasserschneckenarten in ganz anderen Weltgegenden zeigten sich merkwürdige Geschlechtsveränderungen. In England wurden gar »transsexuelle Fische« (Greenpeace) beobachtet: Bei zahlreichen Fischarten verzögerte sich die Ausbildung der Hoden, männliche Forellen entwickelten weibliche Körpersubstanzen (»Vitellogenin«), die Ausbildung der Hoden verzögerte sich, die Forellenherren produzierten Eidotter-Proteine.

Für solche Spezialitäten im Tierreich interessieren sich gemeinhein nur wenige Menschen. Dabei könnten die Phänomene durchaus von großer Bedeutung sein, womöglich für die ganze Menschheit. Denn die beobachteten Phänomene, namentlich im Geschlechtlichen, deuten auf Veränderungen von großer Tragweite hin.

Denn Sex hat ja, jenseits vom Vergnüglichen, auch die Funktion, die Fortpflanzung und also das Überleben der Arten zu gewährleisten.

Jene Meeresschnecken, deren Weibchen zur Vermännlichung neigen, sind in manchen Küstenregionen schon ausgestorben, weil die verwandelten Schneckendamen keinen Nachwuchs bekamen.

Womöglich droht auch den Menschen die »chemische Kastration«, wie die amerikanische Zoologin und Pharmazeutin Theodora Colborn drastisch formuliert.*

Denn auch bei Menschen zeigen sich Veränderungen, die von einigen Experten als besorgniserregend, zumindest aber rätselhaft bewertet werden: So gehen weltweit die Zahl der Spermien zurück, die den Männern zur Zeugung ihres Nachwuchses zur Verfügung stehen. In Indien beispielsweise haben, wie das Staatliche Institut für Fortpflanzung 1998 bekanntgab, nur noch 30 Prozent der Männer normal entwickelte Spermien. Von 1986 bis 1995 sei die Spermienkonzentration um 43 Prozent zurückgegangen. Und auch der Durchschnittseuropäer büßte von 1940 bis 1990 knapp die Hälfte seiner Spermien ein: Früher waren es noch 133 Millionen, mittlerweile nur noch knapp 66 Millionen pro Milliliter Samenflüssigkeit.

Bei den Menschen ist es schwierig, eine einzelne Ursache zu finden: Ihre individuellen Lebensgewohnheiten sind zu kompliziert, die Gesellschaften zu mobil, zu unübersichtlich, als daß die

---

* Theodora Colborn, Dianne Dumanoski, John Peterson Myers: Die bedrohte Zukunft. Gefährden wir unsere Fruchtbarkeit und Überlebensfähigkeit? München: Droemer Knaur, 1996.

Gründe für die rätselhaften Phänomene rasch und zweifelsfrei auszumachen wären. Bei den Tieren ist es leichter: Sie reisen nicht viel, gehen nicht verschiedenen Berufen nach, essen alle das gleiche. Und viele leiden offenbar unter Chemikalien, die ihren ehedem naturreinen Lebensraum bedrohen.

Bei den Meeresschnecken scheinen dies giftige Stoffe aus Schiffsanstrichen zu sein, organische Zinnverbindungen, die schon bei einem Milliardstel Gramm pro Liter Wasser die Geschlechtsumwandlung der Schneckendamen auslösen. Bei den Forellenherren, die in Großbritannien zur Geschlechtsumwandlung neigten, könnte dies auch an Hormonen gelegen haben, die aus Antibabypillen stammten und von den Menschenfrauen via Toilette in die Kläranlagen gespült wurden. Bei manchen Tieren zeigte sich, daß sie, wie viele der mißgebildeten Frösche, in Gegenden lebten, in denen intensive industrielle Landwirtschaft betrieben wird, wie in Minnesota, der Kornkammer der USA.

Solche indirekten, aber gravierenden Risiken und Nebenwirkungen der industriellen Nahrungsmittelproduktion wurden bisher wenig beachtet. Das Augenmerk richtete sich bisher auf grobe und augenfällige Gefahren: Vergiftungen, Krebsfälle, unübersehbare Schäden. Auch die Gesetze, Schadstoffvorschriften, Rückstandsprüfungen zielten bislang auf den direkten Gifteinsatz in Landwirtschaft und Nahrungsmittelproduktion. Doch an den Mißbildungen und Fortpflanzungsstörungen zeigt sich, daß viele Chemikalien viel subtiler wirken können, daß sie zunächst ganz unauffällig in die Körperfunktionen eingreifen – mitunter jedoch mit erheblichen, langfristigen Auswirkungen, die erst viel später eintreten können.

Dabei werden die Stoffe, die jetzt in Verdacht geraten, auf die sanfte Art gravierende Störungen der Körperfunktion zu verursachen, weltweit in gigantischen Mengen eingesetzt: Als Gifte im Acker, als Zusätze in Verpackungen, als Masthilfen im Stall. Hunderttausende von Tonnen werden allein in Europa verwendet. Zumeist ganz legal, mitunter allerdings auch verbotenermaßen.

Niemand weiß genau, wie die Substanzen in ihrer Summe auf

die Menschen wirken: Die Menschheit nimmt gewissermaßen an einem globalen Feldversuch teil, was mehr und mehr auch bedächtige Wissenschaftler besorgt macht, weil eben viele Substanzen im Einsatz sind, die folgenschwere Wirkungen haben können. Berichte über Mißbildungen und Störungen der Sexualfunktion sind dafür erste, bedeutende Indizien.

Stoffe, die ins Geschlechtshormonsystem eingreifen, haben deshalb große Bedeutung, weil sie eine Schlüsselfunktion des Lebens betreffen. Karl Fent, Ökotoxikologe an der Eidgenössischen Technischen Hochschule in Zürich, meint deshalb: »Es ist bemerkenswert, daß bisher Chemikalien nur in seltenen Fällen auf solche Wirkungen hin untersucht werden.«

Viele Statistiken deuten auf gravierende Probleme hin: So fand der Mediziner Günter Dörner von der Charité in Berlin heraus, daß sich krankhafte Veränderungen der Eierstöcke, sogenannte polyzystische Ovarien, seit den 50er Jahren des zwanzigsten Jahrhunderts vervierfacht haben. Jede siebte Frau leidet mittlerweile daran.

Solche Phänomene sind besonders problematisch zu bewerten, weil sie auch für Wissenschaftler schwer zu begreifen sind. Wissenschaftler sind vorsichtige Menschen, die erst einmal verläßliche Daten brauchen, um sich ein Urteil bilden zu können, das dann eventuell den Gesetzgeber zu strengeren Vorschriften bewegen könnte. Die neuen Risiken allerdings sind von einer diffusen Qualität, verläßliche Daten lassen sich erst nach langwierigen Untersuchungen gewinnen. Weil aber langwierige Untersuchungen verhängnisvoll sein könnten, wenn es um den Fortbestand von Tierarten oder gar die Fortpflanzungsmöglichkeiten der Menschheit geht, fühlen sich viele Forscher in einem Dilemma. »Es wäre im Moment voreilig und wissenschaftlich unhaltbar, von einer europa- oder sogar weltweiten Fruchtbarkeitskrise zu sprechen«, sagt der Kieler Toxikologe Hasso Seibert. »Es wäre aber genauso falsch, das Problem zu verharmlosen.« Und der Medizinprofessor Bruno Allolio meint: »Wenn wir warten wollen, bis es auch beim Menschen signifikante Beeinträchtigungen gibt, ist die Belastung der Umwelt vielleicht schon zu weit fortgeschritten.«

Allolio äußerte sich als Sprecher der Deutschen Gesellschaft für Endokrinologie, zählt also zu jenen Experten, die für das menschliche Hormonsystem zuständig sind und damit für jene Steuerungssysteme, die jetzt offenbar aus dem Ruder laufen.

Hormone steuern die wichtigsten Körperfunktionen. Sie regeln das Wachstum, das Zusammenspiel der lebenswichtigen Organe und natürlich auch Sexualität und Fortpflanzung. Diese Stoffe bewegen sich durch den Körper, zielen auf eine bestimmte Stelle und lösen dort einen bestimmten Effekt aus. Wie ein Schalter, gewissermaßen, etwa im Auto, wo ein Druck auf einen Knopf den Scheibenwischer auslöst, ein Druck aufs Gaspedal das Tempo erhöht, der Tritt auf die Bremse den Wagen stoppt.

Die Schalter im Körper sind tagtäglich überlebensnotwendig, von der Wiege bis zur Bahre. Für das Wachstum beispielsweise, damit der Mensch nicht im Babyformat durchs Leben krabbeln muß. Für die Verdauung, damit Spaghetti, Pizza und Joghurt in die verwertbaren Bestandteile umgewandelt werden können. Für die Sexualität, damit das Begehren erwacht und das Fortpflanzungsvermögen.

Die zuständigen Hormone wirken in unglaublich geringen Mengen. Bei Menschen ist dies auf dem Versuchswege schwer nachzuweisen, weil man ja Babies nicht verschiedene Mengen von Hormonen verabreichen kann, um dann nachzumessen, wie lang ein Arm geworden ist und wie lange das gedauert hat. Bei Versuchen mit Mäusen aber zeigte sich, da das Sexualhormon Östradiol schon in Konzentrationen von einem Billionstel Gramm (0,000000000001 Gramm) pro Gramm wirkt. Das wäre vergleichbar mit einem Gin Tonic, bei dem ein Tropfen Gin auf 660 Tankwagen voll Tonic verteilt wird.

Versuche ergaben auch, daß verschiedene Substanzen zusammen ungleich stärker wirkten als ein einzelner Stoff allein. Die Schildkröte Trachemys scripta beispielsweise wurde mit diversen Substanzen dazu gebracht, daß aus ihren Eiern deutlich mehr weibliche Schildkrötenkinder schlüpften. Dieser Bubenschwund bei der Schildkröte wurde dabei mit einem Gemisch aus verschiedenen Substanzen mit insgesamt 10 Mikrogramm eher befördert als mit 100 Mikrogramm von jeder Einzelsubstanz.

Diese Effekte können indessen nicht nur von den dazu bestimmten Hormonen ausgelöst werden, sondern auch von vielen anderen Chemikalien, die, gewissermaßen wie ein Nachschlüssel fürs Auto, die Funktionen starten – oder stoppen – können. Die herkömmliche Vorstellung (»Die Dosis macht das Gift«) wird damit suspendiert: »Ich glaube, wir haben bisher am falschen Ende der Konzentrationsskala gesucht«, sagt Fred vom Saal, Hormonforscher an der Universität von Missouri. »Hormonartige Stoffe wirken aber nicht wie andere Gifte. Hormone wirken nicht stärker, wenn man viel von ihnen nimmt. Manchmal passiert sogar das Gegenteil.«

Vom Saal fütterte schwangere Mäuse mit einer Chemikalie namens Bisphenol A. Er gab ihnen nicht viel, gerade mal 5 Millionstel Gramm (0,000005 Gramm) pro Gramm Körpergewicht. Die Folge war, daß die Mäusesöhne nach der Geburt eine größere Prostata hatten als ihre unbehandelten Artgenossen.

Den meisten Menschen wird eine Mäuseprostata herzlich egal sein, die durch den Stoff namens Bisphenol A unnatürlich groß wird. Interessanterweise aber hat gerade das Schicksal der kleinen Mäuse einige große Konzerne aufgeschreckt.

Der deutsche Pharmakonzern Bayer gründete eigens eine »Task Force« mit hochspezialisierten Wissenschaftlern. Der Verband der Chemischen Industrie in Deutschland stellte fünf Forscherteams zusammen und stattete sie mit einem Etat von 1,6 Millionen Mark aus. Und in Amerika machte sich das Toxikologie-Institut der chemischen Industrie (CIIT) in Triangle Park im Staate North Carolina an die Arbeit, das von den US-Chemiekonzernen sowie europäischen Chemiemultis wie Novartis, Bayer und Hoechst finanziert wird. CIIT-Forschungsleiter Frank Welsch bekannte, er sei »skeptisch« gegenüber den Erkenntnissen über das Schicksal der Mäusemütter und ihrer Söhne. Gleichwohl räumte er ein, daß die tägliche Chemikalien-Ration der Mäuse auch »für Menschen eine realistische Tagesdosis« bedeute: Denn, so der Industrieforscher: »Bisphenol A ist auch in den Auskleidungen von Konservendosen enthalten. Geringe Mengen gelangen immer ins Essen.«

Das ist nicht verwunderlich: Denn diese »Allerweltschemikalien« *(Wirtschaftswoche)* zählen zu den weltweit am meisten produzierten synthetischen Substanzen. Allein in Deutschland werden, beispielsweise von Bayer, jährlich 250 000 Tonnen produziert, dazu 400 000 Tonnen von verwandten Chemikalien, den sogenannten Phthalaten.

Wer mit den Stoffen in Berührung kommen möchte, braucht nur in den nächsten Supermarkt zu gehen. Beispielsweise zu Tengelmann. Dort fanden Testkäufer der Zeitschrift *natur* im Herbst 1998 in einem Gefrierbeutel der Tengelmann-Hausmarke A&P 125 Milligramm pro Kilogramm einer Substanz aus der Familie der Phthalate. In einem »Toppits Frühstücksbeutel« von Melitta fand sich eine andere hormonell wirksame, östrogenartige Chemikalie, und in einer Plastik-Milchflasche der Brandenburger Molkerei Emzett (»Unsere beste Landmilch«) 178 Milligramm Bisphenol A pro Kilo.

Beinahe noch interessanter als die Funde in den Supermärkten waren die Reaktionen der betroffenen Firmen: Tengelmann blieb stumm und »gab auch nach schriftlicher Anfrage keine Stellungnahme ab«, so berichtet *natur*. Melitta-Forschungsleiter Lutz Wittenschläger war über den Befund sehr verwundert, denn die Chemikalie Isononylphenol sei im Frühstücksbeutel seiner Firma eigentlich »nicht rezepturbedingt enthalten«. Und auch die nach Laborbefund hormonell wirksame Milchflasche sei als Phänomen, wunderte sich ein Manager des Herstellers Bayer, »für uns mehr als erstaunlich«. Die Firma Bayer, die im Auftrag des »Landliebe«-Mutterkonzerns Campina den europäischen Zukunftsmarkt Plastikflasche bearbeitet, um zunächst »ganz Holland frei zu machen von Glaspfandflaschen«, versicherte, der Stoff habe eigentlich gar keine hormonelle Wirkung.

Tatsächlich muß die Substanz aus der Verpackung nicht unbedingt in das verpackte Lebensmittel übergehen. Diese Gefahr besteht vor allem bei ölig-fettigem Inhalt, wie beispielsweise Fischdosen. Die allerdings enthalten häufig eine Substanz in der Beschichtung, zur Förderung der Bequemlichkeit, denn sie soll das Aufreißen erleichtern: Bisphenol-A oder »Badge«, was sich leichter spricht als der offizielle Name Bisphenol-A-diglycidylether.

Bisphenol-A-Fischdosen fanden sich 1998 in der Schweiz, und auch in deutschen Supermärkten wurden belastete Büchsen gefunden. Zwei Drittel aller Proben aus den Supermärkten lagen über einem Grenzwert von 0,02 Milligramm pro Kilogramm, der in der Europäischen Union ehedem galt.

Doch gerade bei hormonell wirksamen Substanzen ist es noch problematischer als bei anderen Stoffen, wissenschaftlich begründete Grenzwerte festzusetzen. Denn die Folgen, die Störungen der Körperfunktionen und namentlich der Fortpflanzung, sind zwar sehr bedauerlich und folgenschwer – aber sie sind nur sehr schwer in Milligrammwerten zu erfassen. Die Risiken sind also bekannt, aber die Frage der Gesundheitsgefahr im Einzelfall kann »derzeit wohl keiner beantworten«, meint Günter Blosczyk vom Landesuntersuchungsamt Nordbayern, in dessen Bezirk die Badge-Büchsen gefunden worden waren. Denn die bisherigen Untersuchungen reichen in keiner Weise aus, um definitive Festlegungen zu treffen, trotz begründeter Verdachtsmomente.

Daß allerdings Chemikalien hunderttausendtonnenfach Verbreitung finden dürfen, ohne daß genaue Kenntnisse über Risiken und Folgen vorliegen, wundert unabhängige Experten. So stellten Toxikologen der Universität Kiel bei Recherchen für eine Studie im Auftrag des Umweltbundesamtes fest: »Angesichts der hohen Produktionsmengen liegen erstaunlich wenig Daten über Verhalten und Vorkommen von Bisphenol A in der Umwelt vor.«*

---

* Michael Gülden, András Turan, Hasso Seibert: Substanzen mit endokriner Wirkung in Oberflächengewässern. Berlin: Umweltbundesamt, 1997.

Im privaten Alltagsleben würde man dazu neigen, bei Stoffen, die möglicherweise riskante Effekte haben, besondere Vorsicht walten zu lassen, gerade wenn man noch zu wenig über sie und ihre langfristigen Folgen weiß. Doch solche Vorsichtsmaßnahmen gelten im Wirtschaftsleben keineswegs immer.

In Europa jedenfalls hat der Wissenschaftliche Lebensmittelausschuß der EU die gültigen Grenzwerte auf Drängen der Industrie erst einmal entschärft, kurz nachdem in der Schweiz die ersten belasteten Büchsen gefunden worden waren. Galten bislang 0,02 Milligramm pro Kilo als ungefährlich, war es nun plötzlich die 50fache Menge: 1 Milligramm pro Kilo Lebensmittel. Diese Vorschrift gilt zudem nur für Lebensmittel in Verpackungen, die vollständig aus Plastik sind, nicht aber für beschichtete Fischdosen oder für Bierflaschen mit Kronkorken.

Wissenschaftlich zweifelsfrei zu begründen ist nach Meinung von Kritikern die Entschärfung nicht. »Es gibt keine sichere Dosis« für hormonell wirksame Stoffe, sagt der US-Professor vom Saal. Denn: »Die derzeitige Risikoabwägung ignoriert eine Reihe von wichtigen Aspekten«, etwa die Vielzahl der hormonell wirksamen Stoffe, die umfangreiche Produktionsmenge und schließlich die besonderen Gefahren für Schwangere und Kleinkinder, bei denen winzige Reste von Substanzen schon gefährlich werden können.

Wer also, ungeachtet der widerstreitenden Wissenschaftlermeinungen und der Verkaufsinteressen der Industrie, lieber auf Nummer sicher gehen will, dem bleibt nur gesteigerter Argwohn angesichts der Erzeugnisse, die wirken wie das weibliche Geschlechtshormon Östrogen, meinte das chronisch argwöhnische Magazin *Der Spiegel*: »Exzessiv um ihre Männlichkeit besorgte Zeitgenossen sollten«, so riet das Blatt, »beim Öffnen von Bierflaschen den Kronkorken nur mit spitzen Fingern berühren« und überdies auch »Erdbeeren mißtrauen«.

Den Erdbeeren mißtrauen? Um der Männlichkeit willen? Das Hamburger Organ hat hier ein bißchen vereinfacht. Denn Erdbeeren als solche können Männer kaum verweiblichen, die schönen roten Früchte haben keine hormonellen Effekte, und wer sie im Bioladen kauft, kann seiner Manneskraft auch weiterhin sicher sein. Die Gefahr der Verweiblichung droht von den Giften, mit denen Erdbeeren auf herkömmlichen Plantagen häufig gespritzt werden. Und nicht nur Erdbeeren: Obst und Gemüse aller Art wird von Bauern, Gärtnern, Plantagenbesitzern mit Insektenkillern, Pilzmitteln, Unkrautvernichtern besprüht, und viele von diesen können im Körper wie Hormone wirken.

Das jedenfalls ergaben Untersuchungen in Holland, die im Auftrag von Greenpeace, zwei Naturschutzorganisationen und einem Verbraucherverband angestellt wurden. Die Broschüre, in der die Ergebnisse veröffentlicht wurden, zierte darum ein Titelbild, auf dem ein Kopfsalat, eine Anti-Baby-Pille, ein Kondom und eine Spirale abgedruckt waren, zusammen mit der Frage: »Welches Verhütungsmittel gehört nicht dazu?« Was der Verband der niederländischen Gemüsezüchter sogleich als »geschmacklos« geißelte, denn die schädlichen hormonellen Effekte seien keineswegs bewiesen. Vielleicht war das Titelbild wirklich etwas übertrieben, und ein holländischer Kopfsalat eignet sich wohl auch nicht direkt als Verhütungsmittel. Sicher ist allerdings auch, daß ein holländischer Kopfsalat mit hoher Wahrscheinlichkeit Stoffe enthält, die im Verdacht stehen, die hormonelle Balance im Körper zu stören.

Denn die Untersuchung, die sich auf amtliche Daten stützte, zeigte eine überraschend hohe Belastungsquote. 62 Prozent des Obstes aus niederländischer Produktion war mit Giftrückständen belastet und mehr als die Hälfte der Importware ebenfalls, wie die Proben ergaben. Bei bis zu sieben Prozent der untersuchten Proben von importiertem Gemüse waren sogar die gültigen Grenzwerte überschritten. Von 756 Erdbeerproben enthielten fast zwei Drittel Giftrückstände, von 1248 Kopfsalatproben gar 76 Prozent. Immerhin handelte es sich bei diesen Rückständen um Markenware namhafter Hersteller: Im Salat fand sich beispielsweise ein Gift namens Carbendazim von BASF, Hoechst oder DuPont, in den Erdbeeren Endosulfan von Hoechst oder Vinclozolin von BASF. Das BASF-Produkt ist offenbar der Hit unter den Giften, es war die Substanz, die am häufigsten auf den Erdbeeren gefunden wurde. In Großbritannien darf das Gift seit 1991 wegen der Gefahr von Schäden fürs Erbgut nicht mehr bei Kopfsalat verwendet werden.

Die niederländischen Giftgegner fordern ein generelles Verbot des BASF-Giftes und sechs weiterer Substanzen, weil die vom Gesetz eigentlich vorgeschriebene Unschädlichkeit nicht gegeben sei: »Es gibt Hinweise darauf, daß diese Stoffe zu verminderter Fruchtbarkeit, Mißbildungen der Geschlechtsorgane und Krebs führen können.«

Auch in Deutschland fordern Fachleute einen vorsichtigeren Umgang mit Substanzen wie Bisphenol A und Vinclozolin: Einzelne Stoffe müßten, fordert Andreas Gies vom Umweltbundesamt, »in ihrer Anwendung eingeschränkt werden oder sogar ganz vom Markt«. Und Ulf Jacob vom World Wide Fund for Nature (WWF) moniert: »Es ist unverantwortlich, daß Pestizide und Industriechemikalien weiter angewandt werden dürfen, obwohl ihre Hormonwirkung nachgewiesen ist.« Er ist daher für eine grundsätzliche Lösung: »Diese Substanzen müssen sofort aus dem Verkehr gezogen werden.«

Eigentlich ein vernünftiger Vorschlag, der auch den geltenden gesetzlichen Prinzipien entspräche, nach denen keine gesundheitlich bedenklichen Lebensmittel verkauft werden dürfen.

Der Verband der Chemischen Industrie (VCI) wehrt sich aus naheliegenden Gründen gegen solche Forderungen. Er sieht auch gar keinen Grund dafür, wie der Verband im März 1999 bekanntgab, denn: »Der Verdacht, bestimmte Industriechemikalien würden den Hormonhaushalt des Menschen nachhaltig stören, ist wissenschaftlich nicht länger haltbar«. Eine Untersuchung an mehreren Hochschulen, die zu drei Vierteln vom VCI finanziert wurde (der Rest kam vom Bonner Umweltministerium und dem Umweltbundesamt) hatte keine solchen Effekte ergeben.

Eine ebenfalls im Frühjahr 1999 veröffentlichte Untersuchung hatte zudem ergeben, daß womöglich nicht Chemikalien, sondern Wegwerfwindeln schuld an der Spermienkrise seien. Diese erhöhten die Temperatur im Genitalbereich der kleinen Knaben und wirke so negativ auf Zahl und Qualität der Spermien. Eine interessante Erkenntnis, die allerdings wenig aussagt über die Gründe für rätselhafte Mißbildungen bei Fröschen und aussterbende Meeresschnecken und auch Phänomene wie das eidgenössische Busenwunder nicht in den Blick nimmt.

Das Umweltbundesamt bleibt auch nach den neuen Statements bei seiner Risikoeinschätzung. Die Hormonexperten des Amtes verweisen auf hormonelle Effekte im frühen Lebensalter, die von den Propagandisten der Chemischen Industrie nicht berücksichtigt und an Laborratten nicht untersucht wurden, und auf amerikanische Untersuchungen, die immerhin aus einem Industrie-Institut stammten.

Der Expertenstreit geht also weiter, die Öffentlichkeit kann die Verästelungen einer solchen wissenschaftlichen Debatte kaum nachvollziehen – und auch nicht darauf vertrauen, daß Gesetzgeber und Staat für möglichst risikofreie Lebensmittel garantieren. Die Verantwortung wird gewissermaßen privatisiert, ein jeder muß selbst sehen, wie er die divergierenden Fachmeinungen bewertet und sein eigenes Risikomanagement gestaltet.

Das wird allerdings immer schwieriger, denn bei der Beschaffung von Lebensmitteln ist oft nicht ganz zu durchschauen, welchen Weg sie genommen haben und wie sie produziert wurden.

Zuweilen kommen die Lebensmittel, die im Supermarkt verkauft werden, aus einer gewissen Grauzone. In dieser Grauzone werden selbst die geltenden Gesetze nicht immer sorgfältig eingehalten, und zuweilen sind die Grenzen fließend zwischen ehrbaren Geschäftsleuten und kriminellen Organisationen.

Namentlich der Fleischhandel zählt zu diesen Feldern, in denen zuweilen kriminelle Energie waltet – und auch hormonell wirksame Substanzen zum Einsatz kommen, die in erster Linie die »Fleischproduktion« erleichtern sollen, aber auch den Konsumenten tangieren können. Legal ist das nicht immer. Doch die derzeitigen Lebensmittelkontrollen lassen viel Raum für kreativen

Umgang mit den Vorschriften, und auch die Supermärkte und Handelsketten lassen bisweilen allzu großes Vertrauen walten bei der Auswahl ihrer Lieferanten und deren Hintermänner.

Manchmal kommen solche Praktiken ans Licht, und Staatsanwälte und Publikum können verwundert verfolgen, daß auch Menschen von sehr zweifelhaftem Leumund an der Nahrungskette mitwirken.

Von Skrupeln sind die fleischliefernden Hintermänner der Supermarktketten nicht geplagt, sie nehmen Gesundheitsschäden billigend in Kauf, und sogar Todesfälle. Denn die »Hormonmafia«, die binnen weniger Jahre zur allgemeinen »Fleischmafia« geworden ist, bedient sich klassisch-mafiöser Methoden. Und überraschenderweise besteht, auf verschlungenen Wegen, eine Verbindung zwischen diesen kriminellen Kreisen und überaus seriösen Firmen wie Tengelmann und dem HL-Markt, Kaufhof, Edeka und Metro, Lidl und der Kaufhalle. Diese haben mit den kriminellen Machenschaften selbstverständlich direkt nichts zu tun – sie haben nur die Kontrolle über die Herkunft ihrer Waren ein bißchen verloren.

Die Risiken sind in solchen Fällen noch weniger kalkulierbar, denn die Hormondosen schwanken stark. In einigen Fällen sind die Mengen dabei so hoch, daß die Steuerungsfunktionen des menschlichen Körpers nicht nur subtil durcheinandergebracht, sondern stark gestört werden, zuweilen drohen sogar akute Schädigungen.

Die Öffentlichkeit erfährt davon nicht immer, häufig bleiben Informationen über derlei Erkrankungen bei den Behörden. So erreichte am 30. November 1995 ein verschlüsseltes Fernschreiben aus Madrid das Auswärtige Amt in Bonn, das zuständigkeitshalber an das Bundesgesundheitsministerium weitergegeben worden war. Der Text: »12 Personen wurden am 22. 11. 1995 nach dem Genuß von Rindsleber mit Vergiftungserscheinungen in ein Madrider Krankenhaus eingeliefert. Als Ursache für die Vergiftung wurde Clenbuterol festgestellt, das verbotenerweise bei der Rindermast eingesetzt worden war und sich in den genossenen

Lebern angereichert hatte. Die Gesundheitsbehörden haben vorbeugend in den Vororten Mostoles, Navalcarnero und Parla bei Fleischereien und Innereiverkaufsläden Rinderlebern beschlagnahmt, die aus einem Schlachthof aus der Provinz Toledo angeliefert worden waren. Ob der Weg bis zu den Mästern zurückverfolgt werden konnte, wurde nicht bekannt gemacht.« In dem Amts-Telex wird die Vermutung ausgesprochen, daß die Vergiftungen auf das Konto eines illegalen Mastdrogen-Händlerrings gingen, denn solche Erkrankungen waren nicht zum ersten Mal aufgetreten: »Im Januar 1994 waren über 150 Vergiftungsfälle nach dem Genuß von mit Clenbuterol verseuchten Lebern aufgetreten. In der Folge war der Verbrauch von Innereien im Raum Madrid kurzfristig stark zurückgegangen, und die Gesundheitsbehörden hatten ihre Kontrollen verstärkt. Im Februar 1994 waren noch in 42 Prozent der genommenen Musterproben Clenbuterol-Rückstände oder Rückstände anderer Medikamente festgestellt worden. Ein Händlerring war aufgedeckt worden und eine Reihe von Mästern mit Bußgeldern belegt worden.«

Clenbuterol ist in Sportlerkreisen als »Katrin-Krabbe-Mittel« bekannt, weil es die Sportlerin zu Muskelaufbau und zur Leistungssteigerung genutzt hatte. Bei Überdosierung allerdings kann es zu Herzrasen, Muskelzittern und Kopfschmerzen führen. Diabetikern droht Koma, Herzkranke können gar an Krämpfen sterben.

Bei Schweinen macht Clenbuterol das Fleisch magerer, läßt weniger Fett wachsen. Bis 1997 war es noch als veterinärmedizinisches Hustenmittel zugelassen und deshalb bei kriminellen Mästern besonders beliebt, denn sie konnten bei Kontrollen auf bedauerliche Erkältungskrankheiten im Stall verweisen. Seit es generell verboten ist, treten nach Beobachtungen der Kontrolleure andere Substanzen an seine Stelle, oder es kommen neue Substanzen hinzu, um die verbotenen Stoffe zu tarnen und die Suche zu erschweren. So fanden nordrhein-westfälische Behörden im Sommer 1998 erstmals Cortison, ein Hormon der Nebennierenrinde, das eingesetzt wurde, um die Wirkung der übrigen

Masthilfsmittel zu erhöhen und die Mixtur bei Analysen zu tarnen. Die Behörden hatten bislang nicht danach gesucht und waren nur durch einen Tip aus der Szene darauf gestoßen.

In der Chemie-Mast sind die Viehzüchter und Händler sehr phantasievoll, sie wechseln häufig die Rezepturen, so daß die Kontrolleure oft nach Substanzen fahnden, die längst nicht mehr im Einsatz sind.

Der größte Fall von Vieh-Doping in Deutschland war 1988 aufgeflogen: Der Großbauer Felix Hying im münsterländischen Südlohn-Oeding hatte 13736 Kälber mit Hormonen gedopt. Die Chemikalienquellen des Kälberbarons wurden damals nicht aufgedeckt, es gab nur zahlreiche Hinweise auf Lieferanten in Holland. Doch auch Jahre später ging die Chemie-Mast weiter: Bei einem Viehhändler im niedersächsischen Löningen wurde in einer Flasche River-Cola ein Kilo reines Clenbuterol gefunden, ausreichend für 20 000 Tiere. Beim Viehhändler Gerhard Vüllings im niederrheinischen Goch-Asperden fanden Fahnder 1995 bei Blutproben im Stall das Hormon Östradiol bei seinen Kälbern. Bei 47 von 54 Tieren wurde Clenbuterol festgestellt, und recht gut bestückt waren die Doping-Vorratskammern: 500 Flaschen mit diversen Hormonen wie Testosteron und Estradiol-Benzoat, außerdem Antibiotika und 75 Kilo Clenbuterol. Er wurde zu zehn Monaten Haft auf Bewährung und 10 000 Mark Geldstrafe verurteilt.

In Bielefeld wurde 1996 der Tierarzt Bernhard Wiecha zu zwei Jahren Haft auf Bewährung und 30 000 Mark Geldstrafe verurteilt, weil er an 800 Viehmäster in ganz Deutschland Hormone, Medikamente und andere Veterinärmittel versandt hatte – insgesamt sechs Tonnen. »Er hat die Gesundheit einer großen Zahl von Menschen gefährdet«, sagte der Staatsanwalt.

Daß die illegale Mast kein Randphänomen ist, zeigen die Mengen, die zuweilen gefunden werden. Ende 1997 wurde im belgischen Westflandern der größte Hormonfund seit langem gemacht: Die Polizei entdeckte bei einem Bauern, der schon mehrfach wegen Hormonhandels verurteilt worden war, ein Chemikalienlager mit verschiedenen Zutaten für Hormoncocktails, die für 2000 Liter gereicht hätten – genug, um 600 000 Rinder zu behandeln.

Im März 1998 wurden von der Mailänder Polizei zehn Tierdrogen-Dealer, darunter ein Schweizer, im Zusammenhang mit dem Schmuggel illegaler Tier-Anabolika verhaftet, die für Kälber und Hühner eingesetzt wurden.

In Nordrhein-Westfalen wurden im Sommer 1998 bei diversen Razzien 25 Höfe im Landkreis Borken durchsucht, bei 14 von ihnen fanden sich illegale Mastdrogen wie Clenbuterol und das neu zum Einsatz kommende Hormon Cortison.

Auch in Niedersachsen wurden in jenem Sommer die Fahnder fündig: Bei 65 von 127 überprüften Höfen fanden sie das verbotene Mastmittel Clenbuterol. Besonders überrascht waren die Veterinäre, daß einer der Ertappten, Franz Midden aus Lingen im Emsland, Mitglied der Kontrollgemeinschaft Deutsches Kalbfleisch war – einer »Initiative für Sicherheit und Transparenz in der Kalbfleischerzeugung«, die mit Unterstützung der Centralen Marketing-Gesellschaft der deutschen Agrarwirtschaft (CMA) und dem Bundesverband der Kälbermäster sowie verschiedener Schlachtfirmen gegründet worden war, um, laut Eigenwerbung, »Organisierte Sicherheit« zu garantieren und »das Vertrauen in das Produkt Kalbfleisch beim Verbraucher zu erhöhen«. Dabei fände, so ein Werbeblatt, »der Ausschluß nicht zugelassener Substanzen besondere Berücksichtigung«, und »wirksame Kontrollen« richteten sich besonders auf »Hormone, Beta-Agonisten, Antibiotika«. Allzu streng können diese Kontrollen nicht gewesen sein, denn sie hatten in dem Betrieb nie Rückstände in den Proben entdeckt: »Die waren alle in Ordnung«, sagt Bauer Midden.

Manches Mal bedarf es besonderer Methoden, um illegale Machenschaften nachzuweisen, und Ermittler mit besonderer Berufserfahrung. Staatsanwalt Wolfgang Steger aus Kempten beispielsweise war bei der Abteilung für Organisierte Kriminalität für die Betäubungsmittel zuständig gewesen, bevor er es mit illegalen Mastmitteln zu tun hatte. Als er bei einem Betrieb in der Nähe von

Kempten trotz einiger Verdachtsmomente mittels Blut- und Urinuntersuchungen nichts finden konnte, besann er sich auf die Methoden aus dem Fachbereich für Organisierte Kriminalität. Im Sommer 1997 rückte Steger mit großem Aufgebot an: an die 50 Polizisten mit Maschinenpistolen sowie Kollegen vom Landeskriminalamt und vom Bundeskriminalamt. Er ließ von den Tieren Haarproben nehmen und im Labor untersuchen, ganz so, wie es die Drogenfahnder tun. Und siehe: Er wurde fündig. Der Bauer Willebold Abrell, ein Kälberzüchter mit zwei Betrieben und 400 Tieren, hatte das illegale Mastmittel Brombuterol verwendet. Anfang 1999 wurde er deshalb zu einer Geldstrafe verurteilt.

»Dieses Zeug ist äußerst schwierig nachzuweisen«, sagt Steger. »Wenn Sie da einen Lebensmittelkontrolleur vom Landratsamt rausschicken, der kommt da nicht weiter.« Steger vermutet deshalb eine »extrem hohe Dunkelziffer«.

In Deutschland werden die Fahnder bei Stichprobenuntersuchungen nur selten fündig. Das könnte aber auch damit zusammenhängen, daß die Kontrollen »schwerfällig«, »unzulänglich« und »mangelhaft« seien, wie die EU-Kommission 1998 bemängelte. Bei der Prüfung auf das Hormon Stilbene etwa blieben Bayern und Niedersachsen weit hinter der geforderten Probenzahl zurück.

Auch in Belgien, wo die Ergebnisse von 30 Prozent 1990 auf gerade noch 0,9 Prozent 1997 zurückgegangen sind, konnten die Konsumenten dennoch in ein Hormonschnitzel beißen. Denn die Behörden vermuten, daß die belasteten hormonbehandelten Tiere in den Nachbarländern geschlachtet und dann wieder nach Belgien gebracht werden.

Die kriminellen Hormonmäster verfügen über ausgezeichnete internationale Verbindungen, und sie verdienen an den Geschäften sehr üppig. Den Umsatz des europaweiten Hormonschwarzmarktes bezifferten Experten des Londoner Consulting-Büros Vivah Jones schon 1990 auf über drei Milliarden Mark, Deutschlands Anteil auf 285 Millionen. In Belgien rangierten die Hormondealer 1993 mit 200 Millionen Mark Umsatz gleich hinter der

Drogenmafia auf dem zweiten Platz, stellte die »Financial Action Task Force on Money Laundering« fest, eine in Paris ansässige supranationale Sondereinheit gegen die Geldwäsche. Die Hormondealer beziehen ihren Stoff nach Erkenntnissen der Ermittler oft aus Südostasien, aus Argentinien und Mexiko, aber auch aus osteuropäischen Staaten und Südamerika.

Europa sei, so eine Studie der EU-Kommission, mit einem »entschlossenen, flexiblen und organisierten Dealernetz« überzogen, das seine Gewinne notfalls »mit Gewalt verteidigt«.

Das bekommen vor allem jene zu spüren, die sich allzu eifrig um die Machenschaften der kriminellen Tierdrogenclans kümmern, wie zum Beispiel der belgische Tierarzt Carlos Van Den Braembusche, dessen Haus in der Nacht zum 13. Juni 1993 gegen zwei Uhr morgens beschossen wurde: Zwei Kugeln durchschlugen die Eingangstür und einen Rolladen, die Täter konnten unerkannt in einem knallroten Wagen entkommen. Hernach konstatierte das Opfer: »Die Hormonmafia versucht jeden einzuschüchtern, der ihr im Weg ist.« Der belgische Europaabgeordnete Jaak Vandemeulebroucke wurde Opfer mehrerer Anschläge, unter anderem mit Molotowcocktails, weil er über die Hormonmafia recherchiert und ein Buch veröffentlicht hatte.*

Der Tierarzt André Ermens wurde von maskierten Männern zusammengeschlagen, den Veterinär Van de Wiele paßten zwei Motorradfahrer vor seiner Wohnung ab und sprühten ihm ätzende Mittel ins Auge und schlugen ihn zusammen.

Die Tochter des Tierarztes Karel Van Noppen wurde mit ihrem Fahrrad auf dem Heimweg von der Schule von einem fremden Auto von der Straße in einen Teich abgedrängt. Van Noppen hat sich dadurch und auch von Anschlägen mit Molotowcocktails von seinen Untersuchungen nicht abbringen lassen – und mußte seine Hartnäckigkeit mit dem Leben bezahlen. Im Februar 1995 wurde sein Mercedes 190 auf der Straße gestoppt. Van Noppen

---

*Jaak Vandemeulenbroucke: De hormonenmaffia. Antwerpen: Hadewijch, 1993.

mußte aussteigen und wurde auf freiem Feld mit drei Schüssen hingerichtet. Der Veterinär hatte vor seinem Tod einen Untersuchungsbericht über die Zustände in Belgiens Fleischwirtschaft geschrieben: Zwei Drittel aller Rinder und 90 Prozent aller Kälber würden mit Hormonen behandelt, Schlachthöfe, die inspiziert werden sollten, bekämen vorher Tips aus Kreisen der Kontrolleure, und vielfach sei Bestechung gang und gäbe. Auch ihm selbst sei häufig Geld angeboten worden.

Die mutmaßlichen Mörder des Tierarztes Karel Van Noppen wurden festgenommen, sie waren sogar geständig. Doch ihre Hintermänner konnten auch Jahre später nicht gefunden werden. Eigentlich sind sie bekannt: Ein halbes Dutzend Großviehzüchter, Hormonhersteller und Pharmahändler, die in Belgien seit Jahren als die wichtigsten Mitglieder der Hormonmafia gelten und auch Kontakte in die Nachbarländer halten. Doch die Justiz scheint nicht mit großem Eifer zu ermitteln: »Wenn man an die Hintermänner der Mafia gelangt, stößt man im zweiten oder dritten Familiengrad auf die Familie eines Ministers«, sagt Flor Van Noppen, der Bruder des Ermordeten, der zusammen mit der Witwe eine Stiftung ins Leben gerufen hat, um den Kampf gegen die Hormonmafia fortzusetzen. Flor Van Noppen sieht hier eine Verbindung zu anderen Kriminalfällen: »Kein wichtiger Fall von organisierter Kriminalität wurde in Belgien im vergangenen Jahrzehnt gelöst.«

Dieser »verwahrloste Staat Belgien« (*Frankfurter Allgemeine Zeitung*) könnte, wie manche Landeskenner meinen, in einem unschönen Sinn ein Modell für Europa sein. Belgien, »das verseuchte Land«, so schrieb die *Süddeutsche Zeitung* Anfang Juni 1999 zum – typischerweise belgischen – Skandal um dioxinverseuchte Lebensmittel, Belgien biete »einen idealen Nährboden für eine Korrumpierung der Politik und das organisierte Verbrechen.« Belgien stünde allerdings auch stellvertretend für die Staaten im übrigen Europa, meinte während des Skandals um den Kinderschänder Marc Dutroux die belgische Wissenschaftlerin Isabelle Stengers, die sich als Chaosforscherin einen Namen gemacht hat:

»Belgien ist im expliziten Sinne beispielhaft für das, was sich in den Nachbarländern unter der Oberfläche abspielt.«

Das mag vielleicht eine Entschuldigung aus durchsichtigen Motiven sein, um Belgiens Ruf zu retten, indem Resteuropas Moral gleichfalls in Zweifel gezogen wird. Zumindest im Falle der Hormonmafia ist es jedoch sicher, daß die Beziehungen der kriminellen Akteure auch bis in seriöse Kreise in den Nachbarländern reichen, beispielsweise Deutschland.

Wie die Verbindungslinien aus dem belgischen Sumpf bis in deutsche Supermärkte verlaufen, zeigte sich während der BSE-Krise, als in Großbritannien Hunderttausende von Rindern und Kälbern geschlachtet und eingelagert und verbrannt werden mußten, um die Bevölkerung Europas vor der lebensgefährlichen Creutzfeld-Jakob-Krankheit zu schützen.

Merkwürdigerweise fanden sich dennoch immer wieder Partien von BSE-verdächtigem Fleisch aus Großbritannien auf dem Kontinent, 1600 Tonnen beispielsweise 1997. Auch in Deutschland kamen einige Lieferungen an, auf krummen Schmuggelwegen. Beteiligt an den illegalen Fleisch-Schiebereien waren auch Firmen aus der Hormonmafia.

Zu den Kunden gehörte beispielsweise die Firma Stockmeyer im westfälischen Sassenberg. Das Unternehmen hat eigentlich einen guten Ruf, führt auch das Gütezeichen der Centralen Marketingagentur der Deutschen Agrarwirtschaft, das rot-grün-blaue Fähnchen mit der Aufschrift »Kontrollierte Qualität – Markenqualität aus deutschen Landen – Ständig neutral kontrolliert«. (Slogan: »Worauf Sie sich verlassen können.«) Es ist vor allem für die »qualitäts- und sicherheitsorientierten Verbraucher« gedacht, so die CMA, die unter anderem von den Zwangsbeiträgen deutscher Bauern lebt und mit 170 Millionen Mark im Jahr für Qualität aus deutschen Landen werben soll.

Da offenbar die Erzeugnisse der deutschen Bauern für die Stockmeyer-Würste nicht immer ausreichen, hatte die Firma 40 Tonnen »schieren Rindfleisches« beim Fleischmakler Manfred Saga bestellt. Der wiederum besorgte das Beef in Belgien, bei der

Firma Dierickx N. V. im flandrischen Zele. Daß mit dieser Firma etwas faul sein könnte, ahnte Stockmeyer-Geschäftsführer Wolfgang Koch natürlich nicht: »Das ist kein billiger Jakob, der liefert erste Wahl«, sagt der Chef. Die Lieferfirma gehörte allerdings zeitweilig einem Mann namens Kristiaan Dierickx, der häufig wechselnde Unternehmen gründet und bisweilen schließen muß, wegen illegaler Gepflogenheiten. Dierickx gilt als namhaftes Mitglied der Hormonmafia. Einer seiner Vertrauten, Dirk Vlaeminck, kam kurzfristig in Untersuchungshaft, weil er als Drahtzieher für den Mord an Karel Van Noppen verdächtigt wurde – und mußte aber wieder freigelassen werden, weil ihm nichts nachzuweisen war.

Das Fleisch, das an Stockmeyer geliefert wurde, entpuppte sich als BSE-verdächtiges Schmuggelfleisch aus Großbritannien. Stockmeyer wiederum beliefert deutsche Supermärkte wie Edeka und Kaufhof, Metro und die Kaufhalle, Tengelmann und Rewe.

Bei solchen Handelsbeziehungen ist es selbstverständlich schwer, für die Reinheit zu garantieren, weshalb es nicht verwunderlich ist, daß die Firma Tengelmann auf die Frage, ob die in einer Filiale gekaufte Wurst frei von BSE-verdächtigem Schmuggelfleisch sei, nicht antworten mochte.

Die Hormonmafia lieferte, über Umwege damals, auch andere Fleischwaren: Aus BSE-verdächtigen Beständen kamen Labskaus und Dosen mit »Rindfleisch im eigenen Saft« nach Deutschland, in Supermärkte der Lidl-Kette etwa und der – später vom Handelsriesen Metro übernommenen – Kriegbaum-Gruppe.

Daß bei der industriellen Produktion bisweilen Nahrungsmittel aus fragwürdigen, ja sogar kriminellen Quellen in die Maschinerie rutschen, scheint unvermeidlich. Die Verantwortlichen der Firmen sind dafür auch nicht zu verurteilen: Sie wissen ja oft nicht einmal, wer die Hintermänner ihrer Lieferanten sind. Problematisch ist indessen, daß ausgerechnet in Zeiten, in denen die Verbraucher berechtigterweise höchst verunsichert sind, niemand verantwortlich zu sein scheint für das, was den Menschen im Supermarkt verkauft wird.

Selbst namhafte Firmen laufen mitunter Gefahr, durch Einkauf aus zweifelhaften Quellen gesundheitlich riskante Erzeugnisse zu verwenden. So mußte der Nahrungsmittelmulti Nestlé in Chile 1998 Babynahrung aus dem Verkehr ziehen – als »Vorsichtsmaßnahme«, wie der Konzern betonte, wegen Verdacht auf Belastung mit Clenbuterol und anderen Anabolika. Die Behörden hatten gegen zahlreiche Viehmäster Strafverfahren wegen illegaler Mastmittel eingeleitet und rieten der Bevölkerung, auf Rinderleber wegen möglicher Verseuchung zu verzichten. Bei Kleinkindern könnten Muskelkrämpfe und Herzrhythmusstörungen die Folge sein.

Die südamerikanische Hormonmast könnte auch für Europäer zum Risiko werden: 1995 beispielsweise warnten deutsche Behörden vor Fleisch aus Uruguay: Dort war das krebserregende und selbst in den USA verbotene Hormon Diethylstilboestrol (DES) gefunden worden. Aus Uruguay kamen in jenem Jahr immerhin 6000 Tonnen Rind- und Kalbfleisch – nicht gerechnet jene Mengen, die auf Umwegen ins Land gelangen.

In Zeiten des freien Welthandels wird es zunehmend schwieriger, Hormonfleisch an den Grenzen zu stoppen. Denn die Gesetze des freien Welthandels verbieten Importsperren – auch wenn den Verbrauchern und sogar den Behörden die hormonell wirksamen Substanzen nicht schmecken. Von entscheidender Bedeutung für den freien Handel ist, daß die Nahrungsmittel von dem dafür weltweit entscheidenden Gremium goutiert werden: der Codex Alimentarius Kommission, einer Tochterorganisation von Weltgesundheitsorganisation und Welternährungsorganisation. Sie befindet weltweit darüber, was als gesund zu gelten hat. Etwa 160 Mitglieder hat die Kommission, die ihren Sitz in Rom hat und an wechselnden Orten auf der Welt tagt. Stimmberechtigt sind die Mitgliedsländer, von nicht geringer Bedeutung allerdings die sachverständigen Berater von namhaften Konzernen wie Nestlé, Coca-Cola, Hoffmann-La Roche und anderen.

Die Codex Alimentarius Kommission ist nun der Auffassung, daß viele Hormone keineswegs ungesund sind: Testosteron zum Beispiel, Progesteron, Zeranol Trenbolon und 17-Beta-Östradiol.

Die Kommission meint, daß diese Hormone den Menschen »bei normalem Fleischverzehr« nicht schaden. Zwar ist nicht die ganze Kommission dieser Auffassung – die Abstimmung wurde 1995 mit einer knappen Mehrheit von 33 gegen 29 Stimmen bei sieben Enthaltungen gefaßt. Aber die ganze Welt soll den Regeln folgen, die jene 33 Menschen beschlossen haben, in geheimer Abstimmung, unter Ausschluß der Öffentlichkeit.

Da protestierte selbst der EU-Agrarkommissar Franz Fischler: »Ich bin überzeugt, daß eine Entscheidung von solcher Tragweite das Vertrauen der Verbraucher untergraben kann, wenn sie in geheimer Abstimmung in einer Organisation erfolgt, in der der Einfluß der Agrarindustrie weit größer ist als der von Verbraucherverbänden.« Die EU sträubte sich daher dagegen, fortan Hormonfleisch über die Grenzen zu lassen, beispielsweise aus den USA. Von den Farmern dort verwenden bis zu 95 Prozent Hormone, Rückstände davon waren bei 12 Prozent der Proben nachzuweisen, wie eine im April 1999 veröffentlichte EU-Untersuchung von US-Fleisch, das als »hormonfrei« deklariert war, ergab. Zum Teil fanden sich sogar Stoffe, die selbst in den USA nicht zugelassen sind. Und diese Hormonsteaks würden die US-Mäster liebend gern nach Europa schaffen: Einen Umsatz von 250 Millionen Dollar könnten sie, so glaubt die National Cattlemen's Association, hier erzielen.

Der Fall zeigt exemplarisch die Problematik der Beurteilung von neuen Risiken. Bislang waren die Gefahren, die zu bewerten waren, konkret und sofort spürbar. Die Behörden warnten, wenn eine »akute Gesundheitsgefährdung« vorlag: Übelkeit, Erbrechen, Tod. Bei den Risiken der High-Tech-Landwirtschaft, der industriellen Produktion von Lebensmitteln, der Verwendung von hormonellen Wirkstoffen im großen Stil sind solche »akuten« Gesundheitsgefahren im Weltmaßstab von untergeordneter Bedeutung. Die neuen Risiken sind nicht so augenfällig, womöglich gar nicht einmal mit hundertprozentiger Sicherheit zu beweisen – doch wenn sie sich bewahrheiten sollten, sind die Folgen weitaus schlimmer.

Und dabei ist zweifelhaft, ob 33 Menschen in Rom darüber entscheiden sollten, was der ganzen Menschheit zuzumuten ist. Gerade wenn die Indizien sehr besorgniserregend sind: Die Geschlechtsveränderungen in der Tierwelt, die Frühreife von dreijährigen Mädchen, die Veränderungen in der Spermienstatistik. Und wenn auch der Verband der Chemischen Industrie der Meinung ist, die hormonellen Wirkungen seien keineswegs bewiesen, so warnen doch andere Wissenschaftler vor Experimenten mit der Gesundheit von Menschen: Denn die Ungefährlichkeit der hormonell wirksamen Stoffe ist ja ebenfalls nicht zweifelsfrei bewiesen.

Joachim G. Liehr, Medizinprofessor an der Universität von Texas, warnte jedenfalls in einem Interview mit dem *Spiegel:* »Europa sollte sich auf keinen Fall auf ein vergleichbares Massenexperiment einlassen« wie die USA. Die frühreifen Mädchen seien ein Alarmsignal, und auch das Krebsrisiko durch massenhafte Hormongaben sei, auch in niedrigen Dosen, »keineswegs zu vernachlässigen«.

Und der Münchner Professor Heinrich Karg warnte in einem Interview mit der *Süddeutschen Zeitung* davor, ein vom Codex Alimentarius als unbedenklich bezeichnetes Hormon namens Trenbolon zu verharmlosen: Es sei, in höherer Dosis, ein »Lebergift« und zudem bei der illegalen Anwendung nur schwer zu kontrollieren. Außerdem entspreche das Fleisch nicht den Vorstellungen der hiesigen Verbraucher: »Wer Rindfleisch kauft, erwartet nicht, daß er bei jedem Bissen bis zu einer Billion wachstumsfördernder Moleküle je Gramm aufnimmt.«

Und dann brachte der Professor aus Bayern noch ein etwas altmodisches Kriterium in die Debatte: Er stehe »persönlich auf dem Standpunkt, daß man von einem Produkt auch eine gewisse Naturidentität erwarten sollte.« Weil aber Trenbolon »bei weiblichen Masttieren eine stärkere Maskulinisierung« bewirke und zudem die Eiweißstruktur verändere, sei »ein Steak von einem trenbolonbehandelten Tier nicht mehr naturidentisch.« Das aber sei »eine sehr gewöhnungsbedürftige Vorstellung.«

9. Schwarze Pickel
Die Leiden der Beschäftigten

Weshalb der Mann aus Costa Rica ganz wehmütig wird, wenn er die Kinder spielen sieht – Chiquita ist sich keiner Schuld bewußt – Trübselige Schafzüchter und melancholische Winzer – Der gefährliche Staub im Stall – Der neue Schinkenkleber aus Dänemark

Mauricio war gerade 18 Jahre alt, als er auf die Plantage kam, auf der »Chiquita«-Bananen angebaut werden, die »Finca 96« in Costa Rica. Eines Tages, er war noch nicht lange dort, wurde er losgeschickt, um die Plastikschnüre einzusammeln, mit denen die Stauden festgezurrt werden. Das ist eigentlich kein besonders gefährliches Unterfangen.

Doch als seine Kollegen zwei Stunden später zu ihm kamen, fanden sie ihn ohnmächtig auf dem Boden liegend, mit Schaum vor dem Mund.

Sie trugen ihn fort und brachten ihn ins Krankenhaus. Doch die Ärzte konnten dem jungen Mann nicht mehr helfen. Greddy Mauricio Valerin Bustos, so heißt er mit vollem Namen, stirbt in der Notaufnahme der Klinik des kleinen Städtchens Sixaola an der Grenze zu Panama, noch am gleichen Tag, dem 13. November 1997, einem Donnerstag. Die Todesursache war laut ärztlichem Bericht: »Vergiftung mit Organophosphaten«.

Am Anfang jener Woche war auf dem Gelände ein Gift ausgebracht worden, das von der Weltgesundheitsorganisation als »extrem gefährlich« eingestuft wird. Die Männer, die mit diesen Chemikalien arbeiten, dürfen das Gebiet deshalb nur mit astronautenartiger Schutzkleidung betreten. Anschließend darf zwei Tage lang kein Mensch die Plantage betreten. Mauricio kam am dritten Tag ohne Schutzkleidung, die Spuren des Gifts lagen noch am Boden, wie die Männer berichteten, die ihn fanden: Kleine lila Kügelchen.

Chiquita war sich keiner Schuld bewußt: Die Firma versicherte, die betreffende Plantage habe »alle erforderlichen Quarantäne- und Sicherheitsmaßnahmen« eingehalten, der Junge sei auch erst nach »umfassender Schulung« eingesetzt worden. Er war also gewissermaßen selbst schuld an seinem Tod.

Die Gifte aus der Bananenproduktion sind nicht immer tödlich. Die meisten Arbeiter aus den Bananenplantagen überleben den Kontakt mit jenen 286 verschiedenen Mitteln, die nach akkuraten Plänen gegen Würmer und Spinnen, gegen Gräser und Unkraut verteilt werden – wobei die Früchte selbst mit Plastikfolien geschützt sind.

Doch viele der aggressiven Chemikalien wirken langsam, aber unaufhaltsam, und oft werden die Arbeiter, auch wenn sie nicht sterben, ihres Lebens nicht mehr froh. Wenn Dionissio Ramirez Hernandez aus Costa Rica beispielsweise in Puerto Limón am Hafen entlanggeht, wo die kleinen Buben zwischen Wellblechhütten und den Büros der großen Bananenmultis mit Colabüchsen Fußball spielen, dann wird er oft ganz wehmütig. »Überall sieht man hier Kinder. Jeden Tag denke ich an Kinder.« Er selbst wird niemals Vater sein. Er hat sieben Jahre auf den Plantagen gearbeitet, hat seither nicht nur dauernd Kopf- und Magenschmerzen, er ist auch zeugungsunfähig, wie 8000 weitere Bananenarbeiter, die auf den Plantagen von Chiquita und den anderen Multis gearbeitet haben.

Die Bananenproduktion ist ein riskantes Unterfangen. Nicht nur für Chiquita müssen viele Arbeiter mit ihrer Gesundheit oder gar dem Leben bezahlen. Auch Standard Fruit (Marke »Dole«) arbeitet mit gesundheitsgefährdenden Methoden und mußte gar an 3500 Arbeiter 63 Millionen Mark Schadensersatz zahlen. Das Gift von Standard Fruit, das »Tag und Nacht« auf den Plantagen versprüht werde, sei auch für zahlreiche Mißbildungen bei Babies verantwortlich, glaubt Omar Gonzales, Klinikdirektor im honduranischen Ort Olanchito: In seiner Klinik kämen von 1000 Neugeborenen neun ohne Gehirn zur Welt, viele andere sind verkrüppelt. Was Standard Fruit allerdings als »unverantwortliche Behauptung« zurückwies.

Die Banane ist das klassische Industrie-Agrarprodukt: billig, immer gleich in Farbe, Geschmack und genormter Form wie bei Chiquita mit den Standard-Maßen von 20 Zentimetern an der Außenseite und 3 Zentimetern im Durchmesser quer durch die Mitte. Massenhaft erzeugt, massenhaft verzehrt: Die Banane ist das Symbol für industrielle Agrarproduktion. Sie wächst hemmungslos, hat immer Saison und bevorzugt zudem Herkunftsländer mit moderatem Lohnniveau. Die Chiquita-Vorläuferin United Fruit Company hat mit der Bananenproduktion das Modell geschaffen fürs Agrobusiness: Die Company, 1899 gegründet, wurde zum Musterbeispiel für die perfekte Ausbeutung natürlicher Ressourcen mittels einer industriell organisierten Produktionskette, mit Plantagen, die gleichsam als Fabriken ohne Dach organisiert sind, mit eigenen Eisenbahnen, eigenen Hafenanlagen, eigenen Schiffen. Und, im Chiquitaland Costa Rica, gewissermaßen mit einer eigenen Regierung, zumindest aber einer sehr gefügigen, die als »Bananenrepublik« zum weltweiten Modell konzernfreundlicher Politikgestaltung wurde.

Die Banane ist aber auch ein Beispiel für die gesundheitlichen Risiken und Nebenwirkungen der agrarindustriellen Produktion rund um den Globus. Denn die Erzeuger, die Arbeiter in den Fabriken und Plantagen in aller Welt, die Bauern auf den kolchosengroßen Farmen von Nebraska bis Mecklenburg-Vorpommern, die Malocher in den Schweinefabriken und Putenschlachtereien in Niedersachsen, den Niederlanden und anderswo, sie sind die ersten, die mit den Gefahrenpotentialen industrialisierter Nahrungsmittelproduktion konfrontiert werden und daran zu leiden haben.

Vom Leid der Beschäftigten ahnen die Konsumenten in den Städten wenig, denn es findet in den Zentren der Agroindustrie statt. Und die Lebensmittelproletarier verfügen meist über eher geringe Mittel für Werbung und Public Relations und kommen deshalb im öffentlichen Bewußtsein, in den Nachrichten und Zeitungen nur selten vor. Und weil sie keine Vertretungen in den Zentren der Entscheidung, in Bern, Berlin, Brüssel, in Rom und New York haben, gewinnen sie auch nur sehr wenig Einfluß auf politische Entscheidungen.

Die Firmen aus Agrobusiness und Lebensmittelindustrie hingegen haben ungleich bessere Möglichkeiten, ein ehrenhaftes Bild in der öffentlichen Meinung zu hinterlassen. Chiquita beispielsweise bemüht sich, in regelmäßigen Abständen und mit starkem Werbeaufwand, als besonders umweltfreundliches und arbeiterschonendes Unternehmen zu erscheinen, wenngleich auch eine diesbezügliche Öko-Kampagne des US-Multis in Europa ein bißchen abgebremst wurde, weil das umweltfreundliche Eigenlob nicht ganz mit den gesetzlichen Bestimmungen in Einklang stand.*

Erfolgreicher ist das Bestreben der Chemiemultis, als Gesundheitsförderer, als Hoffnungsträger der Hungernden, ja als Heilsbringer des Menschengeschlechts zu erscheinen: Millionenteure Werbekampagnen befördern das Bild einer geradezu humanitären Zukunftsindustrie, die der »Life Sciences«, der »Lebenswissenschaften«, die eine bessere Welt schaffen sollen.

Life Sciences: die Wissenschaften vom Leben – darauf gründen sich die Zukunftshoffnungen der großen Chemiekonzerne. Es klingt ja auch schön, wenn sich diese Multis um das Leben, um die Verbesserung und Verschönerung des Lebens kümmern. In auflagenstarken Anzeigenkampagnen versuchen sie deshalb, dieses schöne Image den Menschen in aller Welt nahezubringen.

Novartis beispielsweise wirbt von der *Frankfurter Allgemeinen Zeitung* bis zum *New York Times Magazine* mit »new skills in the science of life«, neuen Fähigkeiten in der Wissenschaft vom Leben. Damit will die Firma die Menschheit beglücken, auf den Geschäftsfeldern Ernährung, Gesundheit und Landwirtschaft,

---

* Hans-Ulrich Grimm: Der Bio-Bluff. Der schöne Traum vom natürlichen Essen. Stuttgart: Hirzel, 1999.

»Agribusiness«, heißt das in der US-Version. »Wir sind bei Ihnen – für das Leben«, versichert die Firma.

Hoechst verspricht nicht nur reiche Ernten von wogenden Feldern, sondern: »ein Leben, in dem man Diabetes so leicht nimmt wie das tägliche Zähneputzen« oder »eine Welt, in der Lachen das einzige ist, von dem man sich anstecken läßt«. Hoechst sei, so die Anzeigenserie, »The Future in Life Sciences« – die Zukunft in den Wissenschaften vom Leben.

Das klingt sehr schön und schafft auch Sympathien. Doch zunächst produzieren die Konzerne aus der Branche der »Life Sciences« vor allem eines: Gift. 80 Prozent aller Pflanzengifte und Schädlingsbekämpfungsmittel weltweit erzeugen die 11 größten Firmen aus dem Life-Science-Business, darunter Novartis, Monsanto, Bayer, BASF.

Gift ist, das liegt in der Natur der Sache, für das Leben eher ungesund, denn es soll ja Schädlinge ausrotten. Und es trifft nicht nur diese: Nach Schätzungen der Weltgesundheitsorganisation vergiften sich weltweit auch jedes Jahr rund eine Million Menschen an Pflanzenschutzgiften, 20 000 von ihnen sterben. 99 Prozent der tödlichen Vergiftungen ereignen sich nach Angaben der Internationalen Arbeitsorganisation in den Ländern der Dritten Welt.

In China wurden beispielsweise 1995 in 27 Provinzen 48 000 Menschen mit Vergiftungserscheinungen registriert, 3204 von ihnen starben – häufig wegen fehlender Schutzkleidung oder mangelnder Vorsichtsmaßnahmen.

Die Welternährungsorganisation hat zwar schon 1985 einen Katalog mit verschiedenen Vorsichtsmaßnahmen formuliert, und die Hersteller der Pflanzenschutzmittel hatten sich auch verpflichtet, sie einzuhalten. Denn die Sicherheit der Gifte, Voraussetzung für die Zulassung in zahlreichen Ländern, ist nur bei Einhaltung der Vorsichtsmaßnahmen gewährleistet. Doch in vielen Ländern der Welt bleiben diese pures Wunschbild. Umfangreiche Schutzkleidung beispielsweise sei »unangemessen für heißes, feuchtes Klima, zudem teuer und oft nicht verfügbar«, moniert Greenpeace in einer Studie über Pestizide im Pazifik.*

Oft lagern die Gifte in verrosteten Kanistern, mitunter mischen und versprühen, wie Greenpeace-Leute beobachteten, die Farmarbeiter selbst den hochgiftigen und krebserregenden Unkrautvernichter 2,4-D, ohne Atemmaske, ohne jede Schutzkleidung. Selbst Kinder in Sandalen wurden beobachtet, wie sie, den Kanister auf dem Rücken, das Gift versprühten, das, in handelsüblichen Mixturen, von Life-Science-Pionieren wie Bayer und BASF bezogen werden kann. Kein Wunder, daß die Zahl der Vergiftungen in Südseestaaten wie Fidschi, Papua-Neuguinea und West-Samoa nach Greenpeace-Erkenntnissen oft höher sind als in Australien und Neuseeland, obwohl dort erheblich größere Mengen solcher Mittel eingesetzt werden.

Dabei werden viele Pestizide gar nicht so dringend gebraucht. In den Ländern der Dritten Welt lagern nach Angaben der Welternährungsorganisation FAO mehr als 100 000 Tonnen ungenutzter und gefährlicher Schädlingsbekämpfungsmittel. Um die drohenden Folgeschäden für die Gesundheit der Einwohner und das Trinkwasser in Grenzen zu halten, hat die FAO ein Rückholprogramm gestartet, an dem sich vorwiegend Entwicklungshilfeorganisationen beteiligt hatten. Die Erzeuger waren dabei eher zurückhaltend, klagte die FAO 1998: »Die chemische Industrie hat sich bislang nur sehr begrenzt an den Programmen beteiligt.«

Mehr Engagement zeigte die Giftbranche bei der Förderung des Absatzes, sie habe ihre »Pestizide auf aggressive Weise verkauft«, so die FAO. Viele Länder bekamen recht viel Gift, die kleine Inselrepublik Vanuatu beispielsweise mit ihren 170 000 Einwohnern erhielt 1987 immerhin 65 Tonnen Gift. Und das Königreich Tonga bekam das gefährliche Insektenmittel DDT geschenkt, von Ländern, in denen es gerade verboten worden war.

Diese Art der kostengünstigen Entsorgung von Chemikalien ist

---

* Poisons in Paradise. Pesticides in the Pacific. Auckland/Neuseeland: Greenpeace Pacific Campaign, o. J.

gar nicht so ungewöhnlich. Es gebe »mehr als ein Beispiel dafür, daß gefährliche Pestizide kurz vor Ablauf der Verwendungsfrist in Entwicklungsländer exportiert werden, um die Beseitigungskosten in den Industrieländern zu sparen«, sagt der Leiter des UN-Umweltprogramms, der frühere deutsche Umweltminister Klaus Töpfer. Sehr humanitär ist das nicht gerade von jenen Life-Sciences-Konzernen, die doch das Wohl der Menschheit befördern wollen.

Die Hersteller propagieren diese Mittel zwar als Beitrag zur Bekämpfung des Welthungers, da ihr Einsatz helfe, Ernteverluste durch Verderbnis und Schädlingsbefall zu verhindern. Doch der massenhafte Gifteinsatz bringt in der Praxis häufig mehr Schaden als Nutzen. Sehr zum Mißfallen der Welternährungsorganisation FAO, die über einseitige Propaganda bei den Landwirten klagt: »Häufig sind es nur die Vertreter der Chemiekonzerne, die Ratschläge für den Einsatz der Spritztechnik geben«, sagt der zuständige FAO-Experte.

Die Heuschreckenbekämpfungsmaßnahmen in Afrika kosten nach FAO-Berechnungen in 60 bis 80 Prozent der Fälle mehr, als sie nützen. So regneten in der Heuschreckensaison 1993/94 fast eine Million Liter Pestizide über den afrikanischen Wüstenstaat Mauretanien nieder, obwohl dort nur 0,2 Prozent der Landesfläche landwirtschaftlich genutzt werden, zumeist für Reis, den die Heuschrecken ohnehin nicht anfliegen. Es profitieren also vor allem die Hersteller, auch die Fuhrunternehmer in den betroffenen Ländern, die Hubschrauberpiloten, die Regierungen.

Und die Schäden sind oft erheblich: Nach einer Untersuchung von 1990 entstehen weltweit für jeden Dollar, der für Pestizide ausgegeben wird, Schäden an Mensch und Umwelt für fünf bis zehn Dollar.

Allein in Deutschland haben die Giftgaben Schäden von mindestens 252 Millionen Mark zur Folge, davon 23 Millionen Mark durch Vergiftungen von Menschen und 186 Millionen Mark für die notwendige Wasseraufbereitung, damit das Trinkwasser giftfrei aus dem Hahn kommt. Denn auch in Deutschland werden

Pestizide massenhaft eingesetzt: etwa 35 000 Tonnen im Jahr – umgerechnet auf die Bevölkerung also ein knappes Pfund pro Nase.

Bei vielen dieser Stoffe ist es schwer, das Ausmaß der Gefährdung bei den betroffenen Landwirten und Arbeitern abzuschätzen.

Hinzu kommt, wie Kritiker bemängeln, daß oft nicht einmal die Absatzzahlen bekannt sind, wie etwa bei dem BASF-Gift Vinclozolin (siehe Kapitel 8), das als krebserregend gilt und Fortpflanzungsstörungen hervorrufen kann und vor allem bei Erdbeeren und Gemüse eingesetzt wird. Das Bayer-Gift E 605 ist in Österreich, Dänemark, Finnland und Schweden gar nicht zugelassen. Bei Winzern von der Mosel, so beobachtete der Trierer Nervenarzt Peter Binz führte es zu Gleichgewichtsstörungen, Gedächtnisschwäche, ja sogar Betrübnis und depressiver Verstimmung, einer in diesem Berufsstand sonst eher selten zu beobachtenden Gemütslage. Im Weinbau wird es mittlerweile nicht mehr eingesetzt, wohl aber von Gemüsebauern für Blumenkohl, Kohlrabi, Lauch, und, in Kombination mit einem anderen Bayer-Gift, auch für Kopfsalat und Endivie.

Deutschland gilt eigentlich als Musterland in Sachen Zulassungsverfahren. Doch bei vielen Pflanzenschutzmitteln sind, so bemängeln Fachleute, die Vorsorgemaßnahmen eher lückenhaft. »Es ist völlig unverständlich, daß giftige Chemikalien ohne systematische und verpflichtend vorgeschriebene Überwachungen in die Umwelt ausgebracht werden dürfen«, sagt der Toxikologe Olaf Hostrup von der Universität Oldenburg, der mit einem Team von Wissenschaftlern 18 ausgewählte Pestizide untersucht hat. Besonders bedenklich: Gerade die Menschen, die häufig mit dem puren Gift umgehen, sind sich oft nicht darüber im klaren, welchem Gesundheitsrisiko sie sich aussetzen, wenn sie die gefährlichen Substanzen auf ihre Plantagen mit Blumenkohl und Erdbeeren versprühen, meint die Studien-Mitautorin Heike Jakobi von der Universität Oldenburg: »Wir haben gravierende Defizite im Zulassungsverfahren festgestellt, die dazu führen, daß Landwirte über die tatsächlichen Gefahren durch Pestizide nicht aufgeklärt werden.«

Die Firmen, die sich den »Life Sciences« verschrieben haben, sind zuweilen eher zurückhaltend, wenn es um schädliche, ja lebensgefährliche Effekte ihrer Erzeugnisse und Produktionsprozesse geht. So sind die Beschäftigten, die Pflanzengifte herstellen, oft hochgefährlichen Stoffen ausgesetzt, ohne davon zu wissen. Unter den Folgen haben sie, wenn sie noch leben, jahrelang zu leiden, wie jener Harri Garbrecht, über dessen beklagenswerten Zustand der Reporter Cordt Schnibben 1991 im *Spiegel* berichtete.

Harri Garbrecht arbeitete bei der Firma C.H. Boehringer Sohn in Hamburg, die Pflanzenschutzmittel herstellte unter dem schönen Firmenmotto »Die Pflanzen schützen, den Menschen nützen«. An diesem ehrenwerten Unterfangen nahm auch Harri Garbrecht teil. Irgendwann mußte er dann zu Hause bleiben, weil er nicht mehr arbeiten konnte. »Manchmal, wenn Harri Garbrecht ruhig vor dem Fernseher sitzt, merkt er, daß irgendwo am Körper etwas wächst. Mal am Oberschenkel, mal am Gesäß, mal am Rücken. ›Gleich wird's dick‹, sagt sich der 54jährige dann, tastet vorsichtig die Stelle ab. Dick. Eine pflaumengroße Geschwulst wird daraus, das weiß Garbrecht inzwischen. Siebenmal hat er sich solche Tumore schon wegschneiden lassen.

Sein Hautleiden ist hartnäckiger; trotz chemotherapeutischer Behandlung wird langsam aber sicher Hautkrebs daraus. Die dicken schwarzen Pickel hat er noch länger, schon seit über 20 Jahren. ›Da kommen ja Würmer raus‹, sagen seine Enkelkinder, wenn er sie auf den Arm nehmen will, ›zu dir wollen wir nicht‹. Seit wann er den Tumor in der Nebenniere hat, weiß Garbrecht nicht genau. Er macht ihn verantwortlich für die Anfälle von Todesangst, die ihn drei- bis viermal im Monat packen. Das sind Adrenalinschübe der geschädigten Nebenniere, hat man ihm erklärt. Garbrecht muß dann raus auf die Straße, oder seine Frau holt den Notarzt. Wegen Garbrechts starker Herzrhythmusstörungen zögern die Ärzte, den Tumor herauszuschneiden.

Gleichgewichtsstörungen hat Garbrecht regelmäßig, gelegentlich sieht er alles doppelt. Er trinkt nicht, er raucht nicht. Er hat die Figur eines kanadischen Holzfällers und das Phlegma einer deutschen Eiche. Die meiste Zeit sitzt Garbrecht still auf der Couch und wartet darauf, ›welcher Teil meines Körpers als nächstes dran glauben muß‹«.

Harri Garbrecht war, was wohl ein dürftiger Trost ist, mit seinen Leiden nicht allein. Wenn er sich mit seinen ehemaligen Kollegen traf, so der *Spiegel*, »kommen sie sich vor wie Exponate eines Krebs-Kolloquiums«. Einer hat Kehlkopfkrebs, ein anderer gleich drei Krebsarten. »Des weiteren: ein Mundbodenkarzinom, ein Prostatakarzinom, ein Non-Hodgkin-Lymphom, zwei Harnblasenkarzinome, ein Dickdarm- und ein Rektumkarzinom, zweimal Hautkrebs, ein Hirntumor. Fünf Kolleginnen haben Mammakarzinome. Das sind die Kollegen, die noch leben. 115 sind an Krebs gestorben.«

Anfangs hatte Garbrecht in der Lindan-Abteilung gearbeitet, später in der T-Säure-Produktion, immer im Dienste des Pflanzenschutzes. Daß dabei auch das Ultragift Dioxin entstand, wußte der Arbeiter nicht. Das Supergift war damals nur wenigen Fachleuten bekannt, die Öffentlichkeit kannte die tückische Substanz nicht, die als Nebenprodukt bei der Pestizidproduktion entstand. In der Firma Boehringer allerdings waren die besorgniserregenden Effekte damals schon bekannt, der Chemiker Georg Sorge, Abteilungsleiter der T-Säure-Produktion, war schon darauf aufmerksam geworden. Der Branchenriese BASF wußte gleichfalls davon, denn dort hatten die Werkswissenschaftler nach einem Unfall im Jahre 1953 Versuche mit Kaninchen angestellt, die die Gefährlichkeit der Chemikalie bestätigten. Doch für die Betroffenen und auch die Öffentlichkeit blieb dies im Dunkeln, dank Firmenchef Ernst Boehringer, der alles Erdenkliche unternahm, um eine Veröffentlichung zu verhindern. Er untersagte seinem Abteilungsleiter eine Publikation, die dieser schon vorbereitet hatte. Sorge nahm sich später das Leben. Firmenchef Boehringer drängte auch mit Erfolg darauf, daß eine Veröffentlichung der

BASF-Erkenntnisse unterblieb. Und er nutzte seine Verbindungen zur CDU so erfolgreich, daß Heinrich Lübke, der nachmalige Bundespräsident und damalige Landwirtschaftsminister, auch eine Publikation durch eine nachgeordnete Behörde untersagte.

Auch in Amerika war die Gefährlichkeit des Dioxin-Pestizids mit dem Kürzel 2,4,5-T bekannt, vor allem das Phänomen der Chlorakne, jene entstellende Hautkrankheit, von der die Weltöffentlichkeit nach dem Seveso-Unglück erfuhr.

Die US-Chemiefirmen aus dem Dioxinkartell trafen sich schon am 24. März 1965 in Midland zum »Chloracne Problem Meeting«. Gastgeber Dow Chemical hatte sogar Menschenversuche angestellt und 70 Häftlingen im Gefängnis von Holmsburg in Philadelphia, die zusammen 10 000 Dollar bekamen und auf Straferlaß hofften, das Gift auf den Rücken gestrichen. Acht erkrankten daraufhin. Auch Monsanto, der »Life-Sciences«-Konzern und Gentechnikpionier, wußte, daß das Zeug scheußliche Auswirkungen hat, zumindest für die Beschäftigten in den Fabriken: »Ich will nicht zynisch sein«, schrieb der medizinische Direktor von Monsanto, »aber gibt es in der 2,4,5-T-Produktion irgendeinen Angestellten, der nicht Chlorakne hat?« Die Agrokonzerne fürchteten natürlich, daß die Farmer, wenn sie um die Gefährlichkeit der Ackergifte und die Pickel der Produzenten wüßten, die Unkrautvertilger stehenließen.

Die Strategie der Informationsunterdrückung war so erfolgreich, daß die Weltöffentlichkeit erst 1976, nach der Katastrophe von Seveso, von der Gefährlichkeit des Giftes erfuhr, das seither den Namen der norditalienischen Stadt trägt. Wären die Medien früher informiert worden, trüge das Ultragift womöglich die Bezeichnung BASF-Dioxin oder Hamburg-Dioxin. Denn allein bei Boehringer waren bis zur Seveso-Katastrophe 100 Kilogramm jenes Giftes in die Welt gesetzt worden, von dem schon minimalste Mengen als hochgefährlich gelten (siehe Kapitel 6).

Die verhängnisvollsten Wirkungen hatte das Ultragift allerdings als militärischer Kampfstoff. Als solcher war auch das dioxinhaltige Herbizid 2,3,5-T entwickelt worden, von amerikanischen Militärlabors, um im Zweiten Weltkrieg die japanische Reisernte zu vernichten. Im Wettstreit um die unheilvollsten Waffen hatten damals allerdings die Atomphysiker gewonnen: Nachdem die Bombe über Hiroshima gefallen war, mußten die Frachter mit den Kampfpestiziden kurz vor dem Ziel weder umdrehen.

Zum militärischen Großeinsatz der Unkrautvertilger kam es einige Jahre später, im Vietnamkrieg. Zwischen 1962 und 1971 gingen aus amerikanischen Flugzeugen 50 Millionen Tonnen des Ackergiftes mit dem Kriegsnamen »Agent Orange« auf 1,7 Millionen Hektar Regenwald nieder, in denen sich die Kriegsgegner vom Vietkong versteckt hielten. An den unheilvollen Giftflügen verdiente, neben Dow Chemical, auch die Hamburger Pflanzenschutz-Firma Boehringer, die sich als Zulieferer betätigen durfte.

Die Auswirkungen waren verheerend, nicht nur für den Regenwald. In Vietnam wurden noch die Enkel der Agent-Orange-Opfer mit schwersten Mißbildungen geboren. Über ein Vierteljahrhundert nach dem Giftkrieg wächst die Zahl der Kinder, die ohne Arme und Beine zur Welt kommen, ständig an. Und auch die amerikanischen Kämpfer wurden zu Opfern: So wurden von 8000 Veteranenkindern 440, also 5,5 Prozent, mit körperlichen Behinderungen geboren.

Die unheilvollen Mittel indessen wurden keineswegs alle geächtet: Lindan beispielsweise, das Harri Gumbrecht zu Beginn seines tragischen Arbeitslebens produziert hatte. Und zahlreiche andere Gifte kommen ebenfalls zum Einsatz, selbstverständlich in geringeren Konzentrationen als bei einem Kampfeinsatz. Gleichwohl können auch sie bei den Anwendern Schäden hervorrufen. Und es mehren sich Berichte über auffällig erhöhte Krankheitsraten auch bei anderen Beschäftigten der Agro- und Lebensmittelindustrie. Das bekümmert nicht nur die Betroffenen, die an verschiedenen Krankheiten leiden, sondern vor allem die Berufsgenossenschaften, die für die neuen Berufskrankheiten aufkommen müssen. Denn viele der Beschäftigten erkranken nicht nach Unfällen, wie der Metzger, dem das Messer ausrutscht. Oder der

Koch, der sich den Finger verbrennt, der Bauer, der vom Heuboden fällt.

Die neuen Leiden der Beschäftigten waren im Nährstand völlig unbekannt. Sie sind Folgen der neuen Produktionsweisen, der Rationalisierung vom Massenstall bis in die Großküche. Und so finden sich die Beschäftigten aus Agrobusiness und der Nahrungsmittelindustrie mit ihren Berufskrankheiten plötzlich im Krankenhaus, auf der gleichen Station wie Stahlarbeiter oder Bergleute. Die Produzenten produzieren also nicht nur neue Krankheiten, sie erleiden sie auch gleich, gewissermaßen im unfreiwilligen Selbstversuch.

Das Leben auf dem Lande, das bislang als besonders gesund galt, ist im Zeitalter der Schweinefabriken und Hühnerknäste zur Sommerfrische nicht immer und überall zu empfehlen. Das Landleben kann sehr ungesund sein, vor allem für die industriellen Tierhalter und sogar ihre Kinder: Kinder von Schweinezüchtern haben ein dreifach erhöhtes Risiko, an einem Hirntumor zu erkranken als andere Kinder. Geflügelhaltung führt bei Kindern vermehrt zu Knochentumoren, wie eine norwegische Studie ergab, die 1996 in einem internationalen Krebsforscher-Fachblatt (*International Journal of Cancer*) veröffentlicht wurde.

Und nach einer 1998 veröffentlichten Studie deutscher Wissenschaftler ist das Lungenkrebsrisiko von Landwirten, Fischern und Viehzüchtern heute ebenso auffällig erhöht wie das von Lackierern, Heizern, Bergleuten und Schweißern (das Rauchverhalten der einzelnen Gruppen wurde dabei statistisch schon berücksichtigt).

Das sind überraschende Erkenntnisse, denn nach landläufiger Vorstellung ist der Bauer viel an der frischen Luft, schon im Märzen bekanntlich, wenn er den Traktor einspannt und zur Aussaat fährt, ein freier Mensch auf freien Feldern. Eine idyllische Vorstellung, die mit der Wirklichkeit nicht mehr viel gemein hat. Die Agro-Avantgarde spottet gar über solch einen »Museumsbauernhof«, wie der fortschrittliche Präsident der Deutschen Landwirtschafts-Gesellschaft (DLG), Philip Freiherr von dem Bussche.

Der Bauernhof gehört ins Museum, die Deutsche Landwirtschafts-Gesellschaft favorisiert zukunftsfähige Produktionsstätten, die rationelle Agro-Fabrik, in der standardisierte Schweine, Puten, Kälber und Rindviecher zu Hunderten, ja Hunderttausenden stehen. Nur so sei die Produktion profitabel.

Das hat natürlich auch Nachteile: Denn über die Ausscheidungen der Tiere, Gülle und Mist, wird Ammoniak ausgedünstet. Das wäre nicht weiter schlimm, wenn bloß vier Schweine und zehn Hühner beieinander stünden. Wenn es aber Tausende sind in vielen Ställen, wird Gülle und Mist auch tausendtonnenfach produziert. Das belastet nicht nur das Weltklima, das trifft zunächst die Beschäftigten der Hühnerbarone und Schweinefabrikanten: Die Ammoniakbelastung von Arbeitern in Schweine- und Hühnerfabriken ist vergleichbar mit jener der Kollegen in der chemischen Industrie, stellt eine Forschergruppe um den Bochumer Medizinprofessor Xaver Baur fest. Die Ammoniakausdünstungen in hoher Konzentration verursachen Kehlkopfödeme und Kehlkopfkrämpfe.

Auch der Staub, der durch die tonnenweise verabreichten industriellen Futtermittel aufgewirbelt wird, kann sich in der Lunge festsetzen und die Sauerstoffaufnahme behindern. Als Kriterium für die gesundheitsschädlichen Effekte gilt der Gehalt an sogenannten Endotoxinen, winzigen Giftpartikeln, die in den Stäuben enthalten sind. Die können schon in geringsten Mengen gefährlich werden, wie niederländische Wissenschaftler feststellen, die sich mit der besonders staubintensiven kartoffelverarbeitenden Industrie beschäftigt haben: Schon 4,5 Milliardstel Gramm (also 0,0000000045 Gramm) pro Kubikmeter während einer Schicht können zu einer akuten Einschränkung der Lungenfunktion führen.

In einer Hühnerfabrik liegen die Konzentrationen erheblich höher: bei bis zu 1090 Nanogramm, in einem industriellen Schweinestall bei bis zu 1300 Nanogramm (zum Vergleich: Bei der Fiberglasherstellung wurden maximal 390 Nanogramm gemessen). Es scheint deshalb ratsam, zum Schutze der Gesundheit bei häufigen Stallbesuchen die Atemschutzmaske anzulegen.

Auch die vielen Medikamente, die die Tierproduzenten einsetzen, wirken oft bei den Herren der Herden selbst. So litten Tausende britischer Schafzüchter unter Schlaflosigkeit, Gedächtnisschwäche, ja schweren Depressionen. Wissenschaftler vom Royal College of Physicians und dem Royal College of Psychiatrists untersuchten die unerklärlichen Leiden und fanden heraus, daß sie von den Medikamenten verursacht wurden, die die Schafhalter den Tieren gegen Parasiten gegeben hatten. Besonders schlimm sei, so meinte John Newsom-Davis, ein Mitglied der Forschergruppe, daß den Betroffenen häufig nicht geholfen werden könne, weil viele Ärzte den Zusammenhang zwischen Tierarzneien und menschlichen Leiden gar nicht erkannten.

Bedenklicher noch als Trübsal und Melancholie können jene resistenten Bakterien sein, die sich durch massenhaften Gebrauch von Antibiotika bei der Tierproduktion ausbreiten (siehe Kapitel 6). Diese tückischen Krankheitserreger, die gegen viele Arzneien immun sind, befallen naheliegenderweise zunächst jene, die täglichen Umgang pflegen mit den Fabriktieren. Das zeigte sich, als niederländische und dänische Forscher für eine Untersuchung, die im renommierten *New England Journal of Medicine* veröffentlicht wurde, 47 Geflügelställe untersuchten. Das Ergebnis: Resistente Darmbakterien, die aus Truthähnen und Puten stammten, waren auf die menschlichen Kontaktpersonen übergesprungen, hatten sich bei 39 Prozent der Geflügelzüchter angesiedelt. Sogar bei den Geflügelschlächtern war noch jeder fünfte infiziert, und immerhin 14 Prozent der Menschen, die in der Umgebung der Betriebe lebten.

Auch die rationelle Weiterverarbeitung kann zum Risiko für die Beschäftigten werden, vor allem in Fast-Food-Restaurants und anderen Großküchen. Ein Komitee der britischen Gesundheitsbehörde fand beispielsweise heraus, daß das Personal in Kantinen und Großküchen ein höheres Krebsrisiko hat als die meisten Industriearbeiter. Das schnelle Anbraten von Steaks und Hamburgern, das Fritieren von Pommes Frites und Fischen, die kurz zuvor noch in der Tiefkühltruhe ruhten, befördere ein feuchtschwüles Klima, das auch das Wachstum von Krankheitserregern, namentlich der E.coli-Bakterien, befördere. Das ist auch für die Konsumenten bedenklich: Wo die Bakterien im feuchten Küchenklima umherschwirren, helfen auch die geläufigen Vorsichtsmaßnahmen wie längeres Braten und die strikte Trennung von Rohware und Gegartem nichts – denn die Krankheitserreger in der Luft können problemlos vom Rohen zum Gekochten hüpfen, das servierfertig bei der Ausgabe steht.

Auch das Zentrallabor der bundesdeutschen Berufsgenossenschaft Nahrungsmittel und Gaststätten identifizierte bei einer Analyse von 20 Großküchen Friteusen und professionelle Großpfannen, sogenannte Kipp-Pfannen, in denen große Mengen Fleisch gebraten werden, als wahre Schadstoffschleudern. Im Küchendunst fanden sich hohe Mengen an krebserregenden Stoffen, zum Teil sogar, so die Berufsgenossenschaftsforscher, mehr als »in zigarettenrauchgeschwängerten Gaststätten«. Immerhin gelingt es, glücklicherweise, in solchen Fällen oft, das Risiko durch Einbau von Lüftungsanlagen zu reduzieren: Fortschritt durch Technik.

Zuweilen eröffnen neue Techniken allerdings auch neue Risikopotentiale, deren Ausmaß schwer abzuschätzen ist. Beispielsweise bei den Enzymen, der bedeutendsten Neuerung in der industriellen Lebensmittelproduktion.

Enzyme sind eigentlich etwas Natürliches, jeder Mensch trägt sie in sich, sie helfen unter anderem bei der Verdauung. Auch Tiere, Kälber beispielsweise, nutzen die Kraft der Enzyme, um Substanzen aufzulösen, Stoffe zu spalten. Das ist segensreich und vollkommen ungefährlich. Mittlerweile mehren sich allerdings die Anzeichen, daß Enzyme auch gesundheitlich von Schaden sein können, vor allem die aus industrieller Produktion. Diese werden vielfach an Stellen eingesetzt, wo ein Laie sie niemals vermuten würde und auch der Doktor sie zuvor nicht gekannt hat.

Denn industrielle Enzyme sind wahre Multitalente. Sie können

Orangen von ihren Schalen befreien, so daß stolze Enzymforscher schon die schalenlose Apfelsine präsentiert haben (die sich im Supermarkt nicht so recht durchsetzen konnte, weil Orangen ohne Schale schutzlos zerquetscht werden).

Dank überschäumender Forscherphantasie ist es US-Enzymingenieuren auch gelungen, aus geklonten Genen von Leuchtquallen ein Enzym zu entwickeln, das Getränke zum Strahlen bringen kann. Der Einsatz als Lebensmittelfarbe sei vollkommen schadlos, versichern die Erfinder, weil auch die strahlenden Quallen irgendwo auf der Welt zum Verzehr kämen. Der Leuchtsaft hat es bislang noch nicht zur Serienproduktion gebracht, gebräuchlich sind Enzyme aber bei der Apfelsaftproduktion, weil sie dort die Saftausbeute aus den Äpfeln erheblich erhöhen können. Brauchte man bislang neun Kilo Äpfel, um sechs Liter Saft zu pressen, reichen heutzutage schon sechs Kilo – bei Zugabe des Enzyms »Pectinex Smash« von der dänischen Firma Novo Nordisk. Beim Apfelsaft, verkündet Novo Nordisk voller Freude, sei es dank Pectinex Smash gelungen, eine »Ausbeute von über 100 Prozent« zu erreichen – ein Wunder der Rechenkunst.

Auch bei der Weinbereitung sind Enzyme großflächig im Einsatz, sie klären das Traubenprodukt und verstärken die rebsortentypischen Geschmäcker.

Die wunderbaren Helfer können indes noch mehr: Die japanische Firma Ajinomoto beispielsweise hat ein Enzym entwickelt, das es erlaubt, die häufig allzu lasche Konsistenz von Würsten, »speziell von Dosenware«, so der Prospekt, zu erhöhen. Die Zugabe eines Enzyms namens Transglutaminase (TG) in der Wurstküche »erreicht einen konstanten Biß und eine gleichbleibende Qualität bei einem reduzierten Kostenfaktor«, verkünden die Japaner. Das Enzym ist eine Art Klebstoff. Es ermöglicht, wie eine Abbildung im Firmenprospekt illustriert, verschiedene »Fleischteile«, die aussehen wie Gulasch, zusammenzukleben, woraus ein »zusammengesetztes Steak« entsteht. Als besonderen Vorzug hebt der Prospekt hervor, daß der Fleischkleber »ohne Labelling« eingesetzt werden kann, also ohne Kennzeichnung auf dem Etikett oder an der Metzgertheke. Das Enzym-Erzeugnis ist offenbar eine Art Alleskleber: er könne auch Fischreste problemlos zu einem Filet zusammenkleben. Kabeljau à la Pattex, gewissermaßen.

Auch die Enzym-Ingenieure von Novo Nordisk haben ähnliche Erzeugnisse entwickelt, zunächst im Labor und dann in einer kleinen Pilot-Fleischfabrik, zusammen mit dem Schlachtkonzern Danish Crown. Eine vielversprechende Verbindung: Novo Nordisk ist der Primus unter den Enzymproduzenten und erzeugt die Hälfte der Weltproduktion an Enzymen, meist unter Einsatz speziell dressierter oder gentechnisch manipulierter Bakterien oder Schimmelpilze. Danish Crown ist mit einer Jahresproduktion von 10 Millionen Schweinen Europas größter Schlachtkonzern. Dabei fallen natürlich massenhaft Schlachtabfälle an, Häute und dergleichen. »Früher haben wir das billig verkauft oder als Tierfutter verwendet«, sagt Danish-Crown-Manager Egon Christensen, ein älterer Herr in weißem Kittel, Krawatte und Mütze. Mittlerweile wird das Zeug aufgewertet und an Menschen verabreicht.

Denn eines Tages kam ein Herr von Novo Nordisk mit »interessanten Ideen« und bot eine Zusammenarbeit an. Egon Christensen war begeistert und ließ gleich ein paar Lastwagen mit Schweinehäuten und anderen Schlachtabfällen beladen und zu Novo Nordisk bringen. Die hatten gerade ein neues Wundermittel namens Protamex entwickelt. Mit diesem Enzym konnten die Abfälle aufgelöst, zusammengeklebt und zu einem schinkenähnlichen Erzeugnis umgebaut werden. Ausgewählten Dänen, die davon probieren durften, schmeckte es sogar besser als echtes Fleisch. Denn das Enzym hatte die Fleischzellen geöffnet, es schmeckte deshalb, jedenfalls nach Meinung der dänischen Tester, besser und aromatischer. Auch Egon Christensen, der Fleischmanager, war begeistert.

Einer Vermarktung des Aus-alt-mach-neu-Fleisches standen nur noch ein paar Gesetze im Wege: »Wir mußten die Behörden überzeugen, daß wir die Verbraucher in keiner Weise betrügen«, sagt Egon Christensen. Das gelang auch, denn »nach unserer

Meinung«, sagt der Manager, handele es sich um ganz normales Fleisch, das nur einen kleinen produktionstechnischen Umweg hinter sich habe. Die dänische Regierung änderte dankenswerterweise ein paar Vorschriften, und die Vermarktung konnte beginnen: Seit 1997 produziert eine eigene Fabrik in der Nähe des Ortes Randers in Dänemark die Fleischerzeugnisse aus wiederaufbereitetem Schlachtabfall. Die Produkte seien sogar gesünder als echtes Fleisch, versichert Danish Crown, sie enthielten weniger Fett, weniger Salmonellen und andere Erreger. Und die Enzyme, die die Schlachtabfälle in schmackhaftes Fleisch verwandeln, seien am Ende des Produktionsprozesses auch noch auf wundersame Weise verschwunden. Das Verfahren, beim Schwein erprobt, soll darum auch bei Geflügel, Rind und Lamm Verwendung finden.

Die Verbraucher, die so etwas möglicherweise unappetitlich bis eklig finden, erfahren davon nichts: Die Enzyme müssen prinzipiell nicht deklariert werden, die Produktionsweise und die Herkunft des Fleisches natürlich erst recht nicht. Und daß alles sehr gesund ist, das sollten die Fleischesser den Herstellern einfach glauben: Die Enzyme müssen auch kein förmliches Zulassungsverfahren durchlaufen, bei dem die gesundheitliche Unbedenklichkeit überprüft wird. In Deutschland sind alle Enzyme, auch diejenigen, die künftig eingesetzt werden, pauschal zur Verwendung bei der Lebensmittelproduktion zugelassen.

Dabei mehren sich die Hinweise, daß die neuen Wundermittel durchaus Schaden anrichten können. Aus den Vereinigten Staaten etwa wurde ein Fall bekannt, bei dem das Enzym Papain, das als Zartmacher für Fleisch eingesetzt wird, schwere allergische Schocks ausgelöst hat. Solche Berichte sind zwar, gemessen am massenhaften Fleischkonsum, selten. Doch sie deuten auf eine Problematik hin, die bislang zu wenig berücksichtigt wurde – vor allem bei den Beschäftigten in Lebensmittelbetrieben: So fanden sich bei einer Untersuchung von 38 Beschäftigten, unter anderem aus Großküchen, 19, die auf Papain allergisch reagierten.

Auch in der Lebensmittelproduktion zeigen sich bei den Beschäftigten Enzym-Allergien: Vor allem bei den Bäckern, die die Enyzme einsetzen, um den Teig maschinengängig und die Brötchen hübsch braun und knusprig und schön voluminös zu machen. Erstes Indiz war ein steiler Anstieg beim Bäckerasthma, der auf das Mehl nicht zurückzuführen war. Es zeigte sich, daß die Kurve beim Bäckerasthma parallel zur Verwendung der Backmittel anstieg. Und von diesen nehmen die Bäcker reichlich: jährlich 160 000 Tonnen. Das entspricht zwei Kilo pro Jahr und Bundesbürger.

Der Bochumer Medizinprofessor Xaver Baur entdeckte, zusammen mit Kollegen, daß in vielen Fällen nicht das Mehl, sondern die enzymhaltigen Backmittel für die massenhaften Asthmafälle bei Bäckern verantwortlich sind – für deren Behandlung die Berufsgenossenschaften alljährlich 80 Millionen Mark aufwenden müssen. Zuerst identifizierten Baur und Kollegen die Alpha-Amylase, ein Enzym, das von Schimmelpilzen der Sorte Aspergillus oriyzae produziert wird. 1998 dann fand der Forscher heraus, daß auch ein Enzym namens Xylanase bei Bäckern Allergien hervorruft. Eine »sensationelle Entdeckung«, meldete Baurs Team.

Es wäre also durchaus sinnvoll, auf die enzymhaltigen Mittel zu verzichten. Doch das, sagen vor allem die Backindustriellen, ist unter den Bedingungen der industriellen Brötchenproduktion kaum möglich. Eher versuchen sie, mit neuen Lüftungsanlagen die Staubbelastung in den Betrieben in Grenzen zu halten.

Zum Beispiel bei der Firma Stefansbäck. Stefansbäck gehört zu Deutschlands größtem Bäckereikonzern, der Kamps AG. Die Kamps AG ist besonders bei Investoren und Spekulanten beliebt: Sie machte 1998 mit 900 Filialen einen Umsatz von 438 Millionen Mark und gab weitere Expansionspläne bekannt, weswegen die »Perspektiven weiterhin sehr günstig« seien, wie das Fachmagazin *Börse online* im Frühjahr 1999 schrieb. Das Magazin empfahl die Kamps-Aktien nach dem Börsengang für »spekulative Anleger«. Diese hatten auch große Freude an ihrem Investment: In einem Jahr hat sich der Kurs der Aktie vervierfacht.

Die Beschäftigten in der Stefansbäckfabrik sehen nicht alle ganz so glücklich aus, manche sind ein bißchen blaß, was aber auch an ihren Arbeitszeiten liegen könnte: In der zentralen Backfabrik in Freiberg bei Stuttgart beginnt die Arbeit um Mitternacht. Die Arbeiter begrüßen sich dennoch mit einem mehr oder weniger munteren »Guten Morgen«, das ist eine der letzten erhaltenen Bäckertraditionen. Ansonsten ist alles ein bißchen größer, alles geht auch ein bißchen schneller als bei einem normalen Bäcker. Es muß auch schneller gehen, denn pro Nacht werden etwa 15 000 Brote gebacken und bis zu 120 000 Brötchen. Ab 4 Uhr werden diese ausgeliefert an 100 Filialen von Stefansbäck. Von Aalen bis Koblenz, von Nürnberg bis Ludwigshafen gibt es Stefansbäck-Backwerk.

Gebacken wird in 12 großen Backöfen, hochmodernen, computergesteuerten Geräten, von denen jedes 100 000 Mark kostet. Es gibt eine vollautomatische Brötchenmaschine, auf der die kleinen Teigklumpen geformt und weitertransportiert werden. Und zwischen den verschiedenen Stationen eilen ständig weißgekleidete Beschäftigte hin und her, befördern die Wagen mit den Rohlingen zum Ofen und die fertigen Brötchen in die roten Plastikkisten, die der Lastwagen abholt.

Am beliebtesten sind die sogenannten »Bäckerbrötchen«, allein von diesen werden pro Nacht 30 000 Stück erzeugt. Bäckerbrötchen, das klingt schön, aber selbstverständlich sind auch Zutaten drin, die ein traditioneller Bäcker eigentlich nicht braucht. Denn »es gibt eben gewisse Verfahrenstechniken, denen muß ich gerecht werden«, sagt der Produktionsleiter, Hans-Wolfgang Hübner. Dazu gehört das Tempo hier, die maschinelle Verarbeitung, und auch die Notwendigkeit, einen standardisierten Teig zu bereiten. Nur mit Mehl geht das nicht, das ist ja ein Naturprodukt, leider nicht angemessen standardisiert, bedauert Produktionsleiter Hübner: »Der Herrgott läßt es nicht jedes Jahr gleich wachsen.« Zum Mehl, zur Hefe und zum Schweineschmalz kippt der Mann, der für die Teigbereitung zuständig ist, deshalb Zutaten aus zwei Säcken dazu. »Grizzly« steht auf dem einen Sack, den ein Bärenkopf ziert und eine Zutatenliste: »Malzmehl, Verdickungsmittel, Dextrose, Emulgator, Zucker, Weizenmehl, Säuerungsmittel: Phosphat, Ascorbinsäure, Lebensmittelenzyme«. Das reicht noch nicht ganz fürs Bäckerbrötchen, also kommt noch das Pulver aus dem anderen Sack dazu, eine Mixtur namens »Frosti«. Die enthält: »Traubenzucker, Emulgator, verestertes Mono- und Diglycerid, Weizenmehl, Weizenkleber, Malzmehl, Mehlbehandlungsmittel, Ascorbinsäure, Enzyme.«

Die Kunden wollen das so, sagt Produktionsleiter Hübner, nur mit diesen Zutaten sei das »Volumen« zu erzeugen, das die Kundschaft erwarte. Derjenige, der den Teig anrührt, müsse darunter nicht leiden. Hübner sagt, daß Bäckerasthma bei seiner Firma nicht vorkäme, »schon seit zehn Jahren« nicht mehr, dank ausgeklügelter Lüftungsanlagen. Daß den Verbrauchern die Backmittelbrötchen in irgendeiner Weise schaden könnten, glaubt Hübner nicht, schließlich esse er sie auch: »Ich eß sie selber jeden Tag sehr gerne. Ich beiß mit Genuß in jedes Brötchen rein.«

Es ist schön für einen Backfabrikangestellten, wenn er sich mit seinen Produkten so identifizieren kann. Dabei sind die Erzeugnisse durchaus nicht jedermanns Geschmack, manche hinterlassen einen leicht brennenden Geschmack auf der Zunge, jedenfalls bei Testessern, die an Industriebrötchen nicht gewöhnt sind.

Nun müssen auch ausgefeilte Chemikalienmixturen nicht gleich ungesund sein, nur weil sie ein leichtes Brennen hinterlassen und chemische Fachbezeichnungen haben, die unverständlich klingen. Es ist allerdings auch nicht zweifelsfrei bewiesen, daß die Enzymbrötchen bedenkenlos verzehrt werden können.

Der Bochumer Allergologe Baur jedenfalls hat in seiner 1998 veröffentlichten Studie festgestellt, daß sich »Enzymreste auch nach dem Backen noch finden« ließen. Dies hatten die Hersteller bislang bezweifelt, denn angeblich würden die Enzyme durch die Hitze beim Backen gestoppt. Wenn sie aber erhalten bleiben, meint Baur, sei auch eine »Gefährdung des Verbrauchers möglich, wenngleich das Risiko sehr gering erscheint«. Weitere Untersuchungen seien nötig, denn: »Das Restrisiko für den Verbraucher ist bislang ungeklärt«.

Eigentlich, sollte man glauben, werden in ordentlichen Ländern derlei Fragen geklärt, bevor eine neue Substanz auf den Markt kommt. Doch solche Innovationen werden hierzulande vom Gesetz nicht angemessen erfaßt, bemängelt die »Verbraucher Initiative«: »Was die Enzyme betrifft, so ist das Lebensmittelrecht noch immer ein vorsintflutliches Gesetzeswerk.« In anderen europäischen Ländern sind die wundersamen Helfer längst zulassungspflichtig. Schön wäre es, wenn die Kunden wenigstens vom Einsatz der Enzyme erführen. Doch eine Kennzeichnung an der Ladentheke ist nicht vorgeschrieben, und gegen strengere Kennzeichnungsvorschriften sträuben sich die Bäcker nach Kräften. Die merkwürdige Begründung der Bäckerfunktionäre: Gesetzliche Vorschriften ließen die Informationsbereitschaft des Verkaufspersonals schwinden.

Doch damit ist es ohnehin nicht weit her, wie ein Test der deutschen Verbraucherzentralen ergab: Nach einer Umfrage im März 1998 in 1000 deutschen Bäckereien konnte nur knapp die Hälfte der testweise befragten Verkäuferinnen über die Inhaltsstoffe richtig und vollständig Auskunft geben. Selbst die ausgebildeten Bäcker, die in 150 Filialen angetroffen wurden, konnten oft nicht weiterhelfen.

Vielleicht wäre es für die Beschäftigten ganz gut, wenn sie sich intensiver mit den verkauften Waren auseinandersetzen würden oder gar eine Schulung erhielten über die Zusammensetzung ihrer Waren. Vielleicht würde es nicht nur den Kunden zu nützlichen Informationen verhelfen, sondern auch das Befinden des Verkaufspersonals befördern. Mit diesem scheint es nämlich nicht zum besten bestellt, wie eine Untersuchung des Hauptverbandes der gewerblichen Berufsgenossenschaften von 1995 bis 1998 bei 50 000 Beschäftigten in diversen Branchen ergab. Bei dem Verkaufspersonal in der Lebensmittelbranche herrscht demnach der größte Frust. Nur 35 Prozent von ihnen erfreuen sich nach eigener Einschätzung guter Gesundheit. Das liegt vor allem an der unbefriedigenden Arbeitssituation. Und dabei weniger an Streß oder Hetze: »Viel schlimmer als Lärm oder körperliche Anstrengung«, sagt Fritz Bindzius vom Hauptverband der Berufsgenossenschaften, sei die »geistige Unterforderung«.

10. Hungrige Kämpfer
Nur die Verpackung zählt: Vom Wert der Industriekost

Es fault die Banane, es welkt der Salat: Warum Supermärkte das Frische nicht sehr lieben – Wird Obst und Gemüse knapp? – Ein Notprogramm der britischen Regierung gegen Lebensmittel-Wüsten – Wieviel Vitamine sind im Landliebe-Fruchtjoghurt?

Touristen besuchen diesen Ort im Westen Englands selten. Verständlicherweise, denn von herausragender Schönheit ist West Everton eigentlich nicht. Hier, in einem Stadtteil von Liverpool, gibt es vor allem alte Fabriken, Hochhäuser, Mietskasernen. Mittendrin in der Stadt, zwischen vielstöckigen Plattenbauten, liegt ein etwas trostloser Park mit ein paar Bäumen, einem Rasenstreifen und einer Reihe von Laternen, direkt daneben eine Straße. Manchmal sieht man dort Menschen, die beladen mit prallvollen Plastiktüten die Grünzone durchwandern und hernach in einem Wohnsilo verschwinden. Sie sind meist schon müde, denn sie haben einen weiten Weg hinter sich, wenn sie vom Einkauf kommen. Zum nächsten Supermarkt sind es mehr als drei Kilometer. Wer dort einkaufen will, muß ein Taxi nehmen für fünf Pfund (7,5 Euro) oder den Bus. Wer gar in das nächstliegende große Einkaufszentrum will, wo es ein reichhaltiges Angebot an Obst und Gemüse gibt, muß noch zweimal umsteigen. Leichter wären die Einkaufsstätten mit dem Auto zu erreichen, doch 86 Prozent der Einwohner haben keinen eigenen Wagen.

West Everton ist ein armer Stadtteil, wer kann, kehrt ihm den Rücken. Von 1993 bis 1997 sind mehr als zwei Drittel der Einwohner weggezogen. Für die verbleibenden 6000 gibt es gerade noch einen »General Store«. Dort und auch in den beiden nächsten Supermärkten gibt es vor allem Dosenkost und Tiefkühlware. »Für die Menschen hier ist es sehr schwierig, frisches Obst und Gemüse zu bekommen«, sagt Clare Mahoney, Mitarbeiterin bei der Hilfsorganisation Save the Children (»Rettet die Kinder«). Sie hat ein Programm initiiert, um die Situation zu verbessern.

West Everton, wo die Menschen fast ausschließlich Fertignahrung und Vorgekochtes essen: in Großbritannien gibt es für solche Gegenden schon ein besonderes Wort: »Food desert«, Lebensmittelwüste. Daß das Leben in einer solchen Wüste nicht nur freudlos, sondern auch ungesund ist, zeigt die Krankenstatistik von West Everton. 40 Prozent der Einwohner sind chronisch krank, jedes fünfte Kind hat Asthma, die Sterblichkeitsrate liegt fast doppelt so hoch wie im übrigen Liverpool.

Daß Menschen erkranken, weil es keine frischen Lebensmittel gibt, ist in den hochentwickelten Ländern Europas neu. Bislang gab es solche Formen von Mangel in toten Zonen, etwa in der Salzwüste von Usbekistan am Aralsee, wo kaum noch etwas wächst und Wohltätigkeitsorganisationen Initiativen wie das Projekt »Gesundes Essen für die Kinder am Aralsee« ins Leben gerufen haben. Oder in Nauru, dem Südseestaat, wo die fruchtbaren Böden abgegraben wurden (siehe Kapitel 3).

Doch jetzt breiten sich überall in Großbritannien solche Lebensmittelwüsten aus. Nicht nur in Industrierevieren wie bei Liverpool, auch in vielen kleineren Städten und sogar Dörfern. In zahlreichen Orten mußten kleine Geschäfte und Gemüsehändler kapitulieren vor den großen Supermarktketten, die draußen auf der grünen Wiese zum Preiskampf antreten – ein Kampf, den die kleinen Läden, wie anderswo in Europa, verlieren. Die britische Regierung, so berichtete die Londoner *Times*, sei »alarmiert vom Ausmaß des Problems«.

Die Gesundheitsministerin Tessa Jowell hat begonnen, die Wüsten in Karten zu erfassen. Sie versucht, die Supermarktriesen dazu zu bewegen, wenigstens mit mobilen Verkaufsstätten, kleinen Tante-Emma-Trucks, die ausgedörrten Gebiete zu beliefern.

»Es ist für die Menschen lebenswichtig, frische Nahrungsmittel zu bekommen. Es hilft ja nichts, wenn sie wissen, wie man sich gesund ernährt, aber nicht zu einem Laden kommen können, in dem es frische Lebensmittel gibt.« Sie sei deshalb, sagte die Ministerin, »ausgesprochen besorgt im Hinblick auf die Folgen für die Gesundheit der Bevölkerung«. Und es sei an der Zeit, die Rolle der Ernährung für die Gesundheit angemessen zu gewichten.

Nun hat in Großbritannien die Eßkultur noch nie den allergrößten Stellenwert eingenommen. Unter den Ländern in Europa wurden die Inselbewohner vom britischen Empire traditionell eher belächelt, weil Roastbeef, Pudding, Fish and Chips als Höhepunkte imperialen Küchenschaffens galten und die wenigen Gourmet-Spots in London einsame Genußinseln inmitten küchenkulturellen Ödlands blieben. Die Mechanismen allerdings, die jetzt zur Ausbreitung der Lebensmittel-Wüsten führen, sind keineswegs eine britische Spezialität.

Die Konzentration im Lebensmittelhandel, die Tendenz zu immer größeren Einkaufsparadiesen weit draußen auf der grünen Wiese, der gnadenlose Preiswettkampf und der Verlust an Qualität, das sind europaweite, ja globale Phänomene, vor denen auch kulinarische Kulturnationen nicht verschont bleiben. Selbst in Frankreich breiten sich gigantische Einkaufszentren (»Géant«, »Mammouth«) aus und ziehen die Kundschaft in ihre kilometerlangen Tiefkühl-Labyrinthe. Französische und deutsche Supermarktriesen schließen sich zusammen und versuchen, den Vormarsch des US-Giganten Wal-Mart aufzuhalten, in dem das uniformierte Personal mit standardisiertem Lächeln standardisierte Billigstware verkauft. Die Folgen dieser Entwicklung sind gravierend, ihre Dimensionen bisher nicht angemessen erfaßt.

Daß kleine Fachgeschäfte in den Innenstädten oder auf den Dörfern kapitulieren, galt bislang als beklagenswertes soziokulturelles Phänomen, welches das menschliche Miteinander betraf, weil ein Ort zum Tratschen schwand. Daß es dadurch auch zu einem Verlust an lebensnotwendigen Nährstoffen kommen kann, von dem Menschen in größerer Zahl und namentlich auch

Kinder betroffen sind, das wurde lange Zeit nicht bedacht. Auch daß die vorgefertigten Fabriknahrungsmittel den Menschen das Lebensnotwendige nicht geben, wurde bislang nicht publik. Erst die Krankenstatistiken aus den »food deserts« zeigen die Defizite der Dosen und Tüten und die Folgen dauerhaften Konsums. Auch die staatlichen Behörden schenkten dieser Mangelproduktion keine Beachtung; in Deutschland besitzen sie nicht einmal statistische Daten über die verzehrten Fabriklebensmittel.

Daß die Qualität der Lebensmittel eine zentrale Rolle für die Gesundheit der Bevölkerung spielt, ist der Aufmerksamkeit bislang entgangen. Dabei breiten sich Mangelerscheinungen auch in den reichen Ländern aus, sogar in der schönen Schweiz.

Der Schweizerische Ernährungsbericht 1998 konstatiert, »daß mit der Globalisierung der Lebensmittelmärkte Nährstoffdefizite entstehen können, die es durch wiederholte Analyse der Konsumgewohnheiten und des Ernährungszustandes unserer Einwohner zu entdecken gilt.« Der Bericht stellte »eine ungenügende Deckung« bei mehreren lebenswichtigen Nährstoffen fest, bei »Betagten« namentlich fehle es oft an den Vitaminen B_1, B_2, B_6, dem Vitamin D_1 sowie an Calzium und Jod.

In Deutschland sieht es kaum besser aus: Die 1997 veröffentlichte bayerische Verzehrsstudie stellte eine flächendeckende Unterversorgung bei Zink, Jod, Fluor und Ballaststoffen fest. Bei vielen anderen Nährstoffen seien einzelne Bevölkerungsgruppen unterversorgt: unter anderem bei Vitamin A, Vitamin C, Vitamin D und Vitamin E. Eine vergleichbare bundesweite Untersuchung neueren Datums gibt es nicht, doch auch die Deutsche Gesellschaft für Ernährung konstatiert, daß es »Nährstoffdefizite bei einzelnen Bevölkerungsgruppen« gibt.

Neuerdings gelten sogar viele Säuglinge und Babies als mangelernährt: Gerade die Altersgruppe zwischen zwei und 24 Monaten gilt, einer amerikanischen Studie von 1997 zufolge, als Risikogruppe. Dabei sind gerade die Auswirkungen frühen Mangels gravierend, denn wer als Kind zu wenig Vitamine und andere Nährstoffe erhält, hat ein deutlich höheres Risiko, später an Krebs zu erkranken. Das ergab die britische »Boyd Orr«-Studie, bei der das Eßverhalten und der Gesundheitszustand Tausender von Menschen seit ihrer Kindheit in den 30er Jahren verfolgt wurde.

Denn Krankheit und Gebrechen kommen nicht immer schicksalhaft über die Menschen. Der Körper kann sich gegen Krankheitserreger auch wehren – vorausgesetzt, die Kämpfer von der körpereigenen Immunabwehr sind gut bei Kräften. Diese Armee aus Killerzellen und anderen Abwehrkämpfern wurde von der Natur, ihrer Bedeutung wegen, äußerst kampfstark ausgestattet: Ein erwachsender Mensch besitzt etwa zehn Milliarden Immunzellen und zudem noch hundertmillionenmal so viele Antikörper. Sie alle wiegen zusammen bis zu zwei Kilogramm – mehr als unser Herz, die Leber oder das Gehirn. Und weil eine alte Killerzelle keine gute Killerzelle ist, wird sie schneller ausgewechselt als ein Bundeswehrpilot: Schon nach wenigen Tagen wird eine Immunzelle ausgemustert und durch eine neue ersetzt. Jeden Tag werden deshalb rund 250 Gramm Zellsubstanz aus der Abwehrformation neu aufgebaut. Und dazu sind einige Materialien nötig.

Zur angemessenen Ausstattung braucht die körpereigene Kampftruppe: Beta-Karotin, Vitamin C, Vitamin B_6, auch ein paar Metalle wie Zink und Eisen sowie Selen. Viel muß es nicht sein, von Selen beispielsweise, das für die Produktion von Antikörpern wichtig ist, genügen drei Milliardstel Gramm am Tag, bei Kobalt, das für die Aufnahme von Eisen und damit die Blutbildung sorgt, 10 Millionstel Gramm, bei Chrom, das zur Vorbeugung gegen Diabetes beiträgt, nur 50 Millionstel Gramm.

Wenn zu geringe Mengen zugeführt werden, ist der Körper nur noch bedingt abwehrbereit: Wo Vitamin A fehlt, schrumpfen schon Immunorgane wie Milz und Thymus, außerdem lahmt die Aktivität von T-Lymphozyten und Killerzellen.

Mittlerweile zählen schon 20 Prozent der Bevölkerung zu den Abwehrschwachen: die sogenannten »Yopis«, alle jene aus den Gruppen der Jungen, Älteren, Schwangeren, und derer mit geschwächtem Immunsystem (»Young, Old, Pregnant, Immune deficient«). Sie sind, so meinen Mediziner und Ernährungswissenschaftler, gegen Infektionen nicht ausreichend gewappnet. Gestärkt werden könnte das Immunsystem durch vermehrte Zufuhr von Obst und Gemüse.

Die Bedürfnisse der Immunabwehr können zudem individuell sehr verschieden sein, der eine braucht mehr Eisen, die andere eher Magnesium. Vielleicht hängen damit auch die individuellen Vorlieben für einzelne Nahrungsmittel zusammen: Die eine mag eher Erbsen, der andere lieber Ingwer.

Obst und Gemüse: Wundermittel mit Vielfacheffekt. Es senkt auch den Blutdruck schon nach zwei Wochen, so fanden Wissenschaftler der Johns-Hopkins-Universität in Baltimore in einer Studie an 459 Menschen heraus. Zudem könne eine Ernährung mit viel Obst und Gemüse (verbunden mit einem bißchen mehr Bewegung) die Krebsraten weltweit um 30 bis 40 Prozent senken, so ergab eine umfangreiche Globalstudie renommierter amerikanischer Krebsforschungsorganisationen.* Daß viel Obst und Gemüse Darmkrebs vorbeugt, zeigen die Türken, die, wenn sie in Deutschland leben, daran zehnmal seltener erkranken wie ihre deutschen Mitbürger – wegen gemüsereicher Kost, wie Ulmer Wissenschaftler annehmen. Viele Studien haben auch schon die Wirkung einzelner Sorten untersucht: So seien Kiwis gut gegen Parodontonse, Brokkoli gegen Brustkrebs, Spinat bremst den Alterungsprozeß des Gehirns, auch Birnen sind gut fürs Gedächtnis, Knoblauch und Kümmel killen Bakterien, Ingwer hemmt Rheuma, Möhren helfen gegen Nachtblindheit, Grünkohl ist gut für Herz und Kreislauf, Tomaten schützen vor Herzinfarkt. Äpfel schließlich fördern die geistige Frische, Kürbiskerne stärken das Gedächtnis, eine Banane macht wach. Das ist im Einzelfall vielleicht ein bißchen problematisch, oft auch vereinfacht, niemand

---

* Food, Nutrition and the Prevention of Cancer: a Global Perspective/ World Cancer Research Fund in Association with American Institute for Cancer Research. Washington: American Institute for Cancer Research, 1997.

sollte deshalb eine Einzelfrucht zur Spezialdiät unter Ausklammerung anderen Essens auswählen, denn das führt womöglich zu Mangel an anderer Stelle.

Sicher ist, daß wir alle zusammen zu wenig davon essen: Bei Erwachsenen empfehlen Experten etwa 600 Gramm frisches Obst und Gemüse, doch europaweit essen die Menschen im Durchschnitt, so ergab die Studie »Euralim«, zu wenig. Und auf die tägliche Obst-und-Gemüse-Ration verzichten viele, bei 17 Prozent der Schweizer fehlt der tägliche Gemüseteller, bei sogar 30 Prozent fehlt die tägliche Obst-Dosis.

Wenn nun aber morgen alle anfingen, in den Läden nach den gesunden Sachen zu greifen, dann wären diese schnell knapp. Denn die Lebensmittelversorgung ist darauf nicht eingerichtet. Es ist derzeit, so meinen Fachleute, in Deutschland mit dem verfügbaren Angebot nicht möglich, die gesamte Bevölkerung mit den empfohlenen Nahrungsmitteln zu versorgen.

Es gibt zwar genug zu essen, doch allzu vieles ist vorgekocht, verarbeitet und verpackt – und also nicht empfehlenswert. Panikkäufe sind dennoch nicht angebracht: Solange nicht alle nach Äpfeln, Kiwis, Blumenkohl greifen, reicht es für die wenigen, die prinzipiell das Frische bevorzugen. Auch eine langsam steigende Nachfrage könnte bewältigt werden, etwa durch Importe. Dennoch könnten, so fürchten Fachleute, Versorgungsengpässe auftreten.

Das klingt überraschend, denn alljährlich werden ja Tausende von Tonnen an Obst und Gemüse in der Europäischen Union vernichtet oder zu Schnaps, ja Brennstoff verarbeitet. Viele Bauern bleiben auf ihren Erzeugnissen sitzen, wie etwa die Schweizer Obstbauern, die im Januar 1999 schon auf die »saisonüblichen Grippewellen« hofften, die die Nachfrage nach ihren 50 000 Tonnen Äpfeln »ankurbeln« sollten, wie die Zürcher *Weltwoche* meldete.

Mit dem Nachschub könnte es dennoch knapp werden: In Deutschland beispielsweise kommt schon 75 Prozent allen Obsts und Gemüses aus dem Ausland. Und der Selbstversorgungsgrad geht weiter zurück, unter anderem, weil viele inländische Gärtner und Bauern beim Preiskampf der Supermärkte und Großeinkäufer nicht mehr mithalten können, weswegen allein in Baden-Württemberg zwischen 1984 und 1998 jede fünfte Gärtnerei aufgeben mußte.

In Zeiten der Globalisierung erscheint das nicht als großes Problem: Schließlich kann alles jederzeit von überall importiert werden. Nur: Viele Lebensmittel, namentlich Obst und Gemüse, widersetzen sich eigentlich der Globalisierung. Gerade wenn sie frisch sein sollen, voller Vitamine, dann sind tagelange, ja wochenlange Transporte nicht unbedingt dienlich.

Zu weiteren Engpässen könnte es kommen, wenn die Menschen anderswo auf der Welt ebenfalls mehr Blumenkohl und Paprika essen wollen. Wenn schließlich sogar die Menschen in Amerika und anderswo die Auslagen mit dem Gesunden stürmten, dann dürfte es endgültig knapp werden. Dann müßte zur Deckung des Bedarfs die Anbaufläche für die Produktion von Obst und Gemüse verdoppelt werden; das fordern auch die Wissenschaftler des amerikanischen Krebsforschungsinstituts. Anbauflächen gäbe es genug, so haben die Experten errechnet – doch die werden derzeit von den riesigen Maisplantagen besetzt, Latifundien, die der Produktion von Viehfutter dienen. Denn weltweit werden 40 Prozent, in den USA gar 90 Prozent allen Getreides ans Vieh verfüttert. »Wenn weniger Weizen für Viehfutter angebaut werden würde, dann wäre mehr Land für den Anbau von Obst und Gemüse nutzbar«, so die US-Forscher in ihrer globalen Untersuchung über Krebs und Ernährung. Sie fordern deshalb, in der Agrarpolitik und Wirtschaftsförderung »neue Prioritäten« zu setzen (siehe Kapitel 13).

Es ist nur so: Das Frische ist bei den Supermärkten nicht sehr beliebt. Es dient zwar der Imagepflege, es macht auch einen schönen Eindruck, weswegen die Gemüseabteilung in der Regel gleich am Eingang liegt.

Doch insgeheim hassen die Händler Bananen und Äpfel, Tomaten und Champignons oder Orangen. Das sagen sie zwar selten laut. Doch es gibt Indizien für eine gewisse Abneigung, ja manche meinen sogar, daß die Händler den Absatz mutwillig behindern. Das glauben zumindest französische Gemüseerzeuger: Sie protestierten im Sommer 1998 gegen die Abschreckungspreise in den Supermärkten, die weit über jenen lagen, die die Bauern erhielten: Tomaten beispielsweise, die der Erzeuger für 2,20 bis 3,20 Francs pro Kilo verkaufte (0,30 bis 0,50 Euro), kosteten im Supermarkt bis zum Vierfachen (8,45 Francs, 1,30 Euro).

Die Herren der Supermärkte wiesen diese Anschuldigungen selbstverständlich zurück.

Wie tief die Abneigung der Händler gegen die Frischware in Wirklichkeit sitzt, wird selten klar formuliert. Man kann aber zu einer Erzählung des deutschen Autors Hans-Ulrich Treichel greifen, in der der Held über langjährige Branchenerfahrung aus dem Lebensmittelhandel berichtet:

»Eine der Hauptsorgen war die Verderblichkeit der Waren. Die Kunden der Lebensmittelhändler wünschten frische Ware. Doch was für den Kunden zuallererst eine frische Ware war, war für den Lebensmittelhändler zuallererst eine verderbliche Ware. Blieb die Kundschaft aus, dann verdarben die Waren. Wurde weniger Ware eingekauft, lief man Gefahr, die Kundschaft nicht bedienen zu können. Also wurde wieder mehr Ware eingekauft, und mit der Ware stieg die Angst vor dem Verderben der Ware. Die Lebensmittelhändler litten unter beständigem Zeitdruck. Die Uhr tickte, und mit jeder Minute, die verstrich, welkte der Salat, faulten die Bananen, verfärbte sich die Wurst, wucherte der Schimmelpilz. Blieb die Kundschaft aus, dann stand der Lebensmittelhändler inmitten seiner verderblichen Ware und sah den Waren bei ihrem Verderben zu.«*

Das ist zwar erfunden, doch manche Händlerkollegen zogen aus dem ewigen Kampf gegen die Verderbnis ihre Konsequenzen. Der süddeutsche Lebensmittelhändler Hartwig Bronner beispielsweise verkaufte sein kleines Supermarktimperium, das er

---

* Hans-Ulrich Treichel: Der Verlorene. Frankfurt: Suhrkamp, 1998

sich aufgebaut hatte, irgendwann entnervt und stieg auf den Handel mit Wein um: »Der hält 'ne Weile«.

»Ist Frische aus dem Supermarkt out?« fragte die *Lebensmittelzeitung* im Mai 1998. Es scheint, als ob die ungeliebte Frischware überhaupt auf dem Rückzug sei. Der Pro-Kopf-Verbrauch an frischem Obst sinkt in Deutschland: von 1997 bis 1998 von 125,3 auf 118,1 Kilo, und auch Gemüse wird weniger verputzt: Hier ging der Pro-Kopf-Verbrauch im gleichen Zeitraum von 89,6 auf 85,1 Kilogramm zurück – und nur noch die Hälfte davon ist Frischgemüse.

»Für Früchte und Gemüse wird offenbar nicht genug Reklame gemacht«, meint bedauernd Alfredo Morabia, Professor für klinische Epidemiologie am Genfer Universitätsspital und Direktor von Euralim, einem europäischen Projekt zur Förderung der gesunden Ernährung. Er präsentierte eine Studie, derzufolge trotz gestiegener Lebenserwartung einer von fünf Europäern nicht einmal das Rentenalter erreiche.

Werbung für Wirsing oder Artischocken ist im Fernsehen tatsächlich selten zu sehen. Die Ernährungsindustrie gibt zwar viel Geld für Werbung aus – in Deutschland fast fünf Milliarden Mark insgesamt, wie das Marktforschungsinstitut Nielsen errechnet hat, mehr als die Autobranche. Doch die größten Werbetreibenden haben kein Obst und Gemüse im Angebot, McDonald's beispielsweise oder Ferrero (Kinderschokolade, Happy Hippo Snacks), mit 414 Millionen Mark der größte Werbetreibende aus der Lebensmittelbranche in Deutschland (siehe Kapitel 12).

Über diese Werbe-Etats freuen sich auch Zeitschriftenverleger. Sie bejubeln daher den Trend zur Fertigkost und fördern die sogenannte »Convenience«-Kost nach Kräften. 67 Prozent der Bevölkerung, so verkündete Knud Gundermann, der Anzeigenmarktforschungs-Chef des Bauer-Verlages, »empfinden Convenience-Produkte als sinnvolle Erleichterung für den Haushalt«. Laut der Verbraucheranalyse, die sein Haus zusammen mit 32 anderen Verlagen 1998 veröffentlichte, würden in den Haushalten »zunehmend fertige Hauptmahlzeiten, Nudelgerichte, Feinkostsalate und fertige Saucen verwendet«. Was selbstverständlich auch forciert werde: »Neue Produkte und verstärkte Werbemaßnahmen sorgten hier für ein verändertes Verbraucherverhalten.«

Im neuen Jahrtausend werde sich dies noch verstärken; der Handel jedenfalls prophezeit schon, daß sich nach der Jahrtausendwende 80 Prozent der Verbraucher nur noch von Fertigprodukten ernähren werden.

Auf die Produkte selbst kommt es dabei nicht so sehr an, meint jedenfalls William H. Lunderman. Er ist Chefdesigner bei der amerikanischen Dosensuppenfirma Campbell und hat die Etiketten der deutschen Tochterdosenfirma Erasco neu gestaltet. »Die Verpackung ist das Wichtigste«, sagt Lunderman. »Denn die Kaufentscheidung wird am Supermarktregal getroffen. Du und die Verpackung – das ist die Situation. Die Verpackung muß alles sagen: Informationen über den Inhalt bieten, Emotionen ansprechen und sich gegen die Konkurrenz, die gleich daneben steht, durchsetzen. Sonst geht der Konsument vorbei.«

Das wäre natürlich schade, denn der deutsche Gesamtkonsument gibt immerhin 570 Millionen Mark für solche Dosen aus, die sogenannten Naßfertiggerichte, wie das in der unschönen Branchensprache heißt – und Erasco ist, immerhin, eigenen Angaben zufolge Marktführer bei den Doseneintöpfen.

Da mögen die Krebsexperten und Herzspezialisten noch so oft zu Gesundem wie Artischocken, Blumenkohl und Paprika raten – was im Supermarkt zählt, ist »Gesunder Erfolg«. Und »Gesunder Erfolg« stellt sich durch »Umschlaggeschwindigkeit« und »Wiederverkaufsrate« ein. Deshalb bringt der Milchmulti Danone beispielsweise den Lebensmittelhändlern in ihrem Branchenblatt *Lebensmittelzeitung* seine FruchtZwerge anzeigenweise nahe: »FruchtZwerge läßt durch Erhöhung der Umschlagsgeschwindigkeit und Wiederverkaufsrate Ihre Kasse klingeln.« Und: »Die ausgeprägte Sammelleidenschaft der Kinder garantiert Ihnen zusätzliche Kaufimpulse.«

Interessanterweise verliert Danone über die Frucht in den »FruchtZwergen« hier kein Wort: Die ist tatsächlich auch nicht der Rede wert. Denn in einer Portion FruchtZwerge vom Typ Erdbeere steckt, wie die Stiftung Warentest nach aufwendiger Suche herausgefunden hat, »mit viel Glück das Mark einer halben Erdbeere«. (»Für den Geschmack sorgt die Chemie«, merkten die Tester an.)

Nicht viel anders sieht es bei den Konkurrenzprodukten von Ehrmann oder Nestlé aus.

Das ist eigentlich ein strafwürdiger Imagetransfer von der guten Erdbeere auf ein chemiegestütztes Industrieprodukt. Denn die Erdbeere ist nicht nur wunderschön rot, sondern auch ein wahres Gesundheitswunder, voller Inhaltsstoffe, die Ernährungsexperten ins Schwärmen versetzen: »Erdbeeren sind außergewöhnlich reich an Folsäure (wichtig für Blutbildung, Zellwachstum), Vitamin C (fürs Immunsystem) und Kalium (wirkt entwässernd, blutdrucksenkend). Keine andere einheimische Frucht ist so reich an Mangan, diesem Supermineral, das im ganzen Stoffwechsel tüchtig mithilft, Knochen und Blut produziert, Nerven und Gehirn nährt, für die Libido sorgt, Haare und Haut mit Farbpigmenten versorgt und nicht zuletzt die Produktion von Schilddrüsenhormonen anregt.«*

Wer Erdbeeren pur ißt, hat natürlich die Effekte pur. Und wer sich selbst ein Erdbeerjoghurt macht, mit 60 Gramm Erdbeeren und 100 Gramm Joghurt, der kann von diesen wundersamen Wirkungen auch noch einiges erleben. Wer hingegen FruchtZwerge nimmt oder einen Erdbeerjoghurt Marke »Landliebe«, hat nur noch ein sehr eingeschränktes Erdbeererlebnis.

So enthält das selbstgemachte Erdbeerjoghurt mit 0,12 Milligramm pro 100 Gramm sechs mal so viel vom »Supermineral« Mangan wie ein Glas »Landliebe« (0,02 Milligramm). Und Vitamin C enthält ein ganzes 500-Gramm-Glas »Landliebe« lediglich 0,5 Milligramm, die gleiche Menge vom echten, selbstge-

---

* Klaus Oberbeil, Christiane Lenz: Obst und Gemüse als Medizin. München: Südwest Verlag, 3. Auflage 1997.

machten Erdbeerjoghurt hingegen 4 Milligramm. Um also die gleiche Menge an Vitamin C zu bekommen wie aus 500 Gramm selbstgemachtem Erdbeerjoghurt, müßte man acht Gläser Landliebe verdrücken.

Daß die industriell hergestellten Lebensmittel in der Regel weniger von den lebenswichtigen Inhaltsstoffen enthalten als diejenigen aus frischen Zutaten, ist selbstverständlich auch den industriellen Herstellern nicht verborgen geblieben. Sie raten deshalb auf Befragen in überraschend selbstloser Weise dazu, die erforderlichen Vitamine auf herkömmlichem Weg aus frischen Früchten zu beziehen.

So ergaben beispielsweise Messungen eines Hamburger Lebensmittellabors, daß hausgemachtes Kartoffelpüree doppelt so viel Vitamin C enthielt (6 Milligramm pro 100 Gramm) wie das Püree von Pfanni oder auch das Bio-Püree von der Firma Bruno Fischer, dem Marktführer in den Ökoläden (jeweils 3 Milligramm). Daß das Öko-Püree vitaminmäßig auch nicht besser ist als das von Pfanni, überraschte den Hersteller nicht, weil, ganz einfach, »die Verarbeitungstechnologie nahezu identisch ist«, wie Bruno Fischer mitteilte. Aber das mache gar nichts, so die Öko-Firma: »Wer Kartoffelpüree wegen des Vitamin-C-Gehaltes ißt, der ist leider auf dem falschen Dampfer«.

Der Vitamin-C-Gehalt, meint auch Pfanni, spiele »in zubereiteten Kartoffelerzeugnissen jeglicher Art«, ob hausgemacht oder fabrikproduziert, überhaupt »keine Rolle«. Der Vitamin-C-Bedarf werde allgemein und ausreichend über Obst wie Orangen oder Kiwis gedeckt.

Da unterliegt die Püreepulverfabrik allerdings einem Irrtum: Denn der Deutsche ißt erheblich mehr Kartoffeln als Kiwis oder Orangen. Der Vitamin-C-Bedarf wird also überraschenderweise vom deutschen Durchschnittsbürger eher über Erdäpfel als über Obst gedeckt.

Bei den Kiwis liegt der Pro-Kopf-Verbrauch gerade bei vier Gramm pro Tag, was immerhin, da die Frucht extrem vitaminreich ist, je nach Frische einem Vitamin-C-Gehalt von 0,8 bis 12 Milligramm entspricht. Von Orangen ißt der Normalverbraucher 16 Gramm am Tag, das entspricht acht Milligramm Vitamin C. Kommt noch Orangensaft hinzu, 0,03 Liter am Tag, der 12,6 Milligramm Vitamin C enthält.

Hingegen die Kartoffel: Sie ist in deutschen Landen ein bedeutender Vitaminspender. Immerhin ißt der durchschnittliche Deutsche 198 Gramm Kartoffeln am Tag, das macht 34 Milligramm Vitamin C pro Esser. Wenn der Mensch nun zu den industriellen Erzeugnissen von Pfanni und anderen greift, halbiert er pro Püree-Mahl seine Vitaminaufnahme und entfernt sich von der empfohlenen täglichen Dosis an Vitamin C, die zwischen 60 und 150 Milligramm liegt.

Und weil der Mensch nicht nur Pfanni-Püree, Landliebe-Joghurt und FruchtZwerge ißt, sondern auch andere vitaminreduzierte Industriekost, droht Nährstoffmangel in großem Stil. Das haben die Hersteller mittlerweile selbst eingesehen – und auch gleich zu Gegenmaßnahmen ausgeholt. Denn es lockt ein riesiger Markt, es winken phantastische Gewinne.

11. Peinliche Flecken
Die Zukunftsstrategien der Industrie

Begeisterte Verbraucher: Konservierungsstoffe sind doch eine tolle Sache – Vom Segen des Atoms: Bestrahlung als Bakterienkiller – Ein Gen gegen Salmonellen – Gesetze gegen den Mangel: Die Vitaminpflicht – Nur nicht zu viel Schutz für die Verbraucher

Maria Zimmermann ißt gerne. Sie liebt gekochtes Huhn und Pute, aber auch Schweinshaxen und Schweinebraten, Eis und Griesbrei und – vor allem – Schokolade. »Schokolade, das ist meine große Leidenschaft«, sagt Maria Zimmermann. »Da kann ich nicht widerstehen. Wenn ich Schokolade im Kühlschrank habe, dann geh ich immer wieder an den Kühlschrank, so lange, bis die Schokolade weg ist.« Das kann eine Tafel sein, das können auch zwei sein.

Dabei hat sie immer ein bißchen ein schlechtes Gewissen. Denn im Laufe der Jahre ist Maria Zimmermann ein bißchen rundlich geworden. Deshalb hat sie auch immer wieder Diäten ausprobiert, aber hernach dann wieder kräftig zugegriffen. Die Versuchung ist ja auch groß, wenn alles so billig ist, vor allem in Amerika. Maria Zimmermann ist Rentnerin und häufig auf Reisen, am liebsten nach Florida, da geht sie mit ihrem Mann und amerikanischen Freunden gern in ein Restaurant, das nach dem Motto »All You can Eat« arbeitet: alles was reingeht. Für Frau Zimmermann ist das eine Herausforderung: »Ein Riesenbüfett, für 6 Dollar 95 kannst du essen, so viel du willst. Da hörst du nimmer auf.«

Natürlich ißt sie dann in Amerika auch viel Fettfreies und Zuckerfreies. Doch Maria Zimmermann mußte die Erfahrung der Amerikaner teilen, daß man gegen die Berge vom Büfett auch mit Unmengen Fettarmem kaum anessen kann.

Dabei hat sich Maria Zimmermann immer viel Mühe gegeben, sich mental ganz auf die Figur konzentriert. Indes, so sagte sie: »Trotz all meiner Kraft und all meiner Gedanken hat es nicht gereicht.« Schließlich wog sie 94 Kilogramm, bei einer Größe von 1 Meter 62.

Neue Hoffnung hegte sie, als endlich eine Pille auf den Markt kam. Ihr Arzt riet zu und schrieb ein Rezept für das Medikament.

Die Pille kommt vom Schweizer Pharmakonzern Hoffmann-La Roche. Der Konzern hat erkannt, daß Übergewicht und Fettleibigkeit ganz große Menschheitsgeißeln sind und für die Firma, die dagegen ein Wundermittel erfindet, goldene Zeiten anbrechen. Xenical heißt das Mittel von Hoffmann-La Roche, und Maria Zimmermann kaufte sich eine Packung mit 84 Kapseln für 198 Mark, eine Ration für vier Wochen.

Sie hat dann auch gleich abgenommen: Vier Kilo in den ersten zwei Wochen.

Doch es gab auch Nebeneffekte, die ihr ein bißchen peinlich sind, weswegen die Rentnerin, die in Süddeutschland lebt, auch ihren wahren Namen nicht gedruckt lesen möchte. Schon in der ersten Nacht zeigten sich unangenehme Nebeneffekte. Maria Zimmermann hatte ein seltsames Gefühl, an gewissen Stellen im Schlafanzug. »Als ich morgens aufgestanden bin, hab ich Fettflecken draufgehabt.« Das war sehr unangenehm, zumal sie wieder nach Florida fliegen wollte: »Im Urlaub ist das unmöglich. Ich kann doch nicht im Badeanzug rumlaufen und hab hinten Fettflecken drauf. Wenn ich nach der Packungsanweisung drei Stück am Tag nehme, dann kann ich nicht mehr unter die Leute gehen.« Das ging nicht nur ihr so: Eine Bekannte, ebenfalls Xenical-Opfer, mochte kaum noch das Haus verlassen.

Beim Schweizer Hersteller ist der Nebeneffekt bekannt. »Der Ölfleck in der Unterhose«, versichert Roche-Manager Uwe Braumann aber, sei »die einzige unangenehme Nebenwirkung«.

Das stimmt nicht so ganz, denn mit dem Fett können auch fettlösliche Vitamine ausgeschwemmt werden, auf die der Körper angewiesen ist. Doch das ist für Hoffmann-La Roche nicht direkt unangenehm, denn der Pharmakonzern hat auch ein reichhaltiges Vitaminsortiment im Angebot.

Der Fall Xenical zeigt, daß die chemisch-pharmazeutischen Mittel nicht immer die besten sind bei der Bewältigung von Gesundheitsproblemen.

Es ist nicht ganz einfach, mit chemisch-industriellen Mitteln jene Probleme zu lösen, die mit chemisch-industriellen Mitteln geschaffen wurden. Gleichwohl setzen die Chemie- und Lebensmittelkonzerne große Hoffnungen ins Reperaturgeschäft. Selbst die Gentechnik, die ja ein bißchen unter Akzeptanzproblemen leidet, soll das Essen gesünder machen. Hoechst, BASF, Monsanto bauen ihre ganze Konzernstrategie in Richtung »Life Sciences« um, Nestlé, Unilever, Procter & Gamble, Danone basteln begeistert an neuen, gesunden Wohltaten für die Menschheit. Ein pfiffiges Konzept, so scheint es: Wer leidet, weil er dick geworden ist durch allzuviel Chio-Chips, von Kitkat-Riegeln, aromatisierter 5-Minuten-Terrine und Coca-Cola, für den gibt es erfolgversprechende Rezepte – von den gleichen Lieferanten, die schon die Chio-Chips, Kitkat-Riegel, 5-Minuten-Terrine und Coca-Cola oder die Zutaten dafür geliefert haben.

Eine schöne Vision: Gesundheit für alle. Und »Big Food«, der agro-alimentäre Komplex, hätte gleich mehrfach daran verdient. Der Nestlé-Chef Peter Brabeck-Letmathe beispielsweise glaubt, daß das »Essen der Zukunft einige Defizite ausgleicht, die das moderne Leben so mit sich bringt.« Er liefert viele Zutaten fürs moderne Leben: Kitkat-Riegel, 5-Minuten-Terrine und das Milcherzeugnis LC1, das den Darm auf Trab bringen soll, den das moderne Leben drückt.

Gegen nahezu alle Risiken der globalisierten Nahrungsproduktion bieten die Produzenten das entsprechende Gegenmittel an: nicht nur gegen Darmschäden und Fettleibigkeit, auch gegen die neuen Keime und Erreger, gegen die Gefahren der Verderbnis, gegen den Knochenschwund, gegen Mangelkrankheiten und gegen Auszehrung durch nährstoffarme Industriekost. Zweifelhaft ist allerdings, ob diese Gegenmittel von nachhaltiger Wirkung sind.

Ein Grundübel der Globalisierung sind die langen Transporte, bisweilen um den ganzen Globus, die weiten Wege, auf denen gute Waren verderben.

Man könnte natürlich auch versuchen, der Natur entgegenzukommen, die Hähnchen, Himbeeren, Brokkoli nur über kurze Strecken zu transportieren und schnell und möglichst frisch zu verzehren, zumal sie frisch am besten schmecken und die Vitamine noch erhalten sind. Auf diese Weise ließen sich auch Krankheitserreger wie Salmonellen und E.coli-Bakterien im Zaum halten. Denn wenn die Waren nur über kurze Strecken transportiert werden, nur in überschaubaren Räumen produziert und verbraucht werden, dann wird auch das Risiko massenhafter Ausbreitung kleiner.

In der industrialisierten Welt geht es indessen immer weniger um das Huhn, wie Gott es schuf, sondern um die Hühnerwürfelchen für die Tütensuppe von Maggi, das Tomatenpulver in Knorrs Spaghetteria, das Milchpulver in Ferreros Happy Hippo Snack. Und bei diesen Zutaten spielt vor allem eines eine Rolle: der Preis.

Wenn also irgendwo auf der Welt die Rohstoffe billig zu haben sind, ziehen die Nahrungsfabriken diese billige Quelle jener vor, die in der Nähe, aber teuer ist. Wenn die Waren aber um die Welt transportiert werden müssen, um bei Nestlé, Müller, Landliebe und Ferrero zu landen, müssen die Lieferanten zunächst erst einmal der Natur entgegenwirken. Denn die Natur bedeutet Werden und Vergehen, auf dem Transport also vor allem Vergehen. Mit Ausnahme von Erzeugnissen wie Reis und Getreide, die im trockenen Zustand länger halten als Himbeeren oder Brokkoli, sind Lebensmittel für die Globalisierung eher ungeeignet. Doch das hilft ihnen nichts. Denn ihre globalisierungsfeindliche Natur läuft dem übermächtigen, ja scheinbar naturgesetzlichen Drang zu Konzentration im Lebensmittelbusiness, zu Rationalisierung und Industrialisierung zuwider. Naturfreundliche Lösungen werden deshalb von der Lebensmittelindustrie und den zugehörigen Fachleuten erst gar nicht erwogen. Die Fachleute aus der Food-Branche favorisieren eher Gegenmaßnahmen, die der industriellen Logik entsprechen. Denn die Gefahren, die sieht die Branche wohl. Etwa die gefährlichen Krankheitserreger, die sich in Massenställen massenhaft verbreiten, in Fabriken vermischt und über Großküchen verteilt werden, die Salmonellen beispielsweise.

Ein alarmierendes Problem, findet der Chemiekonzern Hoechst: »Bereits Futtermittel sind häufig mit Salmonellen kontaminiert. Antibiotika im Futtermittel, Intensivhaltung sowie lange Transportwege der Tiere und später der verarbeiteten Ware erhöhen die Wahrscheinlichkeit des Salmonellenbefalls ebenfalls«, so der Konzern. Hoechst würde sich dafür nicht so sehr interessieren, wenn das Life-Science-Unternehmen gegen diese modernen Plagen nicht ein Rezept hätte: Konservierungsstoffe.

Durch Konservierungsstoffe könne beispielsweise Geflügel »frei von Krankheitskeimen gemacht« werden oder Brote vor dem »vorzeitigen Verderb« und »mikrobieller Kontamination« geschützt werden.

Die Verbraucher sind gegenüber Konservierungsstoffen erstaunlich positiv eingestellt, fand der Göttinger Professor Günther Silberer im Auftrag der Hoechst-Tochter Nutrinova heraus: »Konservierungsstoffe sind irgendwie eine tolle Sache«, denn »sie sind dafür da, daß die Leute nicht durch verdorbenes Essen krank werden«, sagten die Gewährsleute des Professors, die im Nutrinova Werbeblättchen »Food Ingredients aktuell« zu Wort kamen. Zwar zeigte sich bei einigen Befragten eine »gewisse kritische Distanz«, doch diese blieb, glaubt man Professor Silberer, in der Minderheit. Die »Grundhaltung aller Gruppen« gab »eine Medizinstudentin« wieder: »Eine Vergiftung ist ein hoher Preis für weggelassene Konservierungsstoffe.«

Konservierungsstoffe weglassen sei auch praktisch unmöglich, so ergab die Studie, weil »vielbeschäftigte Konsumenten« keine Zeit mehr zum Einkaufen hätten und der »Trend« deshalb zu »Convenience-Produkten« gehe, die »oftmals haltbar gemacht« werden müßten. »Außerdem kann man in der Stadt keine Kühe halten oder Landwirtschaft betreiben und greift deshalb auf verpackte Produkte mit längerer Haltbarkeit zurück.«

Es scheint Professor Silberer und seinen Mitarbeitern vom Institut für Marketing und Handel an der Universität Göttingen entgangen zu sein, daß auch Stadtmenschen ohne eigene Kuh sogar in der City Milch kaufen können und Bananen ohne Konservierungsstoffe, ja sogar Brokkoli, Karotten, Orangen, ein Schnitzel oder ein Hähnchen.

Noch gibt es ja Geschäfte, in denen die Lebensmittel ohne Verpackung, ohne Konservierungsstoffe, ohne Geschmacksverstärker verkauft werden: Gemüseläden, Marktstände und Metzgereien.

Doch auch dort steigt der Aufwand, der getrieben werden muß, um die Kundschaft vor Krankheitserregern zu schützen. Denn E.coli, Salmonellen, Listerien, Campylobacter und Staphylokokken lauern überall, wo Lebensmittel sind. Weltweit arbeiten Produzenten, Händler und Verarbeiter deshalb daran, die neuen Risiken zu minimieren.

Man könnte selbstverständlich auch die Massenställe auflösen, den Transport von Küken und Ferkeln einschränken, die Kühe wieder mit Heu und Gras füttern, Antibiotika weglassen. Kurz: man könnte einfach die Ursachen für die Ausbreitung der neuen Keime bekämpfen, und zwar an der Wurzel, der industriellen Produktionsmethode.

Doch daran denkt eigentlich kaum jemand. Beruhigend aber ist immerhin, daß auch die Industrie der gesundheitlichen Unbedenklichkeit der Lebensmittel oberste Priorität gibt.

»Lebensmittelsicherheit«, so verkündete der britische Nestlé-Manager Neville Craddock bei einer Konferenz in London über neue Ernährungsrisiken 1998, müsse das »primäre Ziel der Lebensmittelgesetzgebung« sein. Weniger beruhigend könnte sein, daß die »primäre Verantwortlichkeit« nach Meinung des Nestlé-Mannes bei der Lebensmittelindustrie liegen und, wie er findet, eine »benutzerfreundlichere Gesetzgebung« geschaffen werden soll, die dem Konsumenten ein gewisses Maß an Eigenverantwortung überträgt. Nicht sehr beruhigend ist auch, daß der Nestlé-Mann gegen allzu strenge Standards protestiert, wie auch sein Kollege Phil Snowdon von AgrEvo, der Gentech-Tochter des Pharmariesen Hoechst. Der meinte bei der Londoner Tagung, zusätzliche Schutzvorschriften brächten oft nur relativ wenig zusätzliche Sicherheit, die Bürger würden damit »fast ein bißchen überschützt«, wie er im O-Ton sagte, eine neue Kategorie, die bei Fragen der Gesundheitsbewertung bislang nicht bekannt war.

Europäische und amerikanische Behörden und die Lebensmittelproduzenten in aller Welt haben deshalb einen anderen Weg eingeschlagen, um die besorgniserregenden Risiken zu begrenzen. Sie orientieren sich dabei interessanterweise an einem Vorbild, das vielen Erdenmenschen ein bißchen befremdlich scheinen mag: der Astronautennahrung. Jene Pasten und Beutel aus dem All erscheinen Feinschmeckern nicht gerade als ein erstrebenswertes Modell für Geschmack und Genuß. Für die Lebensmittelhersteller ist die Astro-Kost wegen ihres Sicherheitssystems jedoch nachahmenswert. Und deswegen hat die Codex Alimentarius Kommission, jene Weltbehörde, die von der Weltgesundheitsorganisation WHO und der Welternährungsorganisation FAO gemeinsam getragen wird und die globalen Normen für die Lebensmittel vorgibt, das Produktionssystem der Astronautenbeutel als Leitbild genommen.

Es wurde im Jahre 1959 entwickelt. Damals hatte die US Raumfahrtbehörde Nasa einen amerikanischen Lebensmittelhersteller mit der Aufgabe betraut, ein weltraumgeeignetes Lebensmittel herzustellen und dabei »hundertprozentige Sicherheit« zu gewährleisten. Entstanden ist dabei das »Hazard Analysis Critical Control Point«-Konzept (HACCP), ein Konzept also, bei dem Gefahren durch Kontrollen an kritischen Punkten ausgeschaltet werden sollten.

Diese HACCP-Grundsätze wurden 1997 von der FAO/WHO-Codex Alimentarius Kommission als weltweite Leitlinie verabschiedet und veröffentlicht. Seither geht ein Ruck durch die Lebensmittelindustrie: Von bofrost, dem Tiefkühllieferanten, bis zum Großhändler Lekkerland – überall wird die HACCP-Richtlinie umgesetzt.

Sie sieht nun gerade nicht vor, daß Schweineställe nur eine bestimmte Größe haben sollen, daß Hühner und Puten schön Auslauf kriegen und alle Tiere artgerechtes Futter bekommen. Das HACCP-Konzept sieht vor, daß alle Beteiligten bei der Lebensmittelproduktion die potentiellen Risiken ihres Produkts bestimmen und bewerten, kritische Punkte identifizieren, Hygienemaßnahmen planen und ihr Vorgehen exakt dokumentieren. Dabei geht es um industrielle Prozesse, um die Geschwindigkeit des Fließbandes bei Trockungsvorgängen, die Konzentration von Desinfektionsmitteln, die Dosiermengen von Konservierungsstoffen. Es geht aber auch um Kühltemperaturen und die Trennung von Erzeugnissen, die sich wechselweise kontaminieren könnten.

Das HACCP-Konzept ist die konsequente industrielle Antwort auf die Gefahren der industriellen Nahrungsproduktion. Schließlich können, wie die dramatisch ansteigende Zahl amerikanischer Rückrufaktionen zeigt (siehe Kapitel 2), minimale Kontaminationen in einer Hamburger- oder Hotdogfabrik die Gefährdung von Tausenden von Menschen zur Folge haben. Solche Risiken sollen durch strengste Hygienevorschriften minimiert werden.

Der Nachteil ist nur: Solche Vorschriften über Hygienemaßnahmen, über Kühlketten und Konservierungsmethoden treffen nicht nur Risikoproduzenten wie McDonald's, WalMart oder deutsche Molkereigiganten, sondern auch kleine, traditionelle, naturnahe Lebensmittelproduzenten oder Händler. Beispielsweise die Straßenmärkte, die, so die *Frankfurter Allgemeine Zeitung* im März 1999, unter einem neuen Vorstoß aus »der Brüsseler Hygieneküche« zu leiden haben: »Der jüngste Aufschrei, der durch Frankreich ging«, wurde, so die *FAZ*, aus der »Empörung« gespeist, daß »die Brüsseler Reglementierungsmanie« die Straßenmärkte bedroht. »Jenes bunte Treiben auf dem Rathaus- oder Kirchplatz, das in südlichen Gegenden zum Alltagsleben gehört und sich nördlich der Elbe ebenfalls wieder zaghaft auf die Straße traut, macht den traditionsbewußten Stolz unserer durchurbanisierten europäischen Gesellschaft aus. Märkte frischen die Erinnerung daran auf, daß eine Schweinslende ein bißchen blutet, ein Seezungenfilet auch einen Kopf hat, eine Reblochonrinde möglicherweise etwas riecht und reife Pflaumen die Finger klebrig machen. Aber das soll durch einen neuen Vorstoß aus Brüssel beendet werden: kein Fleischverkauf mehr ohne elektrische Kühlplatte, hieß es. Statt der malerischen Auslagen auf der Glas- oder Marmorplatte nur noch gekachelte Laboratmosphäre. Viele Fleischer könnten sich die neue Ausstattung doch gar nicht leisten. Da möchten die Kunden doch gleich in den Supermarkt zurückkehren, hört man von ihnen, gewiß stehe die Lobby der Kühlplattenhersteller hinter all dem Reglementierungsdrang.«

Einfach wäre es, wenn es bloß die Kühlplattenlobby wäre. Die Suche nach Hyperhygiene ist indessen der Ausdruck des Unwillens, von der industriellen Hochrisikoproduktion abzugehen. Und bei dem systematischen Versuch, die zunehmenden Gefahren zu begrenzen, werden womöglich just jene verbleibenden Inseln kleinräumiger, naturnaher, handwerklicher Nahrungsmittelerzeugung noch eliminiert – und damit die letzten Chancen, sich mit Wohlschmeckendem aus der Nähe zu versorgen.

Die industrielle Bekämpfung selbst erzeugter Risiken führt noch zu weiteren Maßnahmen. Denn in der Logik der industriellen Produktion sind die besten Lösungen stets technische Lösungen. Weil der Weg zur Natur wenig profitabel wäre, als Fluchtweg für Romantiker gilt, suchen die Lebensmittelproduzenten und die ihnen nahestehenden Forscher nach technologischen Auswegen aus der Risikofalle.

Gegen die weitere Ausbreitung von Salmonellen und anderen Erregern empfiehlt beispielsweise der Lebensmittelwissenschaftler Walter P. Hammes dreierlei: »Kurzfristig ist zu empfehlen die Anwendung der Bestrahlung, mittelfristig die Entwicklung von Impfstoffen und langfristig die erhöhte Resistenz durch Züchtung und gentechnische Veränderung.« Walter P. Hammes ist Lebensmitteltechnologe an der Universität Hohenheim. Firmen wie

Nestlé und Monsanto engagieren ihn, um ihrem Geschäftsgebaren eine solide wissenschaftliche Grundlage zu verleihen (siehe nächstes Kapitel).

Die Entwicklung schreitet schon voran: Mit der Produktion von Impfstoffen gegen Salmonellen haben die tierpharmazeutischen Labors wie etwa beim Lohmann-Konzern (»Wiesenhof«) längst begonnen. Die Pharmafirma Bayer hat ein Verfahren entwickelt, bei dem frisch geschlüpfte Fabrikküken nach ihrer Geburt mit natürlicher Darmflora besprüht werden. Diese siedeln sich nach Firmenangaben im Verdauungstrakt an, »und für die Salmonellen bleibt kein Platz mehr«.

Gentechniker arbeiten daran, Hühner an die Massenställe anzupassen, damit sich Krankheitserreger nicht mehr massenhaft ausbreiten können. Schottische Wissenschaftler haben sich schon darangemacht, ein Gen namens Mariner zu entwickeln, das die Hühner gegen Salmonellenbefall immunisieren kann.

Zugleich entwickelt sich die Bestrahlung rund um den Globus zu einer geläufigen Methode, um Nahrungsmittel vor dem Verderben zu schützen. In Frankreich ist sie seit längerem zugelassen für Camembert, Erdbeeren und zerkleinertes Geflügel, in Belgien für Krabben, Kartoffeln und Kräutertees, in Brasilien für Papayas und Fisch, in Chile für Weizen, Datteln und Kakao, in Israel für Pilze und Erdbeeren, in Holland für Geflügel, Trockengemüse und Trockenobst. Unter anderem. In 26 Ländern weltweit wird bestrahlt, allein in Frankreich, Belgien und Holland werden 50 000 Tonnen Lebensmittel jährlich bestrahlt, vom Trockenobst bis zu Froschschenkeln. Die Europäische Union hat sie zugelassen für einige Nahrungsmittel – bei entsprechender Kennzeichnung. Und in den USA ist die Bestrahlung seit 1997 sogar für Fleisch erlaubt: Rind, Lamm, Schwein.

Doch der große Durchbruch dieser Methode ist bislang ausgeblieben. So warten die 50 Bestrahlungszentren in den USA, wo hinter zwei Meter dicken Betonmauern Kobalt-Strahlen auf medizinische Ausrüstung, Gewürze und wenige andere Lebensmittel zielen, immer noch auf den großen Durchbruch: »Die Fleischkonzerne zögern noch«, meldete der *San Francisco Chronicle* Anfang 1998.

Für die Verbraucher ist die Vorstellung, Atom-Pilze, radioaktive Erdbeeren und strahlende Hühner zu verspeisen, indes horribel. Doch sie haben keine Kontrolle darüber, ob in ihrer Tütensuppe bestrahlte Kartoffeln aus China verarbeitet wurden oder Atom-Spinat aus Argentinien oder ob auf der Pizza radioaktiv behandelte Garnelen gelandet sind. Zudem müssen sie befürchten, daß das Obst frisch aussieht, obwohl es innerlich schon ein bißchen hinüber ist. Und die Experten versuchen solche Bedenken zu zerstreuen, zudem seien die verwendeten Strahlendosen so gering, daß dabei keine Gefahren zu erwarten seien.

Auch die Weltgesundheitsorganisation hat nichts dagegen einzuwenden, meint der zuständige WHO-Direktor Fritz Käferstein: »Die Methode ist sicher und ernährungsseitig adäquat.« Vor allem in den Ländern der Dritten Welt könnten zahlreiche Probleme gelöst werden, wenn durch Bestrahlung Parasiten und andere Krankheitserreger abgetötet würden. Die Nachteile seien dafür in Kauf zu nehmen, vor allem der geringere Gehalt an Vitaminen, denn der Verlust entspreche »etwa jenem, der bei anderen Konservierungsmethoden auftritt«.*

Tatsächlich gehen bei der Bestrahlung wertvolle Vitamine verloren. Bei Erdbeeren werden je nach Strahlendosis bis zu 20 Prozent des Vitamin-C-Gehalts zerstört, bei Kartoffeln bis zu 40 Prozent, bei Weintrauben bis zu 60 Prozent. »Da wird es zur Farce, wenn Ernährungsexperten Obst und Gemüse als vitaminreiche und gesunde Ernährung empfehlen«, meinen die Autorinnen Ingrid Reinecke und Petra Thorbrietz.**

Tatsächlich macht es einen Unterschied, ob in der Dritten Welt,

---

* Safety and nutritional adequacy of irradiated food. Genf: World Health Organization, 1994.

** Ingrid Reinecke, Petra Thorbrietz: Lügen, Lobbies, Lebensmittel. Wer bestimmt, was Sie essen müssen. München: Verlag Antje Kunstmann, 1997.

wo Hunger und Mangel grassieren, zur Erhaltung der lebensnotwendigen Rationen Würmer abgetötet werden oder ob in den Industrieländern, wo ein Überangebot herrscht, aber trotz Überernährung und Übergewicht auch Vitaminmangel zunimmt, aus Obst und Gemüse die Vitalstoffe teilweise eliminiert werden.

Für die Lebensmitteltechnologen und die Produktdesigner ist dies natürlich kein großes Problem. Sie füllen in ihre Suppentüten, Tiefkühlpappen, Joghurtbecher einfach noch ein paar Vitamine ein. Das ist neuerdings in vielen Ländern sogar vorgeschrieben. So müssen der Babynahrung in der Europäischen Union seit 1. Juli 1999 künstliche Vitamine zugesetzt werden: Bei Getreidebrei und ähnlichen Produkten das Vitamin B1, bei Frucht- und Gemüsesäften die Vitamine A und C. Denn die seither geltenden Vitamingehalte sind so hoch, daß sie auf natürlichem Wege nicht mehr erreicht werden können. Einige Wissenschaftler halten dies für überflüssig – denn zumindest in Vollwerterzeugnissen sei der Vitamingehalt ausreichend hoch, die Vitaminregeln glichen in erster Linie die Mängel der industriellen Großproduktion aus. Auch die schärfsten Kritiker der Vitaminpflicht zollen den Vitaminherstellern allerdings einen gewissen Respekt für erfolgreiche, aber lautlose Lobbyarbeit bei den Gesetzgebungsgremien, von der Konzerne wie Hoffmann-La Roche besonders profitieren.

Vorreiter bei der Vitaminpflicht sind die USA: Dort wird seit dem 1. Januar 1998 sämtliches Mehl mit Folsäure angereichert. Folsäure ist wichtig, wenn sie fehlt, kann das unangenehme Folgen haben: Reizbarkeit, Unkonzentriertheit, Vergeßlichkeit. Folsäuremangel kann vielleicht sogar zur Alzheimer-Krankheit führen. Er gilt zudem als Risikofaktor für Herz-Kreislauf-Erkrankungen. Und am schlimmsten kann sich Folsäuremangel in der Schwangerschaft auswirken: Fehlt das Vitamin, steigt das Risiko, daß ein Baby mit offenem Rücken geboren wird, dem sogenannten Neuralrohrdefekt. Bei dieser embryonalen Fehlentwicklung schließt sich die Neuralrohrrinne, ein Nervenkanal, nicht. In der Schweiz ist dies beispielsweise bei etwa 80 Embryos pro Jahr der

Fall, in Deutschland werden 800 Kinder damit geboren. Die Folgen sind gravierend, denn die Kinder bleiben lebenslänglich Pflegefälle.

Statistisch ist der Zusammenhang zwischen Folsäure und diesem Neuralrohrdefekt erwiesen: Bei einer Folsäurekonzentration von 150 Mikrogramm (millionstel Gramm) tritt der Defekt bei 6,6 Babies pro 1000 Geburten auf, bei 400 Mikrogramm nur noch bei 0,8 pro 1000 Geburten.

Weshalb der Stoff so wirkt, ist unbekannt. Sicher ist, daß der Folsäurebedarf eigentlich auch auf natürlichem Wege gedeckt werden könnte. Folsäure ist in Salat und Gemüse enthalten, in Vollkornbrot und Chinakohl. Besonders viel Folsäure ist allerdings dummerweise in Nahrungsmitteln enthalten, die heutzutage aus Gesundheitsgründen auf dem Index stehen. In Eigelb sind allein 150 Mikrogramm pro 100 Gramm enthalten, was aber wegen des Cholesterinspiegels nicht empfohlen wird, und in Leber, in Schweineleber etwa 220 Mikrogramm und in Kalbsleber 240 Mikrogramm pro 100 Gramm. Das aber essen gesundheitsbewußte Menschen nicht, weil dort besonders viele Rückstände aus der industriellen Tierhaltung anzutreffen sind (Schwermetall! Antibiotika! Hormone!). So entstehen tragischerweise Mangelerscheinungen, weil der gesundheitsbewußte Mensch Schadstoffrisiken aus dem Weg gehen möchte. Ein Trost kann sein, daß zusätzliche Folsäuregaben immerhin als nebenwirkungsfrei gelten. Als einzig erwähnenswerter negativer Effekt gilt, daß dadurch ein Vitamin-B-12-Mangel kaschiert und also nicht erkannt wird, was zu Nervenschäden und Stoffwechselstörungen führen kann.

Anders verhält es sich mit der zunehmenden Zahl von vorgeblich gesunden Lebensmitteln, die unter der Rubrik »Functional Food« vertrieben werden. Functional Food gilt gewissermaßen als Allheilmittel im kulinarisch-kommerziellen Schlaraffenland: »Wer seine Ernährung auf sogenanntes Functional Food umstellt, braucht sich keine Sorge mehr um die Ausgewogenheit seiner Nahrung machen«, tönt Nick Frey, Marketingsprecher der Firma

PTI, einer Tochter des Chemiemultis DuPont, in einer Ausgabe der Zeitschrift *Petra*, die passenderweise mit vielen bunten Anzeigen für Functional Food geschmückt war. *Petra* widersprach dem Marketingmann überraschenderweise nicht.

Bei vielen dieser neuen Wundermittel ist die Wirkung nur unzureichend bewiesen, bei den meisten fehlen Untersuchungen über Langzeiteffekte. Bei einigen ist der Gesundheitseffekt nur vorgeschoben. Und mitunter drohen sogar schädliche Folgen.

Zunächst aber locken mit dem Gesundheitsfutter schöne Gewinne. In Japan, dem Land der Functional-Pioniere, wo jährlich 20 000 neue Industrielebensmittel auf den Markt kommen, sollen schon 75 Prozent vorgeblich positive gesundheitliche Effekte haben. Die Branche erzielt mit diesen Produkten in Japan einen Jahresumsatz von drei Milliarden Dollar (2,7 Milliarden Euro). In den USA wurde schon 1996 mit sogenanntem Health Food ein Umsatz von 75 Milliarden Mark erzielt. In Europa, wo Functional Food 1997 nur auf 1,7 Milliarden Dollar (1,6 Milliarden Euro) kam, sollen bis 2010, so eine Prognose von Marktforschern, schon 20 Prozent des gesamten Lebensmittelmarktes zu dieser angeblich besonders gesunden Kategorie gehören – was allein in Deutschland einem Umsatz von etwa 50 Milliarden Mark entspricht.

Schon die ersten Produkte, die seit Mitte der 90er Jahre auf den Markt kamen, eröffneten eine leichte Vorahnung auf die Heilsversprechen, die mit den neuen Gesundheitserzeugnissen verbunden sind. Eine schwedische Molkerei brachte beispielsweise ein Joghurt namens Måväl heraus, das gegen Übergewicht gegessen werden soll. Führende Eierkonzerne Deutschlands brachten das Omega-3–Ei heraus, das ebenso wie das Omega-3–Brot des Großmüllers VK Mühlen gegen Herzleiden und andere Gebrechen zu essen sei. Gegen Jodmangel soll hingegen das Jod-Ei der Firma Eifrisch helfen, gegen Gewissensbisse beim Fernsehknabbern die Chips von »Robert's American Gourmet« mit Heilkräutern wie etwa Johanniskraut. Geflügelwurst mit probiotischem Joghurt dient angeblich der Darmschonung, und ein

Viagra-Drink dem Liebesleben: Schluck für Schluck mehr Manneskraft.

Meßbar positive Effekte zeigte eine Neueinführung der finnischen Firma Raisio: eine Margarine, die den Cholesterinspiegel senken soll, sorgte schlagartig dafür, daß sich der Aktienkurs des Unternehmens verfünffachte.

Sehr einträglich sind auch die »probiotischen« Milcherzeugnisse, die die Abwehrkräfte im Darm stimulieren sollten: Vifit von Südmilch, ProCult von Müller, Actimel von Danone.

Pionier und Marktführer bei derlei Milcherzeugnissen ist Nestlé. Der Weltkonzern verkauft in Asien sogar calciumangereicherte Milch und Milchprodukte: »Sie beugen der Osteoporose vor, dem weitverbreiteten Knochenschwund, der vor allem ältere Menschen befällt«, verkündete in einem Interview mit der *Wirtschaftswoche* stolz Nestlé-Chef Peter Brabeck-Letmathe. Daß normale Milch ohnehin Calcium enthält und gerade gegen Knochenschwäche empfohlen wird, sagte der Nestlé-Chef nicht.

Eigentlich wissen die Firmen selbst am besten, daß ihre Erzeugnisse nur zweite Wahl sind, daß die Früchte der Natur die besseren Nahrungsquellen wären: »Die besten Quellen des Beta-Carotins« seien gelbe und orangerote Früchte und Gemüse »sowie dunkelgrüne Blattgemüse wie zum Beispiel Karotten, Kürbisse, Spinat, Brokkoli, Tomaten«, schreibt der Chemiekonzern Hoffmann-La Roche in seiner »Vitamininformation Beta-Carotin«.

Ähnlich bei Vitamin B2. Das »ist eines der am weitesten verbreiteten Vitamine. Es ist in allen pflanzlichen und tierischen Zellen enthalten«, schreibt Hoffmann-La Roche in seinen Vitamininformationen. Dabei seien »für die normale Ernährung Milch, Milchprodukte, Fleisch, Eier und grüne Blattgemüse« die wichtigsten Lieferanten.

So wäre es eigentlich am besten, Hoffmann-La Roche würde eine Molkerei mit angeschlossenem Gartenbaubetrieb eröffnen. Roche denkt aber gar nicht daran, sondern baute für 110 Millionen Schweizer Franken (70 Millionen Euro), laut Pressemitteilung, eine »neue, biotechnologische Anlage, in welcher Vitamin

B2 mittels Fermentation hergestellt wird«, als »Nahrungs- und Futtermittelzusatz« sowie zum Einsatz in »Multivitaminpräparaten«. Bei der Produktion des Vitamins spiele auch die Gentechnik eine ganz wichtige Rolle, teilt die Firma mit: »In Zusammenarbeit mit der US-Firma OmniGene Bioproducts ist es Roche gelungen, einen Bakterienstamm zu züchten, der Vitamin B2 in so großen Mengen herstellt, daß er die bisherigen chemischen Verfahren ersetzen kann.« Bei den kleinen, fleißigen Wesen handelt es sich um Bacillus subtilis. Der wurde »mit gentechnischen Methoden optimiert, um die Produktion von Vitamin B durch den Bazillus zu erhöhen.«*

Weil die Pharmakonzerne keine richtigen Nahrungsmittel zu verkaufen haben, müssen sie häufig großen Aufwend treiben, um etwas anbieten zu können, was eigentlich auch leichter zu haben wäre, aus der Milch, aus Eiern, aus Gemüse – und ganz sicher besser wirkte.

Ob der Umweg über High-Tech-Fabriken den Verbrauchern dient, ist indessen fraglich. Etwa bei jenen mehrfach ungesättigten Fettsäuren, die unter dem Namen »Omega-3« oder »Pufa« verkauft werden, (»Polyunsaturated Fatty Acids«). Auf sie sind die Wissenschaftler gestoßen, weil Eskimos in Grönland kaum an Herzkrankheiten leiden. Das könnte an den Fischen liegen, vermuteten die Wissenschaftler, und vielleicht daran, daß die fetten Fische wie Hering und Makrele viele von diesen Fettsäuren enthalten.** Nun will weder Hoffmann-La Roche noch BASF eine Fischhandlung aufmachen. Und deshalb baut Hoffmann-La Roche das Fischöl zu einem neuen, geruchsfreien Pufa-Erzeugnis um. BASF verkauft sein Pufa-Produkt als »freifließendes Trockenpulver« oder in kleinen Kügelchen auf Gummi-arabicum-Basis.

---

* Streiflichter der Gentechnik. Basel: Hoffmann-La Roche AG, 3. Auflage 1997.

** Hans-Ulrich Grimm: Die Suppe lügt. Die schöne neue Welt des Essens. Stuttgart: Klett-Cotta, 5. Auflage 1998.

Monsanto gewinnt es sogar ganz ohne Fisch aus Algen. Die Pufas werden dann, übers Hühnerfutter, in Eier eingebaut, in Kuchen oder in das neue Omega-Brot von VK Mühlen.

Ob die Ersatzstoffe der Life-Science-Konzerne genauso helfen wie die fetten Fische, ist durchaus offen. Eine niederländische Studie liegt immerhin vor: Wissenschaftler vom Nationalen Institut für öffentliche Gesundheit untersuchten, ob Senioren mit fischreicher Ernährung oder Omega-3-Pillen geistig länger fit blieben. Das Ergebnis: Die Pillen versagten, die Fische gewannen.

Eine Studie an Eskimos steht noch aus. Erst wenn die Eskimos nach jahrelangem Genuß von Omega-Eiern, Pufa-Kuchen und Herzschutz-Brot genauso gesund wären wie mit ihrer herkömmlichen Fischküche, wäre die Wirksamkeit der Functional-Food-Ersatzerzeugnisse seriös nachgewiesen.

Das hält die Werbestrategen der Konzerne allerdings nicht davon ab, auch ohne wissenschaftliche Beweise zur Wirksamkeit dieser vorgeblichen Gesundkost schon mal kräftig Reklame zu machen.

Daß so etwas eigentlich verboten ist, stört dabei nicht so sehr. Denn Werbung ist ja ein kreatives Geschäft.

12. Lug und Krug
Werbung und Wahrheit

Was frißt Florence? Die Welt der Kreativen und die Suche nach dem verlorenen Vertrauen – Ein Irrtum bei Schwartau – Phantasie bei Milupa: Wie gesund ist Milupino Kindermilch? – Professor Pudel und der Pharmakonzern: Wieviel ist das Wort eines Wissenschaftlers wert?

Fridolin ist Bauer und Florence seine Kuh. Fridolin ist braungebrannt. Er trägt ein blaues Hemd und streichelt seine Kuh. Sie ist hübsch, mit braunem Fell und trägt eine Glocke am Hals. Im Hintergrund sind satte grüne Schwarzwaldwiesen zu sehen, und Schwarzwälder Butter, Schwarzwälder Sauerrahm und Milch, alles von der Firma Breisgaumilch. Fridolin, Florence und die Erzeugnisse der Molkerei Breisgaumilch haben ihren großen Auftritt in einem Prospekt des HL-Marktes, einem Unternehmen der Rewe-Gruppe, Deutschlands größtem Lebensmittelhändler.

»Wenn Fridolin Saier morgens um sechs seine Kuh Florence melkt, dann können sich die Menschen in der Region auf ihre Milchprodukte so richtig freuen. Denn sie wissen: Ihre Milch kommt schließlich aus der Region, und das verbindet«, so steht es in dem Werbeblättchen vom HL-Markt.

Solche Auftritte von Bauern samt Kühen sind notwendig geworden, weil das Vertrauen der Verbraucher namentlich zur Rindviehhaltung seit dem BSE-Skandal ein bißchen brüchig geworden ist. Die Erzeuger müssen sich sehr anstrengen, um das Vertrauen wiederzugewinnen, und sie werden darin von den Behörden unterstützt. Deshalb hat das baden-württembergische Landwirtschaftsministerium auf der Anzeige sein Siegel abdrucken lassen, das für Qualität aus heimischer Erzeugung bürgen soll. Das »Herkunfts- und Qualitätszeichen Baden-Württemberg«, samt dem Slogan »Gut zu wissen, was man ißt und trinkt«. Für dieses Siegel sind besonders strenge Bedingungen zu erfüllen, unter anderem beim Tierfutter. Weil die Siegel-Lebensmittel aus »umweltbewußter und tiergerechter Erzeugung« stammen, muß das Futter »weitestgehend aus heimischer Erzeugung stammen«. Und: »Futtermittel-Zusatzstoffe sind bis auf wenige Ausnahmen verboten.«

Diese Vorschrift ist besonders bemerkenswert, weil ja gerade bei den Kühen, die Breisgaumilch produzieren, zum ersten Mal auffällige Dioxinwerte gemessen wurden – zurückzuführen auf die belasteten Futterzusätze aus Brasilien (siehe Kapitel 6).

»Kraftfuttermittelzukauf ist nicht verboten«, sagt Heinz Kaiser, der Hauptabteilungsleiter Milcherfassung und Logistik bei der Molkerei Breisgaumilch. Und er nimmt auch gleich seine Bauern in Schutz: Sie müßten den Kühen das Kraftfutter geben, damit die Milch so billig wird, wie es die Supermarktketten wie der HL-Markt verlangen. Aus welcher Weltgegend dann aber Raiffeisen seine Futterzutaten bezieht, und »was da alles verarbeitet wurde, das kann der Landwirt nicht nachvollziehen.« Immerhin: Die Kühe von Landwirt Fridolin Saier dürfen auf die Wiese, die im HL-Mark-Prospekt zu sehen ist. Kraftfutter allerdings verfüttert auch er, und auch Kuh Florence, die inzwischen verstorben ist, bekam davon. Eine Hochleistungskuh wie Florence könne die geforderte Milchmenge von 30 bis 35 Liter am Tag ohne Kraftfutter nicht liefern: »Das schafft sie nicht. Nur mit Gras, da kippt sie um.« Im Dioxinfall aber, da hat er Glück gehabt: Sein Kraftfutter kam von einer anderen Firma.

Es ist in der modernen Welt nicht ganz leicht, die Wünsche der Verbraucher mit der rauhen Wirklichkeit in Einklang zu bringen. Meist ist die Welt, namentlich die ländliche Welt, nicht ganz so idyllisch, wie die Verbraucher es gern hätten. Und es kann auch gar nicht so idyllisch sein, wenn die Supermärkte immer alles zum Schleuderpreis verkaufen möchten und ihren Lieferanten »die Daumenschrauben anlegen«, wie Herr Kaiser von der Molkerei Breisgaumilch sagt.

Es liegt dann an den Werbeagenturen, den Leuten ein möglichst verkaufsförderliches Bild von der Wirklichkeit zu vermitteln.

Das muß natürlich nicht immer ganz der Wahrheit entsprechen. Es ist auch nicht immer ganz wörtlich zu nehmen, was die Werbung so verkündet. Die Werbemenschen nennen sich selbst ja die »Kreativen«, und deshalb können sie auch mit der Wahrheit frei umgehen. Das wirkt oft erheiternd, mitunter kurzweilig. Die Kreativen von der Agentur »JvM an der Isar«, die sich die witzige Werbung für den Autoverleiher Sixt ausdenkt, sind zum Beispiel einmal auf einen schönen Satz gestoßen: »Freiheit ist ein Luxus, den sich nicht jedermann leisten kann.« Ein schöner Satz, der zur Sixt-Reklame mit einem schicken Mercedes-Cabrio passen würde. Nicht gepaßt hat hingegen der Autor des Satzes, der deutsche Reichskanzler Otto von Bismarck. Passender wäre, irgendwie, Karl Marx. Darum hat die Agentur, ein künstlerischer Akt der Freiheit, das einfach zurechtgebogen, den Satz von Bismarck und Marxens Namen samt Mähne abgedruckt: »Wir wollten das Ganze schärfer«, sagte JvM-Geschäftsführer Markus Goetze. »Und mit Marx paßte das irgendwie besser. Und er hat das sicherlich auch irgendwann mal gesagt.«

Auch die Agentur mit dem schönen Namen Zum Goldenen Hirschen wagte sich ein stückweit neben die Wahrheit, ganz mit Absicht: Ein Mensch namens Manfred Krug zeigte in einer Anzeige der Agentur seine Telefonrechnung – was nicht weiter bemerkenswert wäre, weil der Schauspieler Manfred Krug »Liebling Kreuzberg« ja für die Deutsche Telekom Reklame macht. Seine Telefonrechnung aber stammte vom Konkurrenzunternehmen Mobilcom.

Es handelt sich, räumten die Werbekreativen ein, um einen Architekten gleichen Namens, und wenn der echte Krug oder die Telekom gegen die irreführende Anzeige klagen wolle, dann sei das nur recht. »Es kommt gar nicht darauf an, wer vor Gericht recht bekommt. Es kommt darauf an, welcher der Konkurrenten am stärksten von der enormen Aufmerksamkeit in den Medien profitiert«, schrieb der Branchendienst *kressreport* unter der Überschrift »Lug und Krug«.

Manche mögen das für zynisch halten, manche mögen das auch nur für eine besonders pfiffige Strategie halten. Die Reklameleute selber nehmen das augenzwinkernd als branchenübliche Taktik, bei der jedes Mittel recht ist, zuweilen auch ein unrechtmäßiges, um Erfolg und Kontostand des Auftraggebers zu mehren.

Problematisch wird dies allerdings, wenn Werbung für Nahrungsmittel betrieben wird. Denn hier geht es ja um Leib und Leben. Und es wird viel Reklame dafür gemacht: Die Lebensmittelbranche gehört weltweit zu den größten Werbetreibenden. Allein Nestlé gibt europaweit 870 Millionen Dollar (800 Millionen Euro) aus, Unilever (Rama, Du darfst) sogar 1,5 Milliarden Dollar (1,38 Milliarden Euro). Selbst in den Entwicklungsländern wird überraschend viel Geld für Werbung ausgegeben: unter den 20 Ländern mit den höchsten Werbeausgaben lagen 1996 schon neun Länder aus der Dritten Welt. Nirgendwo auf der Welt ist der Anteil der Werbeausgaben am Bruttoinlandsprodukt so hoch wie in Kolumbien. Und die Lebensmittelindustrie ist überall ganz vorn dabei. Von Brasilien bis zu den Fidschi-Inseln, von Afrika bis Asien: Überall werben die großen Nahrungsmittel- und Getränkekonzerne, Nestlé, Coca-Cola, Procter & Gamble.

In Deutschland gibt die Nahrungsmittelindustrie für Werbung, so ermittelte die Branchenbeobachtungsfirma Nielsen, fast fünf Milliarden Mark aus – mehr als die Automobilbranche. Die Medien, Fernsehen, Zeitungen, Zeitschriften, profitieren von den üppigen Werbeausgaben und empfehlen sich als ideales Medium für die Botschaften, unter anderem an Kinder, etwa der Micky-Maus-Verlag Ehapa: »Micky Maus hat bei den 6 bis 17jährigen Konsumenten von Lakritze eine Reichweite von 20 Prozent.«

Zeitschriften, Zeitungen, Fernsehen: alle freuen sich über die vielen Millionen, die da sprudeln: Allein für einen Knorr-Nudel-Snack wirft die Firma schon mal in einer Woche in Deutschland 1,4 Millionen aus, für die Suppen insgesamt mehrere Millionen.

Coca-Cola wirbt in Europa mit mit fast 800 Millionen Mark, Mars mit 1,3 Milliarden Mark. Ferrero allein in Deutschland mit 414 Millionen Mark in einem Jahr.

Die flotten Sprüche der Kreativen entsprechen, wie branchenüblich, dabei nicht immer so ganz der Wahrheit.

So untersuchte das Verbrauchermagazin *Plus* 1998 die Werbeaussagen von Nestlé, Ferrero und anderen Herstellern, die leckere Milchsnacks für Kinder anbieten. Das Fazit: Wenig Milch, viel Zucker und Fett. »Selbst der werbewirksame Anteil von 30 Prozent Milch im Nesquick-Snack entspricht noch nicht einmal einem Eßlöffel des gesunden Getränks. Der Rest ist hauptsächlich Zucker und Fett. Bei Knoppers von Ferrero müßte ein Jugendlicher 23 Knoppers essen, um seinen Calciumbedarf zu decken – und hätte 3100 Kilokalorien genascht.«

Ein Riegel »Kinder Bueno« von Ferrero habe gar so viele Kalorien wie ein Stück Schwarzwälder Kirschtorte.

Gerade bei den Erzeugnissen für Kinder sind die Hersteller natürlich in einer schwierigen Lage: Gesund ist Milch, das weiß jedes Kind und vor allem jede Mutter. Gesund sind auch Äpfel, Birnen, Bananen und Orangen. Bei Nestlé und Ferrero, Danone und Milupa gibt es aber keine Milch und keine Birnen, also versuchen die Werber, das positive Image der guten Sachen auf die zuckrigen Plastikpacks zu übertragen. Daß die Behauptungen mitunter ein bißchen übertrieben sind, nun gut, das fällt nur selten auf und nur jenen, die teure Labortests machen lassen, um die schöntönenden Behauptungen zu überprüfen.

Die Stiftung Warentest beispielsweise ließ einmal die »Frucht-Zwerge« von Danone überprüfen – und fand in der Ausführung »Erdbeere« gerade einmal die Fruchtreste von einer halben Erdbeere (siehe Kapitel 10).

Und als die Zeitschrift *ÖkoTest* die »Fruchtbombe« von Schwartau (Slogan: »So mögen Kinder Obst«) untersuchen ließ, fand das Labor zwar Frucht, aber auch Gift: Statt 10 Mikrogramm, wie für Kinderlebensmittel zugelassen, waren es bis zu 600 Mikrogramm pro Kilo. Die Firma Schwartau wollte den Ökotestern gleich den Rechtsanwalt auf den Hals hetzen, gab dann aber dennoch klein bei: Der Hinweis, daß das Erzeugnis für Kinder »von sechs Monaten aufwärts« gedacht sei, sei »versehentlich in die Pressemitteilung geraten«. Das kann schon mal passieren, möchte man meinen, doch die strengen Ökotester rieten, die mit Giftrückständen belasteten Fruchtbomben lieber gleich »im Regal stehenzulassen«.

Weil Werbemenschen von ihrer eigenen Glaubwürdigkeit doch nicht allzusehr überzeugt sind, berufen sie sich, namentlich gegenüber gesundheitsbewußten Müttern, gern auf anerkannte wissenschaftliche Autoritäten, wie die Firma Milupa beispielsweise bei der Markteinführung der »Milupino Kindermilch«.

Milupino Kindermilch ist ein »Kindermilchgetränk«, das neben Vollmilch, Wasser, Magermilchpulver verschiedene Vitamine enthält, dazu Betacarotin, »natürliche und naturidentische Aromastoffe« in verschiedenen Versionen von Vanille bis Erdbeer. Und schließlich sogar »Calciumcarbonat«, im Klartext: Kreide.

Um der Mixtur die höheren Gesundheitsweihen zu verleihen, formulierten die Milupa-Leute einen schönen Text: »Laut den Empfehlungen des Forschungsinstituts für Kinderernährung in Dortmund sollen Kleinkinder täglich einen Drittel Liter Milch und Kinder bis zwölf Jahre täglich einen halben Liter Milch trinken.« Und: »Deshalb gibt es die gesunde und leckere Milupino Kindermilch für Klein- und Schulkinder.«

Nun ist das Dortmunder Forschungsinstitut tatsächlich eine renommierte Einrichtung. Von der künstlichen Anreicherung mit Vitaminen aber halten die Wissenschaftler dort gar nichts. Sie hatten in einer Untersuchung festgestellt, daß sich der Anteil der angereicherten Lebensmittel an der gesamten Ernährung binnen zehn Jahren verdoppelt hat und vor allem Kinder ihren Vitamin-C-Bedarf 1996 schon zu 24 Prozent auf künstlichem Wege, über angereicherte Säfte etwa, bezögen.

Dies habe zur Folge, daß die Kinder weniger naturbelassene Lebensmittel essen, weniger richtige Obstsäfte tränken und damit auch viel zu wenig von anderen, lebensnotwendigen Vitaminen zu sich nähmen, die in normalem Essen in ausgewogenem Verhältnis vorhanden seien.

Von dem Milupino-Erzeugnis hielt das Forschungsinstitut also gar nichts, was den Milupino-Werbern auch mitgeteilt wurde. Diese stoppten daraufhin die Werbung mit dem Forschungsinstitut und nahmen statt dessen die Deutsche Gesellschaft für Ernährung als Kindermilch-Befürworter: »Laut den Empfehlungen der Deutschen Gesellschaft für Ernährung sollen Kleinkinder täglich einen halben Liter Milch trinken. Reine Kuhmilch ist jedoch für Kleinkinder nicht optimal geeignet.« Hingegen sei »Milupino Kindermilch gesünder als normale Kuhmilch«.

Die deutsche Gesellschaft für Ernährung rät aber, laut eigenem Bekunden, keineswegs zu Milupino, sondern befürwortet »Kuhmilch, ganz normale Kuhmilch«. (Gegen die irreführende Milupa-Werbung mochte die Gesellschaft aber dennoch nicht vorgehen.)

Wie kommt es aber dann zu der Behauptung, Milupino-Kindermilch sei »gesünder als normale Kuhmilch«? Die Milupa Mütterberatung räumte auf Befragen ein, daß man Kinder auch mit normaler Milch großziehen könne, man müsse dann aber auch »Obst und Gemüse zugeben«. Ein Mangel an Vitaminen könne lediglich auftreten, wenn Mütter ausschließlich industrielle Kinderkost wie jene von Milupa fütterten, gab die Mütterberaterin zu. Daß »Milupino-Kindermilch gesünder als nomale Kuhmilch« sei, sei eigentlich, so räumt die Dame ein, nicht direkt wissenschaftlich bewiesen: »Eine Expertenbestätigung gibt es da nicht.« Wer aber hat dann die Aussage über die höheren gesundheitlichen Werte von Milupino Kindermilch formuliert? Vielleicht die Leute von der Werbeabteilung? »Ja, sicher«, sagt die Dame von Milupa.

Es ist nicht einfach, die kreativen Leistungen der Werbestrategen angemessen zu würdigen, Dichtung und Wahrheit zu unterscheiden. Oft weiß man ja auch, daß nicht alles mit rechten Dingen zugeht, daß es Herrn Kaiser von der Hamburg-Mannheimer in Wahrheit gar nicht gibt und daß der legendäre Tchibo-Experte, der sich in fernen Ländern um die Kaffeebohnen kümmert, in Wirklichkeit ein Schauspieler ist. Und daß sich Onkel Dittmeyer, der höchstpersönlich für seinen Dittmeyer-Orangensaft bürgt, dabei doubeln läßt, dafür hat man sogar ein gewisses Verständnis, schließlich hat der echte Onkel Angst vor Anschlägen, seit dem Hit »Tötet Onkel Dittmeyer« von der offenbar gewaltbereiten Band »Die angefahrenen Schulkinder«.

Um so überraschender wirkt es dann, wenn doch Gerichte gegen Werbeaussagen einschreiten. So hat das Oberlandesgericht Stuttgart einem Schokoladenhersteller untersagt, auf seinen Packungen einen Spendenaufruf für den Worldwide Fund for Nature (WWF) abzudrucken – das sei unstatthaft, unter anderem, weil es sich um »gefühlsbetonte Werbung« handle.

Das Landgericht Köln erließ ein Urteil, das es dem Hersteller der Pizza Alberto verbot, den Eindruck zu erwecken, die Tiefkühlfladen stammten aus Italien. Denn der Produzent, der für seine Pizzen mit einem knatternden Vespa-Dreirad und den italienischen Nationalfarben warb, produziert nicht im Lande der Limonen, sondern in Berlin-Reinickendorf.

Und das gleiche Gericht verbot der Molkerei Weihenstephan, ihren Naturjoghurt »Naturjoghurt« zu nennen, weil damit der Eindruck erweckt würde, er sei etwas Besonderes. Geklagt hatte die Konkurrenzfirma Ehrmann, ein bekannter Hersteller sogenannter Fruchtjoghurts. Gegen die Bezeichnung »Fruchtjoghurt« ist indessen bislang keine Klage bekannt geworden, wiewohl die Fruchtigkeit eigentlich beklagenswert dürftig ist, wie Analysen ergaben (siehe Kapitel 10).

Eigentlich ist es »verboten, Lebensmittel unter irreführender Bezeichnung, Angabe oder Aufmachung gewerbsmäßig in den Verkehr zu bringen«. So steht es im Paragraphen 17 des deutschen Lebensmittelgesetzes, das nach Ansicht seiner Befürworter zu den weltweit strengsten gehört. Eigentlich ist es auch verboten, »im Verkehr mit Lebensmitteln oder in der Werbung für Lebensmittel Aussagen zu machen, die sich auf die Beseitigung, Linderung oder Verhütung von Krankheiten beziehen.« So heißt es in Paragraph 18. Eine »Irreführung« liegt, so das Lebensmittelgesetz, insbesondere dann vor, wenn den Lebensmitteln Wirkungen zugeschrieben werden, die »wissenschaftlich nicht hinreichend gesichert sind«. Daß es zudem absolut verboten ist, Lebensmittel herzustellen und zu verkaufen, deren »Verzehr geeignet ist, die Gesundheit zu schädigen«, versteht sich von selbst (Paragraph 8 des Lebensmittelgesetzes).

Die Rechtslage stellt die Lebensmittelbranche, die Werbung und namentlich auch die Wissenschaftler vor gewisse Probleme. Denn es mehren sich Hinweise, daß eine ganze Reihe von Lebensmitteln aus industrieller Produktion ganz neue Gesundheitsrisiken bergen, von den Krankheitserregern infolge Massentierhaltung und Transport bis hin zu Allergieauslösern. Andererseits birgt gerade der Handel mit besonders gesundem »Functional Food« glänzende Zukunftserwartungen für die Food-Konzerne. Die Rechtslage könnte da zu einem Handelshemmnis werden, wenn riskante oder gar ungesunde Lebensmittel aus dem Verkehr gezogen werden und der besondere gesundheitliche Nutzen der anderen erst wissenschaftlich bewiesen werden muß. Die Lebensmittelbranche ist deshalb mit der Rechtslage eigentlich nicht ganz zufrieden.

Besonders die neuen, angeblich ultragesunden Lebensmittel bewegen sich in einer Regelungslücke. Wenn sie wirklich Krankheiten lindern könnten, müßten sie in der Apotheke verkauft werden, woran die Lebensmittelfirmen nun gar kein Interesse haben, weil das den Absatz empfindlich schmälern könnte.

Es gilt darum, in der Werbung die gesundheitliche Wirkung möglichst vage anzupreisen, doch immerhin so konkret, daß der Verbraucher glaubt, es handle sich um Gesundes.

Dabei wird er manches Mal ein bißchen an der Nase herumgeführt. Denn oft treten die versprochenen Wirkungen nicht ein, mitunter gibt es sogar negative Nebenwirkungen. Und in den allermeisten Fällen fehlt es an Langzeitstudien, die Auskunft darüber geben könnten, wie die neuen Substanzen im Essen wirken, wenn sie über lange Zeit an viele Menschen verabreicht werden. Die *New York Times* meinte deshalb schon sorgenvoll: »Die Verbraucher nehmen in Wirklichkeit freiwillig an einem riesigen, weitgehend unkontrollierten Experiment teil, mit Substanzen, die nützlich, schädlich oder einfach nur wirkungslos sein können.«

Tatsächlich gibt es zahlreiche Hinweise, daß die Verabreichung von einzelnen Substanzen, die gerade besonders hip, besonders gesund oder einfach nur billig zu beschaffen sind, das natürliche Gefüge empfindlich stören können.

Die Vitamine und Mineralien zum Beispiel, die von vielen Menschen in Pillenform oder in Multivitaminsäften oder anderen angereicherten Lebensmitteln verzehrt werden, könnten, so befürchten Mediziner, zu Überdosierungen und zu Nierenfunktionsstörungen führen. Wer Vitamine und Mineralstoffe im Kombi-Pack über Pillen zu sich nimmt, kann sogar, so eine Studie des US-Internisten Max Horwitt, eher an Herzinfarkt oder Krebs sterben als seine Mitmenschen. Auch bei Rauchern, so ergaben Studien in Finnland und Amerika, kann synthetisches Provitamin A oder auch Beta-Carotin das Risiko für Lungenkrebs oder Herz-Kreislauf-Erkrankungen wider Erwarten erhöhen. Und selbst Vitamin C, im Übermaß genossen, kann zu Krebs führen und das Erbgut schädigen, wie neuere Untersuchungen ergaben. Bislang galt die Annahme, daß der Körper überflüssiges Vitamin C folgenlos ausscheide. Für Schwangere schließlich könnten hohe Dosen an Vitamin A die gleichen Wirkungen haben wie das Horrormedikament Contergan: Fehlbildungen bei den Kindern. Das jedenfalls befürchtet Professor Dietrich Höffler, der stellvertretende Vorsitzende der Arzneimittelkommission der deutschen Ärzteschaft.

Mehrere internationale Studien kamen zu dem Schluß, daß weder Beta-Carotin-Pillen noch die Vitamine A,C und E, als Pulver oder Pillen genommen, vor Krebs und Herzinfarkt schützen. Die vorgeblichen Wirkungen waren nur im Labor bewiesen worden, im wirklichen Leben blieben sie aus. Mitunter haben die vorgeblich besonders gesunden Produkte auch unerwartete Nebeneffekte: Die Stiftung Warentest fand bei Multivitaminsäften nicht nur Aromastoffe, die nicht aus den Früchten stammten, sondern auch eine Überdosis Kalorien und zuckrige Süße – die Folge: »Kariesgefahr«.

Dabei beugen die Extravitamine merkwürdigerweise nicht einmal dem Vitaminmangel vor. US-Mediziner aus dem Massachusetts General Hospital stellten bei jedem dritten Konsumenten von Multivitaminpräparaten einen Mangel an Vitamin D fest – was zu längst vergessen geglaubten Erkrankungen wie Rachitis führen kann.

Vitaminmangel durch Vitaminpillen oder Vitaminsäfte? Zum einen könnten diese überraschenden Effekte davon herrühren, daß die Konsumenten der künstlichen Vitamine nicht mehr zu echten Lebensmitteln greifen und deshalb vieler Vitaminquellen verlustig gehen. Echte Lebensmittel, Blumenkohl, Erdbeeren, Orangen, enthalten eine große Zahl von Inhaltsstoffen, die dem Körper nützen. Wenn der Mensch nun ein Einzelvitamin von Hoffmann-La Roche oder BASF nimmt, glaubt der Körper gewissermaßen, er hätte seinen Bedarf gedeckt – wiewohl ihm andere Stoffe noch fehlen. Noch folgenreicher ist es, wenn im Kindesalter schon künstliche Vitamine verabreicht werden, denn dann kann der kleine Körper gar nicht erst lernen, welche Nahrungsmittel welche Inhaltsstoffe enthalten und wird daran gehindert, sich das Nötige zu beschaffen.

Dabei kann nur der Körper selbst entscheiden, was er braucht. Schließlich hat er in Jahrtausenden menschlicher Erfahrung gelernt, welche Nahrungsmittel für seine Funktionen am besten geeignet sind, welche Inhaltsstoffe den jeweiligen Bedürfnissen am besten entsprechen – die zudem, je nach Befinden, Jahreszeit, gesundheitlicher Verfassung ganz unterschiedlich und auch individuell verschieden sind.

Um den Körper fit und am Leben zu erhalten, ist ein immenses Spektrum von Stoffen nötig, deren Zusammenspiel und Effekte auf den Körper noch höchst unvollkommen erforscht sind. »Wahrscheinlich gibt es allein in Pflanzen etwa 10 000 verschiedene Inhaltsstoffe, die den menschlichen Körper beeinflussen«, sagt Professor Gerhard Jahreis von der Universität Jena. Und er räumt ein, daß die menschlichen Kenntnisse darüber noch sehr gering sind: »Wir kennen ganze 4000, und wie die alle zusammen in der Nahrung wirken, haben wir überhaupt noch nicht verstanden.« Erst einige dieser Wechselwirkungen sind erforscht.

So müssen beim Vitamin E beispielsweise zwei Substanzen namens Alpha-Tocopherol und Gamma-Tocopherol zusammenarbeiten, um gemeinsam krebserregende Stoffe bekämpfen zu können. Synthetisches Vitamin E aber enthält nur eine der beiden Stoffe, das Alpha-Tocopherol. Wenn der Körper nun dieses in hohen Dosen verabreicht bekommt, wird dadurch die Aktivität des aus der Nahrung aufgenommenen potentiellen Mitkämpfers von der Gattung Gamma-Tocopherol blockiert. Weil aber der Alpha-Kämpfer den Feind nicht alleine bekämpfen kann, bleibt er machtlos – die Vitamingabe nützt nichts, schadet eher.

Daß künstliche Vitamine, einzeln verabreicht, nicht sehr hilfreich sind, fand ein Forscher schon 1950 heraus: Werner Kollath, einer der Urahnen der Naturköstler. Er fütterte in einer umfangreichen Versuchsreihe Ratten zunächst mit einer auf Nagetiere zugeschnittenen Zivilisationskost, vergleichbar einer vitaminfreien menschlichen Diät aus Brötchen, Kuchen, Keksen. Die armen Tiere waren alsbald in beklagenswerter Verfassung: Sie litten an chronischer Verstopfung, an Karies, sie bekamen brüchige Knochen und bösartige Veränderungen in der Darmflora, die Vorstufe von Krebs. Sie starben zwar nicht, doch sie vegetierten kränklich oder bestenfalls »halbgesund« vor sich hin. Dann gab er synthetische Vitamine dazu, eine Kombination also, wie sie der typische Junk-Food-Konsument zu sich nimmt, der meint, seinem Körper mit zeitweiligen Multivitamingaben Gutes zu tun. Nichts geschah, die Tiere vegetierten weiter dahin. Erst als er sie mit Hefe, Getreidekeimlingen und Grünzeug fütterte, lebten die kleinen Nager sichtlich auf. Kollaths Forderung: »Laßt unsere Nahrung so natürlich wie möglich.«*

---

* Werner Kollath: Der Vollwert der Nahrung. Nachdruck der Gesamtausgabe. Heidelberg: Haug Verlag, 1983

Seinen Einsichten blieb indessen eine breite Wirkung im Publikum versagt, was daran liegen könnte, daß Kollaths Jünger, die Naturköstler, vorwiegend Menüs aus Grünkernbratlingen und Hirsebällchen propagierten, was nur wenigen Hartgesottenen mundet. Vielleicht wäre es besser gewesen, sie wären mit Rezepten für Brokkoliauflauf, Tomatensaucen und Zucchiniblütensuppen an die Öffentlichkeit getreten.

Wahrscheinlich hätte dies aber auch nicht zu einer breiten Bewegung in Richtung Brokkoliauflauf und Zucchiniblütensuppen geführt. Denn der Werbeetat für wohlschmeckendes Hausgemachtes ist eher gering, völlig zu vernachlässigen gegenüber den Reklamemillionen für die vorgebliche Gesundheitskost aus den Konzernküchen. Und der Aufwand, mit dem beispielsweise bei Nestlé nach Gesundheitsförderlichem aus dem eigenen Hause gefahndet wird, ist enorm.

Nestlé ist stolzer Besitzer von etwa 4000 Joghurtbazillenstämmen, die hinter Stahltüren im Forschungszentrum bei Lausanne leben. Aus diesen haben die hauseigenen Forscher ein ganz Besonderes herausgesucht: Lactobacillus acidophilus 1. Der sei besonders wirksam, weil er die Säuren im Magen lebend überstehe, er könne sich deshalb im Darm ansiedeln und dort die Abwehrschlacht gegen Eindringlinge aufnehmen. »Vier Jahre« hatten die Nestlé-Forscher daran geforscht, erfuhren die Leser via Anzeige im *stern*, in *Brigitte* und anderswo, »Nestlé LC1. Täglich«, empfehlen die Anzeigen. Auch Nestlé-Chef Peter Brabeck-Letmathe ist sehr stolz auf seinen neuen Joghurt: »Er stärkt die Abwehrkräfte und schützt vor Magengeschwüren«, verkündete er vollmundig in der *Wirtschaftswoche.* Die wohltönende Kampagne zeigte Wirkung: Nestlés LC1 gilt als erfolgreichste Neueinführung der letzten Jahre – die Konkurrenz zog deshalb nach. Müller mit ProCult, Danone mit Actimel und viele andere, die ähnlich werben mit wundersamen Wirkungen im Darm: Probiotik, so heißt die Innovation, boomt.

Die Wissenschaft ist dabei durchaus geteilter Meinung über die Bedeutung der Industrie-Bakterien im Darm. Dänische Forscher fanden beispielsweise heraus, daß sogenannte Bifidobakterien nur so lange wirken, wie sie von außen zugeführt werden. Kommt kein Joghurt, kein künstliches Functional-Mahl, sind sie wieder weg. Zudem haben es die Industrie-Bazillen nicht leicht, sich im Gefüge der Darmbakterien durchzusetzen und ihre segensreiche Wirkung zu entfalten: Immerhin 100 Billionen Bakterien leben im Darm, Angehörige von etwa 500 Arten. Wenn dazu noch 100 Millionen zusätzliche Bakterien aus dem Nestlé-Joghurt-Becher einreisen, dann sind das im Verhältnis zu den bereits anwesenden Darmbakterien nicht viel – vergleichbar einem halben Liter Wasser, der in ein volles 25-Meter-Schwimmbecken gekippt wird.

Überdies liegt die genaue Funktion der Bakterien im menschlichen Darm und ihr Zusammenwirken noch weitgehend im Dunkeln. »Wir wissen ganz einfach nicht, wie eine optimale Darmflora aussieht«, sagt der Wissenschaftler Michael de Vrese von der Bundesanstalt für Milchforschung in Kiel. Eigentlich sei es deshalb wissenschaftlich nicht zulässig, die neuen »probiotischen« Milcherzeugnisse wie LC1 von Nestlé, Actimel von Danone, Vifit von Südmilch oder ProCult von Müller mit dem Argument unters Volk zu bringen, sie seien besonders gesund. Womöglich seien sie sogar schädlich und schwächten das Immunsystem.

Für Professor Michael Teuber, Leiter des Instituts für Lebensmittelmikrobiologie an der Eidgenössischen Technischen Hochschule in Zürich, ist es ohnehin vermessen, in das komplexe Darmgeschehen zielgerichtet eingreifen zu wollen. Für ihn ist »eine systematische Beeinflussung der Darmflora beim gesunden Menschen nicht denkbar.« Zudem meint der Forscher: »Der Aspekt, daß ein Probiotikum auch eine Allergie auslösen könnte, bedarf der Überprüfung.« Teuber fordert deshalb unabhängige Untersuchungen über die Wirkungen der neuen Joghurts, Milchdrinks, Würste, Brote. Denn »solange die allermeisten Studien von den Herstellern der Probiotika finanziert werden, kann man gewisse Interessenkonflikte der bearbeitenden Wissenschaftler nicht ausschließen.«

Die Unabhängigkeit des Urteils ist für die Glaubwürdigkeit der Wissenschaftler eine zentrale Kategorie. Gerade bei Gesundheitsfragen gewinnen wissenschaftliche Bewertungen eine entscheidende, womöglich lebenswichtige Bedeutung. Und das gilt nicht nur für kommerzielle Darmbakterien. Vom Wort der Wissenschaftler ist es abhängig, wie auf gesundheitliche Risiken reagiert wird, wovor gewarnt und was empfohlen wird. Von Wissenschaftlern lassen sich Parlamente und Behörden beraten. Vom Urteil der Wissenschaftler ist abhängig, wohin die Politik sich bewegt, was für eine gesunde Ernährung getan wird.

Erfahrungsgemäß sind sich Wissenschaftler selten einig, was nicht weiter von Schaden sein muß, denn vom wissenschaftlichen Streit lebt ja der Fortschritt der Erkenntnis. Und weil von zunehmendem Wissen, von fortschreitender Einsicht auch ein Zugewinn an Lebensqualität und Nutzen für die Allgemeinheit erwartet wird, finanziert die Allgemeinheit mit Milliarden von Steuergeldern Universitäten und wissenschaftliche Einrichtungen – in der Hoffnung, daß diese Investitionen sich für das Gemeinwohl lohnen. Auch das hohe Ansehen der Professoren, ihre fachliche Autorität als Ratgeber und Experten gründen in der Annahme, ihr Urteil sei wertfrei und von keinerlei Interessen geleitet.

Das wissen auch namhafte Firmen. Und deshalb streben sie danach, vom Glanz der wissenschaftlichen Autoritäten ein paar Strahlen zu erhaschen.

Die Firma Danone, die die FruchtZwerge und den neuen Gesundheitsdrink Actimel herstellt, hat deshalb ein eigenes Gremium gegründet, das »Institut Danone für Ernährung e.V.«, dem »unabhängige Wissenschaftler« mit internationaler Reputation angehören. Im Vorstand sitzen zum Beispiel Professor Dieter Hötzel von der Universität Bonn und Professor Heinrich Kasper von der Universitätsklinik Würzburg. Und auch unter den Mitgliedern sind namhafte Kapazitäten: Professor Christian Barth vom Deutschen Institut für Ernährungsforschung Potsdam-Rehbrücke, Professor Angelo Azzi von der Universität Bern, Professor Ibrahim Elmadfa von der Universität Wien, Professor Helmut Erbersdobler von der Universität Kiel, Professor Peter Fürst von der Universität Hohenheim, Professor Volker Pudel von der Universität Göttingen, Professor Hans Steinhart von der Universität Hamburg und Professor Günther Wolfram von der Technischen Universität München-Weihenstephan, der gleichzeitig auch Vorsitzender der Deutschen Gesellschaft für Ernährung ist.

Nun muß selbstverständlich bei einem Professor nicht gleich die Unabhängigkeit gefährdet sein, nur weil er bei einem Lebensmittel-Multi zu den wissenschaftlichen Beratern zählt. Auch müssen die Teilnehmer eines wissenschaftlichen Kongresses nicht gleich komplett industriehörig werden, nur weil das »Sozialprogramm« von Firmen wie Coca-Cola, Hoffmann-La Roche, Novartis, Monsanto, Langnese, Unilever, Dr. Oetker und anderen gesponsert wird, wie im Oktober 1998 beim 3. Karlsruher Ernährungssymposion in der Bundesforschungsanstalt für Ernährung, bei dem es um die Forschung für sichere und bessere Lebensmittel ging. Es müßte selbstverständlich auch keine sofortige Bewußtseinstrübung befürchtet werden, wenn ein Professor von einem Weltkonzern auch noch Geld bekäme, damit er seine Forschungen betreiben kann. Die Nähe zur Welt des Geldes kann aber bisweilen die wissenschaftliche Wahrheitssuche auch beeinflussen, zumindest in Amerika: Dort räumt, in einer anonymen Befragung unter 2167 Wissenschaftlern, jeder fünfte ein, in den letzten drei Jahren Ergebnisse zurückgehalten zu haben, um laufende Patentanträge nicht zu gefährden, oder unerwünschte Ergebnisse verzögert zu haben. Manch unliebsame Erkenntnis, meinen Experten, käme sogar nie ans Licht.

So besteht doch die Gefahr, daß die professorale Glaubwürdigkeit leidet. In der Öffentlichkeit könnte der Verdacht aufkeimen, daß sich ein Professor nicht immer und zu jeder Zeit nur von seiner akademischen Sachkenntnis und einem unbeeinflußbaren Urteil leiten läßt. Und es könnte auch der Argwohn wachsen, daß die PR-Strategen der Konzerne die Reputation der Professoren benutzen, um wissenschaftsfremde Interessen zu verfolgen.

So war Professor Dr. Dr. Hans Steinhart, Mitglied des Danone-Instituts, ein gefragter Experte bei einer Telefonaktion der Zeitschrift *Freundin* und der Unilever-Tochter »Du darfst«, die kaloriensparenden Fleischsalat und ähnliche Leckereien herstellt, zum Thema »Schlank: Das raten Profis«. Auf die bange Frage »Wie kriege ich meine Fettpolster auf Dauer los?«, antwortete der Experte den Abspeckwilligen, die auf Wurst, Käse, Kuchen und Schokolade nicht verzichten wollten: »Bauen Sie fett- und kaloriensparende Produkte in ihren Speiseplan ein.«

Der Hohenheimer Professor und *Brigitte*-Ratgeber Hans Konrad Biesalski vom Institut für Biologische Chemie und Ernährungswissenschaft betreut nebenamtlich die Weight Watchers, die keineswegs eine gemeinnützige Selbsthilfegruppe, sondern eine Tochterfirma des Ketchup-Konzerns Heinz sind. Sein Hohenheimer Kollege Professor Walter P. Hammes läßt sich in die Kampagne für die neuen LC1-Joghurts von Nestlé einspannen. In einer längeren Abhandlung, die von Nestlé versandt wird, gibt Hammes den Nestlé-Joghurts seinen wissenschaftlichen Segen. »Mir sind seriöse, klinische Studien bekannt«, läßt sich Hammes auch andernorts von Nestlé zitieren, die die gesundheitlichen Wirkungen »hinreichend belegen.«

Ähnlich begeistert von den probiotischen Bazillen ist auch sein Kollege Christian Barth vom Deutschen Institut für Ernährungsforschung in Potsdam-Rehbrücke. In dem Magazin *Bio Top News* Ausgabe 2/97, einem Reklameorgan des Pharmakonzerns Rhône-Poulenc, schwärmt Barth von dem »positiven Einfluß« der Bakterien Bifidus und Acidophilus aufs Darmgeschehen. Gleich daneben auf der selben Seite ist zu erfahren, daß der Konzern just diese Bazillen im Angebot habe und viele wissenschaftliche Studien »positive Effekte auf die Gesundheit gezeigt« hätten.

Nun ist es nicht so, daß den Professoren die Wünsche und Sorgen der Konsumenten gleichgültig wären. Professor Benno Kunz von der Universität Bonn beispielsweise, der schwerpunktmäßig über die Verwandlung von Abfällen der Lebensmittelindustrie in wertvolle Ballaststoffe etwa für Vitaminsäfte (»ACE-Drinks«)

forscht, hat Verständnis für die Skepsis der Verbraucher gegenüber industriellen Lebensmittelzutaten. In einer Sendung von *Spiegel-TV* äußerte er sich besorgt darüber, daß heute »schon das Kleinkind mit viel mehr Substanzen konfrontiert wird, als das früher der Fall war«. Früher, da seien in einem Karotten-Kartoffelbrei »wirklich nur Karotten und Kartoffeln drin« gewesen. Heute seien »zwanzig, fünfundzwanzig wohlgemeinte Substanzen drin«, und das führe »vielfach zu einer Überfrachtung des Immunsystems von Kindesbeinen an« und damit zum »Aufbau der potentiellen Allergieanfälligkeit.«

Ein bißchen anders klingt es, wenn Professor Kunz vor Industrievertretern spricht, wie zum Beispiel am 14. Oktober 1997 beim »New Foods Congress« im Kölner Dorint-Hotel. Anwesend waren, laut Teilnehmerliste, Vertreter von Firmen wie Langnese, BASF, Kraft-Jacobs-Suchard und Monsanto. Auch hier ging Professor Kunz auf die Skepsis der Verbraucher gegenüber Zusatzstoffen und den langen Zutatenlisten auf den Etiketten ein: »Der Verbraucher will sie nicht«. Die Industrie müsse das respektieren.

Doch der Professor wies (»Ist Presse da? Nein. Gut«) den versammelten Firmen einen erfolgversprechenden Ausweg, nämlich »multifunktionelle Zusatzstoffe, die Sie nicht deklarieren müssen. Wir entwickeln seit Jahren solche Produkte, die Sie nicht deklarieren müssen. Kommen Sie in unser Institut«, rief er den Anwesenden zu, es gäbe sogar Patente am Institut, und versicherte noch eigens, daß »ich als sehr industriefreundlich bekannt bin.«

Damit befindet er sich im Trend: Die »clean Label«-Bewegung rollt. Denn auf den Etiketten finden sich viel zu viele Angaben, die die Verbraucher nur verwirren: »Weniger wäre mehr«, sagt Manfred Nekola, der Präsident des Bundes für Lebensmittelrecht und Lebensmittelkunde (BLL) beim Neujahrsempfang seiner Organisation am 15. Januar 1999. Der BLL ist der Lobbyverband der Lebensmittelindustrie, und die Lebensmittelindustrie würde gern weniger aufs Etikett draufschreiben. »Niemand will die Information des Verbrauchers einschränken«, sagt Manfred Nekola, »Angaben zur eindeutigen Produktunterscheidung und zum sicheren Produktgebrauch sind unumgänglich. Aber auf diese essentiellen Informationen sollte die Kennzeichnung beschränkt werden.«

Daß Allergiker darunter leiden könnten, weiß der Lobbyist wohl. Doch auch für sie sollten nur solche Zutaten ausgewiesen werden, die »mit einer gewissen quantitativen Erheblichkeit zu schwerwiegenden Beeinträchtigungen des körperlichen Wohlbefindens führen können.«

Auch die Warnung vor riskanten Erzeugnissen gefällt dem Industrievertreter nicht, vor vergiftetem Olivenöl oder bazillenbehaftetem Mascarpone. Solche Warnungen erfolgten »oftmals vorschnell«. Und er fordert die Behörden auf, solches schleunigst zu unterlassen: »Diese Praxis muß sich ändern, und zwar sofort.«

Dabei sind die gesundheitlichen Folgen ihrer Erzeugnisse der Industrie keineswegs egal. Die Branche empfindet durchaus eine gewisse Verantwortung. Zuweilen finanziert die Industrie auch Forschungen zu den Risiken durch Lebensmittel mit.

So berichtet Professor Hans-Joachim Zunft vom Deutschen Institut für Ernährungsforschung in Potsdam-Rehbrücke im Bericht seines Hauses über eine europaweite Studie namens CARMEN (»Carbohydrate Ratio Manipulation in European National Diets«). Die Untersuchung widmet sich den Risiken durch Ernährungsfaktoren und läuft neben Potsdam in Maastricht, Kopenhagen, Cambridge und Barcelona: »Da im Unterschied zu den anderen europäischen Studienteilnehmern keine zusätzliche Finanzierung durch einen jeweiligen nationalen Industrieverband vorlag, wurde erhebliche Aktivität auf die Einwerbung von Mitteln aus der Lebensmittelindustrie aufgewandt. Diese Bemühungen waren so erfolgreich, daß die Kosten für die den Untersuchungsteilnehmern bereitzustellenden Lebensmittel beträchtlich reduziert werden konnten«, freute sich Professor Zunft.

Zu den ideenreichsten Staatsbediensteten gehört der Göttinger Professor Volker Pudel, bis 1998 Präsidiumsmitglied der Deutschen Gesellschaft für Ernährung. Er ist der Miterfinder der

»Pfunds-Kur«, einem Abspeckprojekt, das die Allgemeinen Ortskrankenkassen zusammen mit zahlreichen Medien vom Südwestrundfunk bis hin zu diversen Zeitungen austragen. Für das Bundesverteidigungsministerium untersucht er die Ursachen der Fettleibigkeit bei Soldaten, in der Zeitschrift *Petra* tat er sich mit orginellen Ernährungstips für Abspeckwillige hervor. Fett werde man von Fett, anderes könne man frohen Herzens genießen: »Wenn man sich nur von Gummibärchen ernähren will – no problem«.

Professor Pudel hat auch, zusammen mit zwei weiteren Autoren, ein Buch verfaßt, in dem er das Thema vertieft: »Weg mit dem Fett: der neue Weg, um satt abzunehmen«. Schon auf der Titelseite wird der neue Weg angedeutet, es prangt ein blauer Fleck dort, der verspricht: »Mit allen Infos über Xenical«.*

Xenical, das ist die Abspeckpille aus dem Hause Hoffmann-La Roche (siehe Kapitel 11). Diese empfehlen Pudel und Kollegen sehr, für eine »völlig neue medikamentöse Behandlung gegen die überflüssigen Pfunde«. Daß aufgenommenes Fett mit Xenical gleich wieder ausgeschieden wird, das sei »ein wirkungsvolles und effektives Prinzip.« Die Nebenwirkungen verschweigen Pudel und seine Mitautoren keineswegs, etwa die »Spuren in der Wäsche«, über die auch Maria Zimmermann geklagt hatte (siehe Seite 234). Den öligen Ausscheidungen aber gewinnen die Autoren eher Positives ab: »Viele Übergewichtige empfinden das sogar als Vorteil, weil sie häufig Probleme mit Verstopfung haben.«

Die mögliche Ausscheidung von fettlöslichen Vitaminen sei ebenfalls kein Problem – »vorausgesetzt, die Ernährung enthält genügend Vitamine«, wie etwa ein »Low-fat-Müsli«, das »mit Vitaminen angereichert ist«, und dazu ein »Multivitaminsaft«. Vorzüglich seien auch Vitaminpräparate: »Die Vorteile von Vitaminpräparaten liegen vor allem darin, daß sie häufig auch dieje-

---

* Dierk Heimann, Jürgen Margraf, Volker Pudel: Weg mit dem Fett: der neue Weg, um satt abzunehmen. Köln: vgs, 1998

nigen Spurenelemente (Mineralien) enthalten, die seltener in der Nahrung vorkommen.«

Was Professor Pudel an dieser Stelle nicht sagt, ist, daß Xenical-Hersteller Hoffmann-La Roche ein reichhaltiges Angebot an Vitaminen bereithält. Hoffmann-La Roche hat auch eigens eine Initiative ins Leben gerufen, die die Bedeutung der Vitamine öffentlich propagiert: Die »Ernährungs- und Vitamin-Information e.V.«, das ist, laut Briefkopf, »eine Initiative von Roche«. Im Wissenschaftlichen Beirat sitzt dort, zusammen mit anderen Kollegen, Professor Dr. Volker Pudel. Die Initiative verschickt regelmäßig Botschaften zur Absatzsteigerung von künstlichen Vitaminen: »Eine optimale Gestaltung des Speiseplans ist relativ einfach, wenn mit Vitaminen angereicherte Lebensmittel verwendet werden. Wer regelmäßig Multivitamin- oder Obst- und Gemüsesäfte trinkt, sichert gleichzeitig seine Flüssigkeitszufuhr.« Oder: »Eine gezielte Deckung des Vitaminbedarfs ermöglichen spezielle Vitaminpräparate.«

Diese Botschaften sollen auch in Amerika gehört werden, am Geld soll es nicht fehlen. Dort unterstützt Hoffmann-La Roche die Johns Hopkins School of Public Health in Baltimore, damit diese »auf dem Gebiet der vitaminbedingten Ernährungsprobleme« forschen kann, wie die Firma stolz verkündete.

Zwischen Regierungen, Behörden und großen Konzernen ist oft ein harmonisches Miteinander. Das ist zuweilen politisch gewollt, denn die großen Konzerne sind ja Investoren, sie schaffen Arbeitsplätze, und Politiker halten es da oft nicht für angezeigt, daß Ämter und Behörden allzu streng agieren; sie sollen vielmehr ein gutes Investitionsklima schaffen und die Firmen unbehelligt arbeiten lassen.

Anders sehen das die Betroffenen, die unter einer riskanten Unternehmenspraxis zu leiden haben. Roni Rudolph, die Mutter von Lauren, die an einem bakterienverseuchten Hamburger gestorben war (siehe Kapitel 1), besteht darauf, daß es die wichtigste Pflicht der Regierung sei, die Bürger vor Schaden zu bewahren: »Die Regierung ist dafür verantwortlich, daß die Lebensmittel gesund sind. Wir haben sie gewählt, damit sie uns schützt.«

Um so erstaunter war Mrs. Rudolph, als sie kurz nach dem Tod ihrer Tochter ein Bild in der Zeitung sah, das die Bürgermeisterin von San Diego, Susan Golding bei Jack in the Box zeigte, jener Hamburgerkette, in der Lauren den tödlichen Hamburger gegessen hatte. Die Bürgermeisterin zog es zwar vor, lieber ein Hühnchen-Sandwich statt eines Hamburger zu essen, aber sie wollte demonstrieren, daß es »wichtig« sei, jetzt ein Zeichen zu setzen, »daß hier nichts falsch läuft«. Mehrere Ratsmitglieder der Stadt folgten ihrem Beispiel. »Ich denke, es ist der sicherste Ort in der Stadt, um zu essen«, sagte die Stadträtin Valerie Stallings.

Die neuen Ernährungsrisiken erfordern eigentlich ein eigenständiges, unabhängiges Handeln der staatlichen Stellen, jeder Verdacht von Firmennähe sollte vermieden werden. Doch – auch in Europa – gibt es bisweilen Anlaß, an Unabhängigkeit und Integrität jener zu zweifeln, die für die Sicherheit der Lebensmittel und deren Überwachung zuständig sind.

Reinhard Kroker beispielsweise ist als Abteilungsleiter am Deutschen Bundesinstitut für gesundheitlichen Verbraucherschutz und Veterinärmedizin zuständig für die Kontrolle gefährlicher Tiermedikamente. Im September 1996 ließ er sich von einer französischen Pharmastiftung ein Wochenende an der Côte d'Azur bezahlen, samt Flug und Aufenthalt in einem Luxushotel. Als dies aufgeflogen war, hat er, immerhin, die Hotelkosten nachentrichtet.

Besonders groß ist die Diskrepanz zwischen den Wünschen der Bürger und dem staatlichen Handeln bei der Gentechnik: Die Bürger lehnen die Gentechnik für Lebensmittel mehrheitlich ab, ihre gewählten Vertreter, Regierung und Behörden, aber fördern sie nach Kräften mit ideellen und finanziellen Mitteln.

So hat die hessische Landesregierung zusammen mit dem Life-Sciences-Konzern Hoechst und dem Verband der Chemischen Industrie einen Life-Sciences-Wettbewerb ausgeschrieben und schaltete dazu große Anzeigen im Intelligenzblatt *Die Zeit*: »Sie haben eine Geschäftsidee im Bereich Life Sciences oder Chemie? Es gibt viel zu gewinnen.«

In Freiburg gründete 1998 die Universität gemeinsam mit dem Life-Sciences-Konzern BASF gar ein gemeinsames Genforschungszentrum.

Und auch einzelne Vertreter staatlicher Behörden üben zuweilen allzu engen Schulterschluß mit interessierten Industriekreisen. Professor Klaus-Dieter Jany beispielsweise ist der Gen-Experte der Bundesforschungsanstalt für Ernährung in Karlsruhe, einer Einrichtung, die dem Bundeslandwirtschaftsministerium untersteht.

Das hindert den Gen-Experten der Anstalt allerdings nicht daran, sich sehr ausdauernd für die Interessen der Life-Science-Branche einzusetzen, beispielsweise für den Gen-Pionier Monsanto. Jany engagiert sich sehr für Monsantos Genprojekte. So hat er im Auftrag von Monsanto, um deren Zulassungsantrag für Gen-Soja in Europa wissenschaftlich zu stützen, den Stand der Forschung zusammengefaßt. Professor Jany beteiligte sich auch gern an dem Werbefeldzug von Monsanto für deren genmanipulierte Erzeugnisse. Bei einer PR-Veranstaltung am 18. Juli 1996 zum Auftakt der Monsanto-Kampagne zur Einführung von Gen-Soja in Deutschland plädierte er entschieden für Monsantos Anliegen. Auch der »deutsche Markt« könne sich solchen neuartigen Lebensmitteln »nicht verschließen«. Er wandte sich gegen eine übertriebene Kennzeichnungspflicht, etwa, wenn gentechnisch veränderte Sojaerzeugnisse in anderen Lebensmitteln verarbeitet werden. Er fühle sich dabei aber, sagt Jany, »relativ neutral«.

Mit der Hauptpropagandistin der Monsanto-Sojakampagne, Gabriele Sachse, die bei der Veranstaltung ebenfalls auftrat, ist sich Jany aber immerhin so einig, daß er mit ihr zusammen (und seinem Hohenheimer Kollegen Walter P. Hammes) auch einen gemeinsamen Artikel für die *Frankfurter Allgemeine Zeitung* verfaßte, der am 17. März 1999 erschien und sich entschieden gegen den britischen Forscher Arpad Pusztai wandte, der angesichts seiner

Forschungen zu gentechnisch veränderten Kartoffeln gewisse Bedenken zur Sicherheit der Gen-Erzeugnisse vorgetragen hatte: Die von Pusztai geforderten Tests seien in Europa ohnehin Standard – was andere Wissenschaftler allerdings vehement bestreiten.

Auch Mitautor Hammes war schon bei der PR-Veranstaltung für Monsantos Gen-Bohne dabeigewesen, vorgestellt als Mitglied der »Senatskommission zur Beurteilung der gesundheitlichen Unbedenklichkeit von Lebensmitteln« in der Deutschen Forschungsgemeinschaft und Vorsitzender der »Novel-Food-Working Group« des wissenschaftlichen Lebensmittelausschusses der Europäischen Union.

Die Konsumenten sind angesichts solcher Nähe zwischen staatlichen Aufsichtsbehörden, wissenschaftlichen Institutionen und Industriekreisen ein bißchen verunsichert. Einige aber sind auch erbost und entziehen den Beteiligten empört das Vertrauen. So zum Beispiel ein Kolumnist der *Financial Times* im Januar 1999:

»Manche werden die Erklärungen von Monsanto, daß deren Soja sicher zu essen sei, für bare Münze nehmen. Und sie werden sich durch zahlreiche amtliche Äußerungen der zuständigen Kontrollbehörden ermutigt fühlen. Wir Zyniker aber vermuten, daß die großen Unternehmen Experten in der Lobbyarbeit und beim Bestechen der Behörden sind.«

Harsche Worte aus einem Organ, das bislang nicht zu den fundamentaloppositionellen Eiferern zählte. Was aber mittlerweile selbst Zeitungen wie die *Financial Times* erbost, ist der Umgang der Regierungen mit den neuen Risiken. Denn in Großbritannien, dem Heimatland des Rinderwahns, ist Anfang 1999 eine Agentur gegründet worden, die sich der Sicherheit von Lebensmitteln annehmen soll, um, so die *Financial Times*, »den Glauben des Konsumenten an das, was früher als garantiert angesehen wurde, wiederherzustellen: daß das, was er kauft, sicher gegessen werden kann«. Die *Financial Times* blieb allerdings skeptisch: »Leider wird ihr Einfluß begrenzt sein.« Denn um das Vertrauen wiederherzustellen, müsse sie »ihre Unabhängigkeit von der Lebensmittelindustrie demonstrieren.« Indessen: »Wenn die Regierung dies glaubt, dann hat dort irgend jemand ziemlich viel Sinn für Humor«, meint der Mann vom Finanzblatt. Denn die Sicherheitsagentur werde auch von den Lebensmittelhändlern finanziert, und der Besitzer einer der größten Ketten, Lord Sainsbury, ist Mitglied in Tony Blairs Kabinett: »Big Food hat so vom ersten Tag an seine Macht über die neue Labour-Regierung demonstriert«, seufzte der Konsumentenschützer vom Kapitalistenblatt.

Die mangelnde Distanz der Aufsichtsbehörden, die zum Risiko für die Verbraucher zu werden droht, sorgt auch in Deutschland für Unmut. So erregte sich Professor Peter Schönhöfer, Klinischer Pharmakologe am Bremer Zentralkrankenhaus, in einem Interview mit der *Süddeutschen Zeitung* über die Zulassung einer neuen Abspeckpille aus dem Hause BASF.

Das Medikament war ursprünglich als Antidepressivum entwickelt worden, dann zeigte sich, daß es nicht nur bei Melancholie, sondern auch bei Übergewicht eingesetzt werden kann. Die unerwünschten Wirkungen aber blieben: Das Medikament wirkt direkt über das Gehirn, es kann zu Übelkeit, Kopfschmerzen, Schlafstörungen, Mundtrockenheit, Veränderung der Herzfrequenz, Menstruationsstörungen führen.

»Warum wird ein Medikament zugelassen, wenn dessen Nebenwirkungen größer sind als der positive Effekt?« fragte verwundert die *Süddeutsche Zeitung*.

Woraufhin der Doktor, offenbar seit längerem über derlei Praktiken erbost, anhub: »Die Behörden, die das beurteilen, haben ihre Standards zum Schutz der Verbraucher und zur Qualität der Wirksamkeit unter dem Einfluß der Industrie und dem dummen Gewäsch über den Standort Deutschland bis zur Unkenntlichkeit nach unten abgesenkt, so daß es quasi keinen therapeutischen Unsinn gibt, der nicht zugelassen wird.«

So wächst also auch die Unzufriedenheit, ja die Empörung. Und so wächst auch die Zahl derer, die nach vernünftigen Lösungen suchen, nach Auswegen aus der Misere, nach gesünderen Lebensmitteln, mehr Lebensqualität und, jawohl, Geschmack.

13. Sanfte Hände
Der Weg zum Guten

Die glücklichen Ratten von Wien – Weshalb der Bürgermeister gegen Supermärkte kämpft – Warnhinweise auf Coca-Cola? – Der Teig braucht seine Ruhe, und auch die Bäckersfrau bleibt gern länger im Bett – Pech für Aldi – Lang lebe der Italiener

Manche Städte neigen ein wenig zu Pomp und Gepränge. Wien zum Beispiel, die Stadt des Walzers, des Theaters, die Heimat von Schnitzel, Tafelspitz und Kaffeehauskultur. Wien hat eine gewisse Neigung zum Spektakulären. Es gibt viel Prunk in der Stadt, prachtvolle Palais, schicke Restaurants, trendige Bars. Wien ist, keine Frage, das kulturelle Zentrum der Alpenrepublik und wähnt sich, als Hauptstadt eines einstigen Großreichs, auch sehr bedeutend. Der Wiener, auch die Wienerin, neigt zur Theatralik, weswegen Krisen am örtlichen Burgtheater zu Dramen nationalen Ausmaßes geraten und Opernbälle gar zum fernsehvermittelten Weltereignis.

Um so erstaunlicher ist es, daß in dieser Stadt mit einer gewissen Neigung zum Spektakulären manches im Stillen geschieht und kein großes Aufsehen erregt, obwohl es, ins rechte Licht gerückt, eigentlich von wahrhaft weltbewegender Bedeutung wäre. Das könnte daran liegen, daß manchen Akteuren auch in dieser Stadt der Hang zum Spektakel fehlt, ja sogar das theatralische Talent abgeht und auch der Raum für große Auftritte, die Bühne für die Selbstdarstellung fehlt. Manche eignen sich auch schon von ihrem Wesen her nicht für große, gar glanzvolle Inszenierungen.

Zum Beispiel die Ratte Nummer 34. Ratte Nummer 34 ist schön anzusehen, sie hat ein glänzendes Fell, schwarz an der

Schnauze, heller am Körper, sie putzt sich gern und macht sogar Männchen. Aber sie bleibt halt eine Ratte. Sie kommt auch selten raus, denn sie lebt in einem kleinen Käfig in einem wissenschaftlichen Institut in der Rinnböckstraße, in einer Gegend, die nicht viel hermacht: Gewerbebauten gibt es da, Lastwagen auf der Straße, ein paar Mietshäuser. Das Ludwig-Boltzmann-Institut für biologischen Landbau ist ein nüchtern grauer Bau, drinnen hat es lange Gänge, gekachelte Räume für die wissenschaftlichen Versuche, Schreibtische, Mikroskope. Und dazwischen ein paar Körbe mit Äpfeln. Die werden zerschnitten und zu Ratte Nummer 34 in den Käfig gelegt, nach einem ausgeklügelten System. Denn die Gewohnheiten von Ratte 34 werden genau protokolliert und mit den Gewohnheiten ihrer Artgenossen verglichen.

Die Lebensmitteluntersuchungen am Ludwig-Boltzmann-Institut sind außergewöhnlich, weil hier wirklich das Leben untersucht wird: echte Äpfel, richtige Rüben, nicht einzelne Vitamine oder isolierte Chemikalien in Reagenzgläsern. Die echten Früchte werden von Ratten geknabbert, an Kaninchen verfüttert oder an Hühner, und dann zeigt sich, ob die Hühner gesund sind und wie die Ratte reagiert. Der Vorzug der Tiere ist, daß sie nicht auf bunte Werbeclips und auf Reklamepoesie reagieren, keine Packungsbeilagen lesen können und auch keine Ernährungsratgeber. »Die Tiere, die haben ein instinktives Wesen«, sagt Alberta Velimirov. Sie müssen bei der Auswahl ihres Futters andere Kritierien anlegen, um herauszufinden, ob das Futter »gesundheitsfördernd ist und die physiologische Wirkung positiv ist«. Alberta Velimirov, die Wissenschaftlerin, hat ihr graues Haar zum Zopf gebunden und trägt einen blau-weiß-gestreiften Pulli. Sie untersucht seit Jahren die Vorlieben der Tiere, versucht herauszufinden, ob die Tiere lieber Öko-Futter fressen oder solches, das auf konventionelle Art mit Kunstdünger und Pflanzenschutzgiften erzeugt wird.

Die Ratten sind dabei besonders gute Studienobjekte: »Ratten wissen instinktiv, was ihnen guttut«, sagt Frau Velimirov: »Deswegen ist es ja auch so schwer, Ratten zu vergiften«.

Bei den Lebensmitteln sind die Ratten deshalb sehr wählerisch, ja kritisch, wie Ratte Nummer 34, die lange schnuppert und mit der Schnauze um die Apfelstücke herumstreicht, bevor sie sich entscheidet. Die Entscheidung fällt in der Regel eindeutig aus: »In den allermeisten Fällen wird die biologische Anbauvariante bevorzugt.«

Was Frau Velimirov und ihre Kollegen mit streng wissenschaftlichen Methoden herausgefunden haben, läßt sich mit den üblichen wissenschaftlichen Mitteln allerdings nicht immer erklären. Denn im Gehalt von Vitaminen, Mineralien und sonstigen wissenschaftlich ermittelbaren Inhaltsstoffen unterscheidet sich das Biofutter oft nicht vom anderen. Offenbar ist das Instrumentarium, mit dem die Tiere ihre Wahl treffen, sensibler und exakter als die Untersuchungsmethoden der Chemiker und Biologen und Ernährungsmediziner.

Es könnte am Geschmack liegen, denn auch die Feinschmecker unter den Menschen bevorzugen oft Biomilch, Biofleisch, Biogemüse, weil es einfach besser schmeckt. Und vielleicht reagieren die Tiere, deren Geschmacksorgane oft viel sensibler sind als jene der Menschen, auch auf geringste Mengen an Giftrückständen – und meiden dann die belasteten Äpfel und Rüben.

Es könnte auch daran liegen, daß Tiere auf unerklärliche Weise die verborgenen Qualitäten der Bio-Nahrung erspüren: Denn sicher und naturwissenschaftlich nachweisbar ist, daß sie, zumindest für die Versuchstiere, gesundheitsförderlich ist. Auch wenn die Forscher noch nicht genau erklären können, an welchen Substanzen das liegt.

So hatten Ratten, die Biofutter fraßen, weniger Totgeburten: nur drei Prozent gegenüber acht Prozent bei den normal gefütterten. Bei Kaninchen waren es bei der Biogruppe 13,6 Prozent gegenüber 32,4 Prozent bei den anderen. Auch war die Biogruppe fruchtbarer.

Überraschenderweise sind Bioäpfel auch länger haltbar: Bei einem Versuch wurden Äpfel geraspelt und in eine Schale gelegt; nach acht Tagen waren die von normaler Supermarktqualität schon von deutlichem Verfall und Pilzbefall gekennzeichnet, die

Bioware hingegen war noch erheblich frischer. Und Hühner, die Biokörner fraßen, legten größere Eier, die auch noch mehr Dotter hatten.

Verständlich, daß auch die Hühner aus der Testgruppe, die konventionelles Futter bekam, nach dem Ende des Eierlegeversuchs, als sie zwischen Öko und normalen Körnern wählen konnten, nach und nach auf Bio umstellten. Am ersten Tag nahmen sie noch mehr vom gewohnten Futter, am siebten Tage schließlich waren sie fast vollständig auf Öko umgeschwenkt.

Die Wiener Forschungen sind von weitreichender Bedeutung. Denn sie zeigen: Wenn Nahrungsmittel sich, wie Arzneimittel, erst im Tierversuch bewähren müßten, dann müßten die herkömmlichen Lebensmittel verboten werden und aus den Supermärkten verschwinden. Das wäre folgenreich, denn die Regale wären weitgehend leer, in Deutschland müßten 98 Prozent des gesamten Lebensmittelangebots verschwinden, nur die zwei Prozent Biolebensmittel, in Österreich immerhin zehn Prozent, könnten weiter verkauft werden.

Weil das zu ernsthaften Versorgungsproblemen führen würde, wäre eine solche Maßnahme nicht eben ratsam. Aber: »Man sollte so schnell wie möglich die gesamte Landwirtschaft auf biologisch umstellen«, sagt die Bioforscherin Alberta Velimirov.

Technisch wäre das kein Problem, schließlich hat der Demeterverband, der Biopionier, seit Jahrzehnten Erfahrung im naturgerechten Anbau. Mit den anderen Ökoverbänden wie etwa Bioland haben die Biopioniere Richtlinien für die Öko-Landwirtschaft erarbeitet. Die Europäische Union hat schon für viele Biolebensmittel Standards formuliert. Und der Bio-Weltverband IFOAM hat rund um den Globus ökologisch arbeitende Vereinigungen organisiert, die nach festgelegten Regeln produzieren.

Denn überall auf der Welt wächst die Einsicht, daß die biologische Methode die bessere ist: Nicht nur, weil sie mit der Natur schonender umgeht, sondern weil sie auch wirtschaftlich sinnvoller ist.

Biologisch bewirtschaftete Flächen sind nämlich, wie eine 1998 veröffentlichte US-Studie ergab, fruchtbarer als die mit Kunstdünger behandelten Äcker. Und das britische »Broadbalk-Experiment«, mit dem seit über 150 Jahren die Verhältnisse auf verschiedenen Vergleichsflächen verfolgt werden, zeigte sogar überraschende Langzeiteffekte: Auf den Flächen, die mit Mist gedüngt wurden, stieg der Stickstoffvorrat und der Gehalt an organischer Substanz um 120 Prozent, auf den Kunstdüngerfeldern sanken diese Werte um 20 Prozent. Dabei war der Ertrag an Öko-Weizen mit 345 Tonnen pro Hektar sogar höher als auf den konventionellen Feldern, wo nur 340 Tonnen geerntet wurden.

Selbst die Welternährungsorganisation FAO plädierte deshalb in einem Anfang 1999 veröffentlichten Sonderbericht für die Ausweitung des Ökoanbaus: »Richtig angewandt, kann der biologische Landbau zur Ernährungssicherung beitragen und die Einkommenssituation der Bauern verbessern«. Verschiedene Studien aus der Dritten Welt hatten die Überlegenheit der biologischen Anbaumethode, bei der auf Kunstdünger und Spritzmittel verzichtet wird, ergeben. Sowohl beim Ertrag als auch beim Einkommen lagen die Biobauern häufig vorn. Und auch die Nachfrage steigt, laut FAO, selbst in Ländern wie Ägypten und China.

Manche Bauern schwören neuerdings sogar wieder auf althergebrachte Bearbeitungstechniken: So spannt der Landwirt Thomas Keßler aus einem Dorf am Bodensee jetzt wieder die Rößlein ein. Seine Erträge waren infolge Verdichtung des Bodens durch den Traktoreinsatz um 60 Prozent zurückgegangen. Seit er Pferde nimmt, sagt Rößler, seien sie wieder gestiegen – eine Erfahrung, die auch Kollegen in den USA schon machen konnten.

Ein weiterer Vorteil: Der biologische Landbau schafft Arbeitsplätze, der Verzicht auf Chemie und Gift führt zu höherem Personaleinsatz – beim Pflügen per Pferd natürlich erst recht –, was in Zeiten millionenfacher Arbeitslosigkeit ein zentrales Argument sein müßte. Immerhin könnte so der Arbeitsplatzabbau in der Landwirtschaft gebremst werden, der merkwürdigerweise kaum Beachtung findet bei Politikern und Publikum. Dabei gibt es keine Branche, in der mehr Jobs verlorengehen: Jahr für Jahr geben in der Europäischen Union eine halbe Million Landwirte ihren Hof auf, allein 1998 gingen in Deutschland 55 000 Arbeitsplätze verloren. Seit 1949 waren es 8,2 Millionen Arbeitsplätze.

Und das Wichtigste: Die neuen Risiken beim Essen können durch Biolebensmittel minimiert werden.

Denn die Bioregeln verbieten, daß Kühe Futter aus Brasilien bekommen, das dioxinbelastet sein kann. Biokühe bekommen auch Heu und Gras, was verhindert, daß sich die gefährlichen neuen E.coli-Keime ausbreiten. Gifte mit hormoneller Wirkung sind im Biolandbau verboten, Samenschwund und Geschlechtsumwandlung müssen Bioköstler also nicht bekümmern. Auch laufen Biofreunde nicht Gefahr, Antibiotikarückstände oder gar resistente Bakterien zu sich zu nehmen: Denn der Biobauer darf solche Arzneien den Tieren nicht zum Futter geben. Auch lebt der Biobauer seinerseits gesünder, denn er kommt nicht mit gefährlichen Giften in Berührung. Wer daher Biobananen bevorzugt, muß nicht befürchten, daß beim Anbau arme Costaricaner vergiftet wurden. Trübsal und Melancholie, die Giftwirkungen bei manchen Winzern und Schafzüchtern, können sich bei Biobauern zumindest nicht durch die alltägliche Arbeit einstellen.

So wäre es eigentlich nur vernünftig, zu einer naturnahen Nahrungsmittelproduktion überzugehen: Es wäre gesünder für Menschen und Tiere, es wäre besser für die Natur und für die nachfolgenden Generationen, die auf der Erde leben. Und vor allem: es wäre ökonomisch sinnvoller, es würde unnötige Gesundheitskosten und Aufwendungen für die Arbeitslosigkeit einsparen.

Die industrielle Nahrungsmittelproduktion ist eigentlich historisch überholt. Sie hatte in der Vergangenheit zweifellos ihre Verdienste: Sie hat die Ernährung von Millionen Menschen sichergestellt und zumindest in den Industrieländern den Hunger auf Dauer beseitigt. Sie hat die Risiken der natürlichen Abläufe minimiert und die Abhängigkeit von Wetter, Klima, Bodenbeschaffenheit vermindert. Durch die industrialisierte Nahrungsproduktion wurden Katastrophen verhindert und viele Menschenleben gerettet. Agroindustrie und Lebensmittelindustrie haben sich die

Naturgesetze zunutze gemacht, um die Abhängigkeit von der Natur zu vermindern. Die Industrie hat die Natur beherrschbar gemacht, damit nicht der Mensch von ihr beherrscht werde.

Doch nun scheint es umgekehrt, die Industrie, wiewohl Menschenwerk, macht sich die Menschen untertan.

Mittlerweile, so scheint es, haben sich die industriellen Mechanismen verselbständigt. Mechanisierung, Rationalisierung, Globalisierung: sie haben sich gleichsam als neue Naturgesetze etabliert – gegen die der Mensch machtlos ist, denen er ausgeliefert ist wie einstmals den Stürmen, den Trockenzeiten, den Naturkatastrophen. »Globalisierung ist eine Tatsache. Es nützt ja auch nichts, sich über das Wetter zu beschweren«, sagt Hans-Olaf Henkel, der Präsident des Bundesverbandes der Deutschen Industrie.

Was der Industriemann vergißt: Die Industrialisierung und Globalisierung der Nahrungsmittelproduktion ist gerade kein naturgesetzlicher Vorgang. Sie breitet sich aus, weil sie künstlich verbilligt und auf diese Weise profitabel wird.

Gerade Lebensmittel sperren sich von Natur aus gegen die Globalisierung. Sie lassen sich ungern über weite Strecken transportieren: sie verschimmeln, verderben, vergammeln. Und auch die Tiere reagieren naturgemäß auf die industriellen Produktionsweisen: Sie werden siech und krank, sie sterben. Nur mit Gewalt lassen sich Lebensmittel der Globalisierung und Industrialisierung unterwerfen: Mit chemischen Eingriffen, mit Gift und Medikamenten, mit Konservierungsstoffen und Impfplänen, mit Gasen oder gar Atomstrahlen. Diese Gewalt ist der Preis der Globalisierung, der bezahlt werden muß, damit die Lebensmittel auf absurde Weise verbilligt werden; damit Butter billiger ist als Schuhcreme, ein Tiefkühlhähnchen weniger kostet als eine halbe Stunde Parken. »Die wahren Kosten des billigen Essens sind höher, als wir vermuten«, schreibt Nicols Fox in seinem Buch »Spoiled«.

So wächst die Einsicht über die Bedeutung des Essens. Es wächst das Bedürfnis, sich mehr um das Essen zu bemühen. Und es wächst die Einsicht, daß das billigere Essen nicht immer das bessere sein muß. Und weil die Menschen eigentlich mit freiem

Willen ausgestattet sind, können sie sich auch entscheiden. In Firmen beispielsweise können sie bestimmen, wer für die Kantine kochen soll: eine eigene Küche – oder ein Catering-Konzern mit seinen Billig-Rohstoffen und den Wundermitteln der Lebensmittelchemie. Zuweilen entscheiden sich Firmen auch gegen die Billigangebote der Kochkonzerne, etwa die Spielefirma Ravensburger, die sich bewußt für die eigene Küche und gegen die Angebote der Caterer entschieden hat – aus geschmacklichen, aus kulinarischen und auch aus gesundheitlichen Gründen. Denn der Spielekonzern hat, zusammen mit der AOK, ein Programm zum Gesundheitsmanagement für seine Mitarbeiter aufgestellt, bis hin zum Speiseplan für die Kantine und die kostenlose Apfelausgabe im Winter – um die »jahreszeitlich bedingte Immunschwäche zu reduzieren« und die Anfälligkeit für »grippale Infekte«. Das spart Fehlzeiten und Kosten für die Krankenkasse. Ein Industriemenü wäre vielleicht vordergründig billiger – könnte aber, so meinen die Ravensburger, gesundheitliche Nachteile mit sich bringen, die letztlich auch für die Firma teurer wären.

Die Folgekosten der industriellen Nahrungsproduktion, die »versteckten Kosten des billigen Essens« (Nicols Fox) wurden bislang, vor lauter Freude über Sonderangebote, Dauertiefpreise und günstiges Stammessen in der Kantine, ignoriert. Nun aber werden sie immer öfter wahrgenommen, und es wächst die Einsicht, daß die Verursacher dieser Schäden eigentlich für die Kosten aufkommen sollten.

Allein durch die 35 000 Tonnen Pestizide im Wert von 1,1 Milliarden Mark, die jährlich auf die bundesdeutschen Felder niedergehen, entstehen hohe Folgekosten, etwa für die Behandlung von Vergiftungen und chronischen Gesundheitsschäden, für die Reinigung des Wassers, für die notwendigen Kontrollen und Untersuchungen: nach offiziellen Berechnungen immerhin 250 Millionen, nach Berechnungen von Naturschützern sogar 570 Millionen Mark. Wenn ein Bauer also für 100 Mark Gift verspritzt, müßte er demzufolge noch 50 Mark drauflegen, um die Schäden zu bezahlen, die er anrichtet. Daß dies zu sparsamerer Verwendung der Gifte beitragen kann, liegt auf der Hand: In Schweden wurde unter anderem durch eine solche Abgabe und schärfere Bestimmungen der Pestizidverbrauch von 1985 bis 1997 um 70 Prozent gesenkt.

Auch Frankreich plant eine Abgabe auf Pflanzenschutzmittel, und im Staate Dänemark, wo eine Pestizidabgabe schon erhoben wird, sind zudem Steuern auf Wachstumsförderer geplant, um die Auswüchse bei der Turbomast zu bremsen, und eine Steuer auf Düngemittel, um die Küstengewässer zu retten.

In Europa sind solche Maßnahmen bislang nur vereinzelt getroffen worden. Im Königreich Tonga hingegen, dem Kleinstaat in der Südsee, gibt es seit 1994 eine zielgerichtete Ernährungspolitik, die mit Unterstützung der Weltgesundheitsorganisation WHO ausgearbeitet wurde.

In Tonga gibt es eine lange Tradition im sorgsamen Umgang mit den natürlichen Nahrungsmitteln und Ressourcen. Dort muß beispielsweise jeder Fischer, der zu viel fängt, seinem Nachbarn etwas vom Fang abgeben. »Einfach genial«, fand *Die Zeit:* »Dies schafft Anreize, weniger zu fischen« und hat zur Folge, daß die Fischer »erstaunlich sparsam mit der natürlichen Ressource Fisch umgehen.«

Zur Ernährungspolitik auf Tonga gehört auch das jährliche Abspeckprogramm (siehe Kapitel 4), eine intensive Ernährungsberatung für die Insulaner – und zusätzlich eine Politik der »strukturellen Intervention«. Dazu zählt ein Preisaufschlag auf jene Importprodukte, die für das zunehmend ungesunde Übergewicht und die kostenträchtigen Diabeteserkrankungen verantwortlich gemacht werden: Die fettigen Fleischimporte, Coca-Cola, die Nudelsnacks von Nestlé. Der Diabetesarzt Dr. Ake war an der Initiative für einen Gesundheitsaufschlag beteiligt, ein erster Vorstoß im Parlament ist allerdings gescheitert: Unglücklicherweise sah der Gesetzentwurf auch höhere Abgaben auf Tabak und Alkohol vor, und das wollten die lebensfrohen Insulaner dann doch nicht. »Da gab es einen Aufstand«, sagt Dr. Ake: »Aber wir probieren es wieder.«

Auch in Europa wächst die Einsicht, daß riskante Lebensmittel den traditionell als potentiell ungesund geltenden Genußmitteln gleichgestellt werden sollten und durch Preisaufschläge das Verursacherprinzip eingeführt werden solle. Durch höhere Preise auf Alkohol, Zigaretten, Zucker und Fleisch sollen Folgekosten finanziert werden – auch um »die wahren Kosten dieser Produkte transparent zu machen«, so Arnd Dohmen, der Vorsitzende der Interdisziplinären Gesellschaft für Umweltmedizin, die zusammen mit der Berliner Ärztekammer eine Studie zu diesem Thema ausarbeiten ließ.

Die neuen Risiken erfordern ein neues Verständnis von möglichen Gefahren, vergleichbar jenen des Rauchens: Eine einzelne Zigarette verursacht schließlich auch keinen Krebs, erst der massenhafte Genuß führt zu kostenträchtigen Erkrankungen. Ähnlich beim Essen, denn die sogenannten »modernen Lebensgewohnheiten« gelten als riskant: Tütensuppen, zuckrige Kindernaschsachen, Cola, die billigen Schnitzel aus dem Supermarkt – auch wenn einmaliger Verzehr folgenlos bleibt.

Folgerichtig verlangen immer mehr Experten Warnhinweise auch auf diesen riskanten Erzeugnissen.

So fordert der Innsbrucker Hygiene-Professor Franz Allerberger, Eier und Fleisch sollten fortan mit dem Warnhinweis, »Kann krankmachende Keime enthalten«, versehen werden. Amerikanische Lebensmittelkontrolleure verlangten Warnhinweise auf nicht pasteurisierten Fruchtsäften, nachdem diese Krankheitsfälle verursacht hatten. Neuseeländische Forscher halten Butter wegen ihres Fettgehaltes für ebenso gesundheitsschädlich wie Zigaretten und fordern deshalb auch hier Warnaufschriften.

Und einige deutsche Zahnärzte fordern schon Warnhinweise auf Getränken wie Cola und Fanta, weil die zugesetzten Säuren zu neuartigen Zahnerkrankungen, den sogenannten Erosionsschäden, führen. Der Kölner Zahnarzt Michael Hundertmark, der dazu eine wissenschaftliche Untersuchung angestellt hatte (siehe Kapitel 7), plädiert für Aufschriften nach dem Muster von Zigarettenpackungen: »Die EU-Gesundheitsminister: Dieses Getränk kann die Zähne schädigen«. Vergleichbare Warnhinweise wären auch auf anderen zitronensäurehaltigen Produkten anzubringen, von Rama-Margarine bis zu Dr. Oetkers Rahmtortellini. Auch seine Kollegin Lydia Lindner, Oberärztin an der Universitätsklinik Marburg, schließt sich der Forderung an, vor den schädlichen Wirkungen der Säuren zu warnen, denn »viele Leute sind sich darüber nicht im klaren«. Die Dresdner Professorin Gisela Hetzer mußte einen 16jährigen Jungen behandeln, der täglich sechs Dosen Cola getrunken hatte: »Bei dem war der gesamte Zahnschmelz abradiert. Das war relativ dramatisch.« Die Vorsitzende der Gesellschaft für Kinderzahnheilkunde und Primärprophylaxe hält deshalb Warnhinweise ebenfalls für angebracht, wenngleich sie mit Widerständen rechnet: »Da wird die Industrie nicht mitgehen.«

Dabei gibt es solche Warnhinweise schon, nicht nur auf Zigarettenpackungen, sondern auch auf Produkten, deren Risikopotentiale für die Volksgesundheit vergleichsweise gering sind. In Amerika wird auf Plastikbechern für Kaffee gewarnt: »Vorsicht heiß!«

Und auf Meeresalgen in Deutschland: »ACHTUNG! Meeresalgen haben von Natur aus einen hohen Jodgehalt. Warnung: eine übermäßige Zufuhr von Jod kann zu Störungen der Schilddrüsenfunktion führen! Empfohlene Tagesverzehrsmenge daher höchstens 2–3 Gramm.«

Weil die Ernährung der Bevölkerung von elementarer, ja lebenswichtiger Bedeutung ist, sollte eine »Ernährungspolitik« auch zu den wichtigsten Staatsaufgaben gehören, fordert der Schweizerische Ernährungsbericht 1998.

In der Schweiz gilt seit 1996 ein Aktionsplan, der verbesserte Information, Vorbeugung gegen Unterversorgung mit Nährstoffen und eine verstärkte Berücksichtigung von Ernährungsfragen in der Schule vorsieht. Die Schweiz verspricht sich dadurch Erfolge wie in Norwegen, wo mittels gezielter Ernährungspolitik, darunter einem Nationalen Ernährungsrat, der Fettkonsum von 40 auf 34 Prozent der gesamten Kalorienaufnahme gesenkt und die vorzeitige Sterblichkeit an Herzkrankheiten um die Hälfte gesenkt worden ist.

Die Schweizer Ernährungsplaner rücken auch einen Aspekt ins Blickfeld, der in Europa in Vergessenheit geraten ist: Hunger. »Hunger kann auch für die Schweiz nicht ausgeschlossen werden. Dies ist leider eine Tatsache, welche die Vorstellungskraft vieler Bürger unserer Wohlstandsgesellschaft übersteigt. Auch wenn die Wahrscheinlichkeit für Ereignisse, die zu Hunger in der Schweiz führen könnten, heute insgesamt klein ist, bestehen reelle Gefahren«, so der Schweizerische Ernährungsbericht 1998. Und er folgert: »Ernährungssicherheit darf im Sicherheitsdispositiv unseres Staates sowenig fehlen wie die militärische Verteidigung.« Und: »Die Sicherung der Ernährung ist das erste Ziel aller menschlichen Gemeinschaften. Kein Staat kann sich der Aufgabe verschließen, für die elementaren Lebensgrundlagen seiner Bevölkerung zu sorgen und sie zu erhalten.«

Hunger in der reichen Schweiz, das scheint eine reichlich übertriebene Horrorvision. Doch neigt der Schweizer zur Autarkie und weiß aus historischer Erfahrung, daß überall auf der Welt, vielleicht auch nur kurzfristig, Instabilitäten drohen können. »Niemand garantiert uns dauerhaft ungestörten Welthandel«, warnen die Autoren des Ernährungsberichts: »Das heute erreichte, breite Nahrungsmittelsortiment der Schweiz kann im Fall einer gestörten Versorgung kaum aufrechterhalten werden, ebensowenig die heute empfohlene optimale Zusammensetzung der Nahrung.« Und: »Bei Grundnahrungsmitteln – und erst recht bei Trinkwasser – kann selbst eine vergleichsweise kurze Unterbrechung der Versorgung im wahrsten Sinn des Wortes tödlich sein.«

Wie fragil die Versorgung im globalisierten Handel sein kann, mußten die Indonesier erfahren, als während der Asienkrise im Lande plötzlich die Hühner knapp wurden. Industrielle Hühnerfabriken hatten dort wöchentlich 18 Millionen Tiere produziert, unter anderem mit Hilfe von Futterzusätzen von BASF. Plötzlich schnellten aber durch Währungsschwankungen die Preise in die Höhe,und die Farmer konnten sich das BASF-Futter nicht mehr leisten. Die Hühnerproduktion kam zum Erliegen. Und tragischerweise konnten die Hühner auch nicht aus eigenen Quellen versorgt werden, wie die *Süddeutsche Zeitung* berichtete, die sich der Hühnerkrise angenommen hatte: »Wer sich einmal auf den industriellen Kreislauf der Hühnerherstellung eingelassen hat, der kann daraus nicht plötzlich ausscheren und etwa das gewohnte Hühnerfutter durch eine hauseigene Körnermischung ohne Zusatzstoffe ersetzen. Die Folge wären rachitische Hühner, die mit verbogenen Beinen von der Stange fielen.«

Zumindest in einigen Weltgegenden wächst die Einsicht, daß der Staat bei der Eindämmung der neuen Risiken eine gewisse Rolle zu spielen hat.

Neue Erkenntnisse über die möglichen Risiken durch Pestizide hatten im bislang eher sorglosen Amerika ihre Konsequenzen: Nach dem neuen Lebensmittelgesetz von 1996 muß die Umweltschutzbehörde EPA knapp 10 000 Pestizidgrenzwerte überprüfen und neu bewerten. »Der Gesetzgeber hatte dabei vor allem die Sicherheit von Babies und kleinen Kindern im Auge«, sagte ein EPA-Mann.

In Deutschland herrscht eher Bescheidenheit und Zurückhaltung bei den staatlichen Kontrolleuren: »Es ist völlig unrealistisch zu glauben, die Lebensmittelüberwachung könnte lückenlos kontrollieren«, sagt eine Sprecherin des Berliner Bundesinstituts für gesundheitlichen Verbraucherschutz und Veterinärmedizin. Auch scheuen die Kontrolleure bei Verstößen vor Veröffentlichung zurück aus Furcht vor Schadensersatzklagen.

Dabei haben die Behörden nach unseren Pressegesetzen eine Informationspflicht, sie könnten Erkenntnisse publizieren, schließlich möchten viele wissen, ob das Putenschnitzel mit Antibiotikarückständen bei Tengelmann, im HL-Markt oder im Kaufhof gefunden wurde und ob ein Supermarkt gänzlich rückstandsfreie Ware verkauft. Das könnte sogar eine wohltuende Konkurrenz befördern, der Kunde könnte seinen Supermarkt nach Rückstandsfreiheit aussuchen.

Schön wäre es auch, wenn die Hersteller bei erwiesenen Verstößen vor den Richter kämen. Denn in der arbeitsteiligen Produktion ist es häufig schwer, einen Verantwortlichen zu finden. Wenn das Futter aus Holland kommt, das Masttier ebenfalls, der Tierarzt nichts weiß und der Bauer seine Unschuld beteuert, ist der Staatsanwalt machtlos. Denn die Gesetze gehen immer noch von einem Bauernhof alter Art aus, bei dem ein einzelner Bauer als Bösewicht mutwillig illegale Mittel in den Futtertrog kippt. Eine antiquierte Vorstellung, meint der Oldenburger Staatsanwalt Carsten Zobel. »Da ist es dem Gesetzgeber nicht gelungen, sich an die Realitäten anzupassen.« Zobel fordert die Einführung der sogenannten Gefährdungshaftung, bei der auch derjenige zu bestrafen ist, der die Tiere hernach verkauft und so in Verkehr bringt.

Politik tut not. Auch die Welt-Krebsforschungsstiftung fordert in ihrer globalen Krebs-Studie (»Food, Nutrition and the Prevention of Cancer«) eine »Neuorientierung der Ernährungs- und Agrarpolitik« in den meisten Ländern der Welt, ein »neues Denken«, das die gesundheitlichen Belange berücksichtigt, und eine »Verdoppelung der Produktion von Obst und Gemüse im Weltmaßstab« sowie die Abkehr von der industriellen Intensivlandwirtschaft.

All dies erscheint zwar schwierig in einem Europa der Lobbyisten, in einer globalisierten Welt, wo sich die Politiker weitgehend verabschiedet haben und die Richtlinien der Politik von Handelsinteressen bestimmt werden.

Doch Politik ist möglich. Und Politik kann sich auch diesen Interessen widersetzen.

Solche Widersetzlichkeit zeigt zum Beispiel Jörg Leist, der seit 1968 Oberbürgermeister ist in der Stadt Wangen im Allgäu. Wangen ist eine Stadt von überschaubarer Größe, sie hat 25000 Einwohner, eine Stadtmauer mit drei Toren und schöne mittelalterliche Häuser, Geschäfte und Cafés. Im Sommer stehen Sonnenschirme auf dem Marktplatz, die Menschen trinken Cappuccino oder Weizenbier. »In Wangen bleibt man hangen«, sagt der Volksmund.

Leuchtreklame gibt es nicht. Sie ist per Stadtsatzung verboten und gilt als unnötig: Wer geht schon nachts einkaufen?

Der Oberbürgermeister hält auch nichts von neumodischen Trends wie dem Sonntagseinkauf: »Was macht es aus, wenn sonntags in der Stadt nichts los ist? Einmal die Woche müssen die Menschen auch zur Ruhe kommen.«

Leist ist ein Mann mit dunklem Haar und ein paar grauen Strähnen, er trägt einen Janker, Karohemd und Cordhose. Und er ist ein Mann von Prinzipien. Vor allem aber ist der Bürgermeister ein unermüdlicher Kämpfer gegen die Supermärkte. »Wir brauchen eigentlich keinen. Ich bin sicher, daß hier keiner verhungert.«

Der Oberbürgermeister betreibt »eine Schutzpolitik für das Gewerbe in der Innenstadt«, er will »die Hand darüber halten, um das abzuschirmen«. Er will das Leben in seiner Stadt erhalten und verhindern, daß die Menschen die schöne Innenstadt meiden und in neonbeleuchtete Großmärkte auf der grünen Wiese fahren.

So eine Anti-Supermarkt-Politik hat natürlich auch noch andere positive Effekte. Denn die Supermärkte sind ja verantwortlich für jenen unerbittlichen Preiskampf, der zu immer größerer Rationalisierung und zu immer schlechteren Produkten führt. Die Supermarktketten, die schon 84 Prozent des gesamten Lebensmittelhandels in Deutschland bestreiten, kaufen am liebsten bei Großlieferanten – allein Rewe, Deutschlands größter Lebensmittelhändler, verkauft 100 Millionen Eier im Jahr und kann diese natürlich nur bei den Eierbaronen mit ihren Hühnerfabriken beziehen. Die Expansion der Supermarktketten ist daher auch die Ursache für das Aussterben der kleinen Bauern und der verantwortungsbewußten Erzeuger. Eine Politik, die diese Expansion eindämmt, fördert also die Existenz qualitätsbewußter Kleinbetriebe.

So hat der Kampf des eigensinnigen Allgäuer Bürgermeisters zur Folge, daß in der Stadt Wangen noch fünf selbständige Bäcker existieren, darunter auch der legendäre Fidelisbäck, eine »Institution im Ort, sogar im ganzen Allgäu«, wie ein Reporter aus der

Landeshauptstadt schrieb: »Dreireihig stehen morgens die Kunden im Laden«, notierte verwundert der Mann vom Hauptstadtblatt, »manchmal bis auf die Straße in Richtung Martinstor hinaus«.

Der Andrang hat einen einfachen Grund: Der Fidelisbäck hat bestes Gebäck, gutes Brot, prima Brötchen, viele Brötchen werden sogar noch von Hand produziert, sorgfältig, ohne modische Backmittel.

Morgens um fünf geht es los, einige Stunden später als in den großen Backfabriken. »Natürlich könnten wir auch früher anfangen, aber morgens, da sind Sie über jede halbe Stunde froh, die Sie länger im Bett bleiben können«, sagt die Chefin, Ursula Mönch.

Beim Fidelisbäck geht es eher gemächlich zu – und das tut nicht nur den Beschäftigten gut, sondern auch dem Gebäck. Auch das darf länger ruhen, der Teig hat seine Zeit, die er braucht, um sich zu entwickeln. »Liegezeiten, Teigruhe, das gibt den Geschmack. Je mehr Zeit das hat, um sich zu entwickeln, um so besser.« Bäcker Norbert Kiechle greift in den Teig, knetet kleine Klumpen, formt die Brötchen, läßt sie liegen: »Hände, die gehen viel sanfter damit um, die Maschine, die würgt mehr. Alles husch, husch, das kann nichts werden.«

Auch der Hefezopf wird von Hand geschlungen, die Schneckennudeln, und alles bekommt seine Zeit, wie die Brötchen. Hernach kommen sie in den Ofen, manche in den elektrischen, andere in den Holzofen im Keller, und dann nach vorn in den Laden, der auch die angeschlossene Wirtschaft versorgt, in der den ganzen Tag Hochbetrieb herrscht, schon vom frühen Morgen an, wenn die ersten zum Vesper kommen.

Filialen hat der Fidelisbäck nicht. Nur an einige örtliche Lebensmittelgeschäfte wird geliefert. Bei dreien von ihnen gibt es allerdings seit Januar 1999 die leckeren Fidelisbäck-Brötchen nicht mehr: Sie gehörten zu einem regionalen Lebensmittelhändler, der von der Edeka übernommen wurde. »Da sind wir rausgeflogen«, sagt die Fidelisbäck-Chefin. »Der hat mir am Telefon gesagt, Sie sind nicht mehr Lieferant. 50 Jahre lang haben wir geliefert, in 14 Tagen waren wir draußen.«

Auch die schöne Stadt Wangen bleibt von den Zeitläuften nicht ganz unberührt. Auch der eigensinnige Oberbürgermeister kann sich nicht vollständig gegen die Billigmärkte wehren: Auch in Wangen gibt es jetzt Aldi, und der Discounter Lidl hat sich ebenfalls angesiedelt, ein »Sündenfall«, gegen den der Bürgermeister machtlos war. So liegt jetzt die Entscheidung beim Souverän, dem Volk: Immerhin gibt es in Wangen die guten Bäcker noch, das Volk kann wählen.

Und das Volk hat auch andernorts mehr Macht als je zuvor, davon kündet jedenfalls der *stern* aus Hamburg. »Ein goldenes Zeitalter für Verbraucher ist angebrochen«, schwärmte das bunte Blatt. Zwar liegen die Hamburger bei der Deutung der Zeichen ein bißchen schief und bejubeln ausgerechnet die Ramschwaren aus dem Supermarkt als besonders menschheitsfreundlich: »Schweinefleisch verkaufen die Landwirte so günstig wie seit 50 Jahren nicht mehr, bei Aldi kostet die Flasche Champagner 20 Mark«. Die Ursache für solche Schleuderangebote sieht das Blatt in einem segensreichen Konkurrenzkampf: »Weltweit operierende Konzerne bekriegen sich förmlich in der Schlacht um die Gunst der Konsumenten.« Daß dies schön sei, ist natürlich ein Irrtum, denkt man an die Nebenwirkungen, die Risiken und Folgekosten.

Die »Macht der Verbraucher«, die der *stern* bejubelt, besteht indessen tatsächlich. Sie besteht vornehmlich darin, den Kram einfach liegenzulassen, eingedenk des fast in Vergessenheit geratenen Grundsatzes »Was nichts kostet, ist nichts wert«.

So halten es die Italiener. In Italien ist Essen eine Frage der Kultur. In Italien gibt es Pasta-Debatten von nationalem Ausmaß, wenn das Staatsoberhaupt eine Teigwarenfabrik besucht und seine Vorlieben öffentlich kundtut. Für viele Restaurantbesitzer ist es eine Frage der Ehre, daß sie die Pasta grundsätzlich nur hausgemacht auf den Tisch bringen, gefertigt von der Großmama.

Die Italiener unterhalten sich abendelang über die schönsten

Antipasti, die süßesten Desserts, sie halten ausgiebig Ausschau nach den besten Einkaufsquellen für Schinken und Tomaten, sie prüfen das Gemüse und riechen am Trüffel und fachsimpeln ausführlich über dessen Qualitäten und woran man sie erkennen kann.

Der italienische Lebensstil scheint relativ resistent gegenüber den Lockvogelangeboten der Supermarktkultur. Noch immer werden im Land, wo die Zitronen blühen, die Hälfte der Lebensmittel in kleinen Tante-Emma-Läden gekauft – obwohl auch dort seit 1980 schon 70 000 solcher Geschäfte verschwunden sind. »In Italien«, freute sich der Chef von Rewe, Europas größter Lebensmittelkette, »vollzieht sich jetzt der in Deutschland schon weitgehend abgeschlossene Strukturwandel«. Also drängen die Billigläden nach Italien – mit Macht, aber ohne großen Erfolg.

Vor allem Aldi und Lidl, die billigsten der Billighändler, starteten machtvoll zur Eroberung des Südens – und sie scheiterten kläglich: Die Italiener wollten den Ramsch nicht, selbst nach mehreren Jahren blieb der Marktanteil der beiden am italienischen Lebensmittelhandel mit zusammen 0,6 Prozent »recht bescheiden«, wie die *Lebensmittelzeitung* im Januar 1999 konstatierte. In Deutschland haben Aldi und Lidl einen Marktanteil von 23 Prozent. So weit wird es in Italien wohl nie kommen; die Billigheimer mußten ihre »einst ehrgeizigen Wachstumschancen«, so die *Lebensmittelzeitung*, »nach unten korrigieren«.

Italiener kaufen lieber auf dem Markt, bei ihren kleinen Händlern, sie kaufen lieber Tomaten, Paprika, Pilze und Parmaschinken als die Sachen aus Dosen, Tüten, Tiefkühltruhe. Und sie verspeisen deshalb auch im europäischen Vergleich am wenigsten Zusatzstoffe und andere der modernen Ingredienzen.

Bei diesen industriellen Lebensmittelzutaten liegen sie im Europavergleich mit 10,7 Kilo pro Kopf ganz hinten. In Deutschland sind es fast 19 Kilo, in Großbritannien über 24 Kilo und in den Niederlanden knapp 30 Kilo. Das Gesundheitbewußtsein der Italiener ist nicht sehr ausgeprägt, ihr Genußstreben dafür um so mehr. Sie geben für Nahrungsmittel viel Geld aus, 17 Prozent ihres

Einkommens (ohne Gaststättenbesuche und Getränke), die Deutschen nur 11 Prozent.

Dafür geben die Italiener sehr wenig für medizinische Behandlung aus, nur 7,3 Prozent des Bruttoinlandsprodukts. Deutschland liegt im weltweiten Vergleich mit 10,5 Prozent an zweiter Stelle hinter den USA (13,6 Prozent).

Dabei ist das Geld im Restaurant und auf dem Markt besser angelegt als im Operationssaal. Denn die Italiener liegen mit ihrer Lebenserwartung europaweit mit 82 Jahren an der Spitze. Der europäische Durchschnitt liegt bei 72 Jahren. Deutschlands Männer kommen auf 73 Jahre, die Frauen auf 79.

Italienische Rezepte als Rezepte für ein langes Leben?

So einfach ist es vielleicht nicht. Aber tatsächlich haben ja Wissenschaftler in aller Welt die Wirksamkeit der italienischen Küche zur Vorbeugung gegen allerlei Leiden nachgewiesen, vom Herzinfarkt bis zum Krebs.

Gesunde Genüsse: Die Menschen wissen das zu schätzen. Und so hat der weltweite Erfolg italienischer Restaurants mancherorts zu einem Aufschwung der Küchenkultur geführt. Überall bekochen Italiener ihre Fans, immer mehr italienische Feinkostgeschäfte sorgen für feine, schmackhafte Waren, auch wenn die manchmal ein bißchen teurer sind. Und sie werden so zum Vorbild für andere Händler und Erzeuger, die Lebensmittel von Qualität und Geschmack anbieten.

So gibt es überall und immer öfter feine Speisen wie Spaghetti mit Steinpilzen, vielleicht einmal eine piemontesische Schinkenmousse mit Trüffeln, ein Spargelrisotto, einen glücklichen Gockel in Barolo. Oder einen Coq au Riesling vom Hohenloher Hahn, einen Festtagsbraten vom Salzwiesenlamm. Danach ein Tiramisu, einen Espresso. Das macht auf jeden Fall Freude.

Denn Essen ist ja etwas Schönes.

14. Literatur

Gabriele von Arnim: Essen. Kleine Philosophie der Passionen. München: Deutscher Taschenbuch Verlag, 1998.

Andreas Baumgartner, Hans Schwab: Lebensmittelassoziierte, mikrobiell bedingte Erkrankungen. In: Vierter Schweizerischer Ernährungsbericht. Herausgeber: Bundesamt für Gesundheit Bern 1998.

Ulrich Beck: ... und wie halten wir es nun mit dem Rindfleisch? Die neuen Risiken und die Schwierigkeiten des Handelns. In: Neue Zürcher Zeitung 16. Januar 1999.

Ulrich Beck: Risikogesellschaft. Auf dem Weg in eine andere Moderne, Frankfurt: Suhrkamp, 1986.

Bennet, P. et al: The Shipley Project – treating food allergy to prevent criminal behaviour in community settings. Journal of Nutrition & Environmental Medicine 1998/8/S. 77–83.

J. Bockemühl, H. Karch, H.Tschäpe: Zur Situation der Infektionen des Menschen durch enterohämorrhagische Escherichia coli (EHEC) in Deutschland 1997. In: EHEC in Deutschland. Bundesgesundheitsblatt Sonderheft Oktober 1998.

Theodora Colborn, Dianne Dumanoski, John Peterson Myers: Die bedrohte Zukunft. Gefährden wir unsere Fruchtbarkeit und Überlebensfähigkeit? München: Droemer Knaur, 1996.

Deutsche Forschungsgemeinschaft: Lebensmittel und Gesundheit. Sammlung der Beschlüsse, Stellungnahmen und Verlautbarungen aus den Jahren 1984 bis 1996. Herausgegeben von der Senatskommission zur Beurteilung der gesundheitlichen Unbedenklichkeit von Lebensmitteln. Wiley-VCH.

Diabetes mellitus. Herausgegeben von Michael Berger. München: Urban und Schwarzenberg, 1995.

Colin Doeg: Crisis Management in the Food and Drinks Industry. A practical approach. London: Chapmann & Hall, 1995.

Mary Ellen: Der fliegende Pfannkuchen, 999 praktische und ungewöhnliche Küchentips für sie und ihn. München/Zürich: Delphin Verlag, 1981.

Food, Nutrition and the Prevention of Cancer: a Global Perspective/ World Cancer Research Fund in Association with American Institute for Cancer Research. Washington: American Institute for Cancer Research, 1997.

Nicols Fox: Spoiled. Why Our Food is Making Us Sick and What We Can Do about it. New York: Penguin Books, 1997.

Lois Marie Gibbs: Dying from Dioxin. A Citizen's Guide to Reclaiming Our Health and Rebuilding Democracy. Boston: South End Press, 1995.

Hans-Ulrich Grimm: Die Suppe lügt. Die schöne neue Welt des Essens. Stuttgart: Klett-Cotta, 5. Auflage 1998.

Hans-Ulrich Grimm: Der Bio-Bluff. Der schöne Traum vom natürlichen Essen. Stuttgart: Hirzel, 1999.

Michael Gülden, András Turan, Hasso Seibert: Substanzen mit endokriner Wirkung in Oberflächengewässern. Berlin: Umweltbundesamt, 1997.

Dierk Heimann, Jürgen Margraf, Volker Pudel: Weg mit dem Fett: der neue Weg, um satt abzunehmen. Köln: vgs, 1998.

Inge Hofmann, Arnold Hilgers: Food Intolerance. Die neu entdeckte Krankheit. München: Mosaik-Verlag, 1997.

Werner Kollath: Der Vollwert der Nahrung. Nachdruck der Gesamtausgabe. Heidelberg: Haug Verlag, 1983.

Marguerite A. Neill, Phillipp I. Tarr, David N. Taylor, Andrew F. Trofa: Escherichia coli. In: Foodborne Disease Handbook Vol. 1: Diseases Caused by Bacteria. New York/Basel/Hongkong: Marcel Dekker Inc., 1994.

Klaus Oberbeil, Christiane Lenz: Obst und Gemüse als Medizin. München: Südwest Verlag, 3. Auflage 1997.

Poisons in Paradise. Pesticides in the Pacific. Auckland/Neuseeland: Greenpeace Pacific Campaign, o.J.

Udo Pollmer, Cornelia Hoicke, Hans-Ulrich Grimm: Vorsicht Geschmack. Was ist drin in Lebensmitteln. Stuttgart/Leipzig: Hirzel Verlag, 1998.

Prosecutions Review, Second Edition. Court Reports 1996/1997. Incorporating: Health & Safety; Environmental; Farming; Fishing; Food. Sudbury, Suffolk: Monitor, 1997.

Ingrid Reinecke, Petra Thorbrietz: Lügen, Lobbies, Lebensmittel. Wer bestimmt, was Sie essen müssen. München: Verlag Kunstmann, 1997.

Jeremy Rifkin: Das biotechnische Zeitalter. Die Geschäfte mit der Genetik. München: Bertelsmann, 1998.

Hans-Christian Röglin: Kommunikation in Sachen Lebensmittel – Überwindung der Sprachlosigkeit. In: In Sachen Lebensmittel. Jahrestagung '96. Ansprachen und Vorträge anläßlich der Mitgliederversammlung 31. Mai 1996 in Bonn-Bad Godesberg. Bonn, Bund für Lebensmittelrecht und Lebensmittelkunde, o.J. (Schriftenreihe des Bundes für Lebensmittelrecht und Lebensmittelkunde e.V. Heft 125).

Safety and nutritional adequacy of irradiated food. Genf: World Health Organization, 1994.

Streiflichter der Gentechnik. Basel: Hoffmann-La Roche AG, 3. Auflage 1997.

Beatrix Tappeser, Alexandra Baier, Birgit Dette, Frank Ebinger, Manuela Jäger: Globalisierung in der Speisekammer. Auf der Suche nach einer nachhaltigen Ernährung. Herausgegeben vom Öko-Institut e.V. Institut für angewandte Ökologie. Freiburg: Öko-Institut, 1999.

Ewen C.C. Todd: Surveillance of Foodborne Disease. In: Foodborn Disease Handbook, Vol.1: Diseases Caused by Bacteria. New York/Basel/Hongkong: Marcel Dekker, 1994.

Hans-Ulrich Treichel: Der Verlorene. Frankfurt: Suhrkamp, 1998.

Jaak Vandemeulenbroucke: De hormonenmaffia. Antwerpen: Hadewijch, 1993.

Christopher Weeramantry: Nauru – environmental damage under international trusteesphip. Melbourne: Oxford University Press, 1992.

Wissenschaftlicher Beirat der Bundesregierung, Globale Umweltveränderungen: Welt im Wandel: Strategien zur Bewältigung globaler Umweltrisiken. Jahresgutachten 1998, Zusammenfassung. Bremerhaven, 1998.

Nicolai Worm: Diätlos glücklich. Abnehmen macht dick und krank, Genießen ist gesund. Stuttgart: Hallwag, 1998.

Brunello Wüthrich: Allergien auf Fleischeiweiße bei Erwachsenen. In: Nahrungsmittel und Allergie. Herausgegeben von Brunello Wüthrich. München-Deisenhofen: Dustri-Verlag Dr. Karl Feistle, 1996.

Register